Vogel/Wodraschke   Hauskrankenpflege

Professor Dr. Alfred Vogel
Professor Dr. Georg Wodraschke

Hauskrankenpflege

Grundwissen und Anleitung zur qualifizierten Pflege
Für Selbst- und Nachbarschaftshilfe

Herausgegeben in Zusammenarbeit mit der
Fortbildungsakademie des Deutschen Caritasverbandes

Unter Mitarbeit von
Gerda Mössner, Hubert Recktenwald, Resi Rösler, Wilfried Roßmanith,
Sr. Bernhardis Schwelling, Gertrud Skowronski

≡ **TRIAS** THIEME HIPPOKRATES ENKE

Anschrift der Autoren:

Prof. Dr. Alfred Vogel
Bachmaettle 7
D-7801 Stegen

Prof. Dr. Georg Wodraschke
Häherweg 23
D-7800 Freiburg

Umschlaggestaltung:
B. und H. P. Willberg, Eppstein/Ts.

Umschlagzeichnung:
Friedrich Hartmann, Stuttgart

CIP-Titelaufnahme der Deutschen Bibliothek

Hauskrankenpflege : Grundwissen und Anleitung zur
qualifizierten Pflege. Für Selbst- und Nachbarschaftshilfe /
Alfred Vogel ; Georg Wodraschke. Hrsg. in Zusammenarbeit
mit d. Fortbildungsakad. d. Dt. Caritasverb. Unter Mitarb. von
Gerda Mössner... – 6. Aufl. – Stuttgart : TRIAS – Thieme
Hippokrates Enke, 1989
NE: Vogel, Alfred [Hrsg.]; Mössner, Gerda [Mitverf.]

(Die vorausgegangenen Auflagen erschienen unter dem gleichen Titel
mit der ISBN 3-13-510405-2 im Georg Thieme Verlag innerhalb der
Reihe »Thieme Ärztlicher Rat«)

Wichtiger Hinweis: Medizin als Wissenschaft ist ständig im Fluß. Forschung und klinische Erfahrung erweitern unsere Kenntnisse, insbesondere was Behandlung und medikamentöse Therapie anbelangt. Soweit in diesem Werk eine Dosierung oder eine Applikation erwähnt wird, darf der Leser zwar darauf vertrauen, daß Autoren, Herausgeber und Verlag größte Mühe darauf verwandt haben, daß diese Angabe genau dem **Wissensstand bei Fertigstellung des Werkes** entspricht. **Dennoch ist jeder Benutzer aufgefordert**, die Beipackzettel der verwendeten Präparate zu prüfen, um in eigener Verantwortung festzustellen, ob die dort gegebene Empfehlung für Dosierungen oder die Beachtung von Kontraindikationen gegenüber der Angabe in diesem Buch abweicht. Das gilt besonders bei selten verwendeten oder neu auf den Markt gebrachten Präparaten und bei denjenigen, die vom Bundesgesundheitsamt (BGA) in ihrer Anwendbarkeit eingeschränkt worden sind. Benutzer außerhalb der Bundesrepublik Deutschland müssen sich nach den Vorschriften der für sie zuständigen Behörde richten.

© 1974, 1989 Georg Thieme Verlag, Rüdigerstraße 14,
D-7000 Stuttgart 30
Printed in Germany
Satz und Druck: Tutte Druckerei GmbH, Salzweg

ISBN 3-89373-092-3

2 3 4 5 6

Vorwort zur 6. Auflage

Vor rund einem Jahrzehnt galt es, eine zeitgemäße Konzeption der Gemeindekrankenpflege zu erarbeiten. Ergebnis dieser Bemühung war das Buch „Hauskrankenpflege". Mit ihm sollten zwei Aufgaben verwirklicht werden: einmal die in der Bevölkerung erkennbare Bereitschaft zur Selbst- und Nachbarschaftshilfe durch „Kurse in Hauskrankenpflege" zu fördern, zum anderen dem gesunden oder kranken Menschen Bildungsmaterialien zur Selbsthilfe zur Verfügung zu stellen. Mit großer Genugtuung und Freude dürfen heute Herausgeber und Autoren feststellen, daß ihre Absichten von den Lesern aufgegriffen und richtig verstanden worden sind. Umfang und Qualität der Hauskrankenpflege haben sich dadurch deutlich intensiviert.

Die 6. Auflage erscheint konzeptionell unverändert. Inhalt und Form sind jedoch durch intensives Nachdenken über Pflegehandeln weitergeführt worden. Dabei wurden viele Anregungen und Wünsche aus dem Leserkreis berücksichtigt und zum Teil bis ins Detail gehend in Bewährtes eingearbeitet. Somit gilt der Dank zunächst den vielen „stillen" Mitarbeitern, die aufgrund ihrer Erfahrungen in der nachbarschaftlichen Hilfe der Familien und Gemeinden oder in Kursen für Gemeindekrankenpflege praxisnahe Vorschläge unterbreiteten.

Aufrichtiger Dank gilt auch wieder den leitenden Mitarbeiterinnen an den Aus- und Weiterbildungsstätten für Gemeindekrankenpflege und den Referenten für Gemeindekrankenpflege in den Wohlfahrtsverbänden, in besonderem Maße aber dem G. Thieme Verlag, allen voran Herrn Dr. Hauff und Herrn Dr. Bremkamp, die die „Hauskrankenpflege" als konzeptionelles Anliegen nachhaltig unterstützten. Für die mühevolle Kleinarbeit an den Strukturnetzen und Grafiken sei an dieser Stelle auch Frau Goppelsröder gedankt.

Stegen/Freiburg   *A. Vogel, G. Wodraschke*

Vorwort zur 1. Auflage

Unsere Gesellschaft wird vielfach als materialistisch, egoistisch und rücksichtslos bezeichnet. Gleichwohl ist in der Öffentlichkeit eine große Bereitschaft vorhanden, den Menschen zu helfen. Dieser Wunsch kann leider oft nicht verwirklicht werden, weil das notwendige Wissen und Können für eine solche Hilfe teilweise oder ganz fehlen. Besonders kraß wird dieses Mißverhältnis überall dort empfunden, wo kranke und behinderte Menschen unter einer ungenügenden oder mangelhaften Hilfe und Pflege zu leiden haben. Um diesen Mangel zu beheben, wurde für den Bereich der Hauskrankenpflege das vorliegende Arbeitsprogramm geschaffen.

Hauskrankenpflege wird hier als umfassender Dienst am kranken Menschen verstanden. In diesem Sinne will das Buch dem Leser das erforderliche Wissen, für bestimmte Pflegesituationen aufbereitet, anbieten und ihm bestimmte Pflegetechniken ausführlich darstellen und exakt vermitteln. Darüber hinaus wird das hier angebotene Wissen und Können an wieder wichtig gewordenen Verhaltenstugenden wie Aufmerksamkeit, Zuverlässigkeit und Anteilnahme orientiert. Auf diese Weise läßt sich einer vordergründigen und damit letztlich inhumanen „Pflege" entgegenwirken. Eine so verstandene Krankenpflege ist geeignet, häufig vorkommende, oft aber unzulänglich durchgeführte Pflege im häuslichen Bereich bei Kranken, Alten und Behinderten zu verändern und zu verbessern.

Die zwölf in sich abgeschlossenen Programme wurden als Arbeitsmaterial für Kurse in Hauskrankenpflege entwickelt. Dabei konnten die Herausgeber auf Ansätze zur Aktivierung der Hauskrankenpflege für breite Bevölkerungskreise zurückgreifen, wie sie besonders von Frau *M. Belstler*, Freiburg, Herrn Prof. Dr. *R. Lange*, Bamberg, und Herrn Dr. *E. Reisch*, Freiburg, ab den fünfziger Jahren vorlagen. In mehrjähriger Arbeit mit Mitarbeitern des Deutschen Caritasverbandes entstand das vorliegende Buch, das sich gleichermaßen für die Arbeit in Gruppen wie für das Selbststudium eignet. Für Korrektur und Verbesserungsvorschläge danken wir vor allem Herrn Prof. Dr. *G. Mössner*, Deutsche Klinik für Diagnostik, Wiesbaden.

Freiburg, im Februar 1974   Die Herausgeber

Mitarbeiterverzeichnis

Herausgeber und Autoren

Professor Dr. *A. Vogel*
Pädagogische Hochschule, Freiburg/Breisgau

Professor Dr. *G. Wodraschke*
Pädagogische Hochschule, Freiburg/Breisgau

Mitarbeiter

G. Mössner
Pädagogische Hochschule, Freiburg/Breisgau

H. Recktenwald
St. Michael, Bogota, Kolumbien

R. Rösler
Kath. Fortbildungsinstitut für Krankenpflege e.V., Freiburg

W. Roßmanith
Deutscher Caritasverband e.V., Fortbildungsakademie,
Freiburg/Breisgau

Sr. B. Schwelling
Mutterhaus der Franziskanerinnen Erlenbad

G. Skowronski
Caritasverband für die Diözese Mainz e.V.

Inhaltsverzeichnis

Didaktische Information und Arbeitsanweisungen

Die im Inhaltsverzeichnis angegebenen Themen sollten in einer verantwortlichen Hauskrankenpflege exakt beherrscht werden. Die Inhalte wurden so aufbereitet, vereinfacht und gegliedert, daß der Leser die zum Teil anspruchsvollen Pflegemaßnahmen ohne Schwierigkeiten erlernen kann.

Folgende Grundsätze sind beim Durcharbeiten des Buches zu beachten:

– Die Inhalte werden in Programmform dargestellt. Dabei wird der Lernende in Form eines „offenen Arbeitsprogramms" unterwiesen. Dadurch wird ein Wechsel von verschiedenen Darstellungs- und Erarbeitungsformen möglich, und der Lernprozeß erleichtert.

– Alle Pflegemaßnahmen sind in Einzelschritte oder Elemente so gegliedert, daß sie bis ins Detail erlernt und jederzeit „reaktiviert" werden können.

– Die Darstellung des Programms wird von Folge zu Folge inhaltlich wie methodisch anspruchsvoller. Dieses Vorgehen erfährt aber dort seine Grenze, wo es die Achtung vor dem Menschen nicht mehr zuläßt, vereinfachend programmhaft zu arbeiten. Deshalb werden in den Folgen „Dem Sterbenden beistehen" und „Der Mensch im Alter" ausgewählte Lesetexte als Lese- und Diskussionsmaterialien vorgestellt, um in Gespräch und Diskussion eine kritische Auseinandersetzung und Klärung zu ermöglichen. Auch der Leser, der das Programm allein durcharbeitet, sollte sich diese weiterführende kritische Orientierung nicht ersparen.

Das Buch soll durch seinen methodischen Aufbau auch soziales Lernen ermöglichen. Alleinarbeit kann mit ihm ebenso durchgeführt werden wie Partnerarbeit, Gruppen- und Großgruppenarbeit. Diese Formen sozialen Lernens wurden bereits in Kursen der Hauskrankenpflege bei Jugendlichen und Erwachsenen erfolgreich erprobt.

Leser, die an den Kursen der Hauskrankenpflege nicht teilnehmen, können insbesondere durch die sogenannten „Kontrollprogramme" den Stand ihres Wissens und Könnens fortlaufend überprüfen. Mit Ausnahme der Folgen 8, 10, 11 und 12 ist jedes Programm gegliedert in:

Arbeitsziele:	**Leseprogramm:**	**Kontrollprogramm:**
Sie beschreiben Verhaltensweisen, die für die Pflege des Kranken notwendig sind.	Es gibt ausführlich und präzise Auskunft über wichtige Themen der Hauskrankenpflege.	Es überprüft ausschnitthaft die im Buch angebotenen Informationen und ermöglicht dadurch eine Selbstkontrolle.

1

Der Kranke und seine Umgebung

Das Zimmer für den Kranken

Das Krankenbett

Kontakte zur Mitwelt

Arbeitsziele

Teilziele: Das Zimmer für den Kranken

Nach Durcharbeit dieses Abschnitts können Sie
- wichtige Einrichtungsgegenstände des Krankenzimmers nennen;
- entscheiden, welche Einrichtungsgegenstände im Zimmer eines Kranken unbedingt notwendig und welche erwünscht sind;
- angeben, an welcher Stelle des Zimmers das Bett des Kranken am günstigsten aufgestellt werden soll;
- verstehen, welche Bedeutung Lage, Heizung, Lüftung, Reinigung und Beleuchtung des Zimmers für die Pflege des Kranken haben;
- begründen, daß das Zimmer des Kranken eine gesunde und zugleich persönliche Atmosphäre haben soll.

Teilziele: Das Bett für den Kranken

Nach Durcharbeit dieses Abschnitts können Sie
- Ausstattung und Funktion des Krankenbettes nennen;
- erklären, mit welchen Maßnahmen und Hilfsmitteln ein Normalbett in ein Krankenbett umgestaltet werden kann.

Teilziele: Kontakte zur Mitwelt

Nach Durcharbeit dieses Abschnitts können Sie
- entscheiden, in welchen Fällen Sie durch die Bereitstellung von Massenmedien der Gefahr der Isolierung und Vereinsamung von Langzeitkranken entgegenwirken;
- einschätzen, inwiefern in pflegerisch schwierigen Situationen psychische und soziale Abhängigkeiten besonders zu beachten sind;
- über die Notwendigkeit und Gestaltung der Besuche beim Kranken entscheiden.

Das Zimmer für den Kranken

Die Einrichtung

Zahlreiche Erkrankungen machen es immer wieder notwendig, Wohn- oder Schlafzimmer der eigenen Wohnung für die Pflege eines Kranken für längere Zeit umzugestalten. Oft ergeben sich hierbei Schwierigkeiten, da die Einrichtung des Zimmers nicht den Erfordernissen der Krankenpflege entspricht.

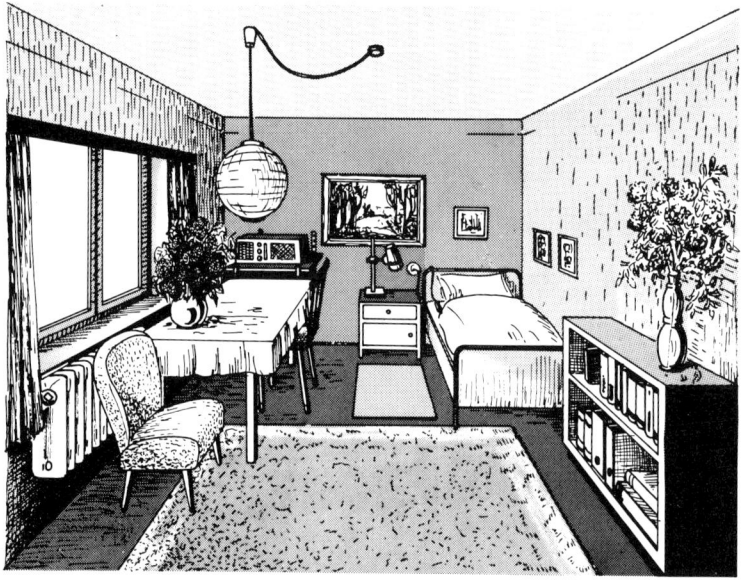

Welche Gegenstände halten Sie zur Einrichtung eines Krankenzimmers für unbedingt erforderlich, welche für erwünscht? Kreuzen Sie die entsprechenden Felder an.

Gegenstände	unbedingt erforderlich	erwünscht
1. Bett		
2. Couch		
3. Teppich		
4. Blumen		
5. Nachttisch		
6. Schrank		
7. Stuhl/Sessel		
8. Tisch		
9. Bettvorleger		
10. Bücherregal		
11. Wandschmuck		
12. Beleuchtung		
13. Spiegel		
14. Radio-/Fernschapparat		
15. Klingel		
16. Waschgelegenheit		
17. Gardinen/Sonnenschutz		
18. Dinette/Ablage		
19. Fußbank (Schemel)		

Vergleichen Sie unter „Ergebnis", ob Sie die unbedingt erforderlichen Einrichtungsgegenstände eines Zimmers für den Kranken ausgewählt haben.

Ergebnis:

Gegenstand Nr.	Unbedingt erforderlich								Erwünscht									
	1	5	6	7	8	12	15	17	2	3	4	9	10	11	13	14	16	18	19

Sie wissen also, daß für die Pflege eines Kranken folgende Gegenstände unbedingt erforderlich sind:

Bett

Das Bett ist einer Couch (Liege) stets vorzuziehen. Nach Möglichkeit sollte das Bett zu einem Krankenbett umgestaltet werden. Nähere Angaben dazu s. S. 16.

Nachttisch

Er dient der Aufnahme von persönlichen Dingen und ist zur Aufbewahrung der Urinflasche und/oder des Steckbeckens unentbehrlich.

Die Zuordnung des Nachttisches zum Bett richtet sich nach der Art der Behinderung und den Wünschen des Kranken.

Stuhl/Sessel

Zur Bettablage und als Sitzgelegenheit für Besucher gehört in jedes Krankenzimmer ein Stuhl und/oder ein Sessel.

Tisch

Der Tisch bietet mit seiner Tischplatte eine ideale Ablagefläche. Er soll für die Pflegeperson gut erreichbar sein.

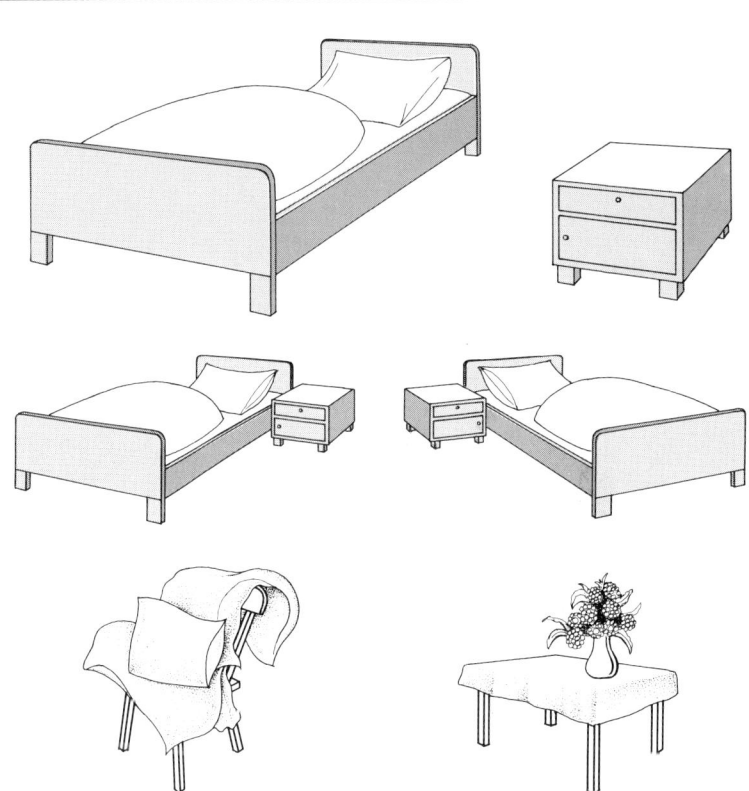

Beleuchtung

Sie hat blendfrei zu sein. Bei einer Leselampe ist auf genügende Lichtstärke zu achten.

Klingel

Eine Glocke oder eine elektrische Klingel, mit der sich der Kranke bemerkbar machen kann, gehören zur unerläßlichen Ausstattung. Ein Haustelefon oder eine automatische Rufanlage wären erwünscht.

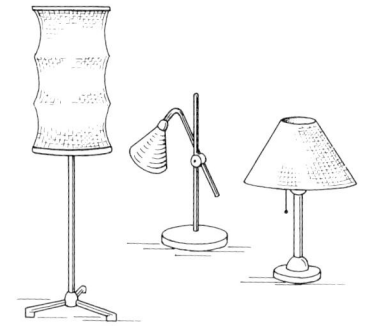

Richtet man ein Zimmer des Kranken nur mit diesen Gegenständen ein, bleibt es unpersönlich und kahl. Eine erste Möglichkeit, den Raum wohnlicher zu gestalten, wäre, den Boden mit einem Teppich oder einem Bettvorleger zu belegen.

Manche befürworten diese Maßnahme, andere wieder lehnen sie strikt ab. Wie denken Sie darüber?

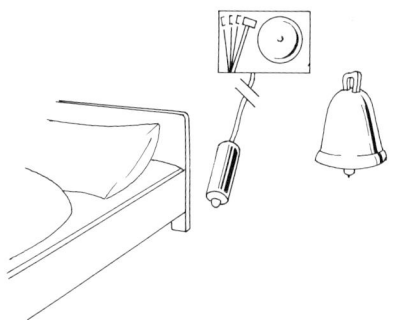

Sind Sie der Meinung, daß *Teppiche* und *Bettvorleger* aus dem Zimmer entfernt werden müssen?

Ja   Nein

Vergleichen Sie Ihre Entscheidung mit den nachfolgenden Angaben.

Ergebnis:

Beide Antworten sind richtig, wenn folgende Hinweise beachtet werden:

- Kleine Teppiche und Bettvorleger, die nicht rutschen, dürfen im Krankenzimmer verbleiben; evtl. Bademätte (waschbar) vorlegen.
- Große Teppiche können im Zimmer belassen werden, sofern keine Infektionsgefahr besteht.
- Bei Infektionskrankheiten sollte der Kranke in einem Zimmer liegen, dessen Boden leicht desinfiziert werden kann (Linolboden).
- Im Gegensatz zu früheren Auffassungen ist man heute der Ansicht, liebgewordene und vertraute Gegenstände im Zimmer des Kranken zu belassen.

Die **Atmosphäre** im Zimmer des Kranken kann also wesentlich angenehmer werden, wenn es durch zusätzliche Gegenstände wohnlicher gestaltet wird. Zu erwähnen sind hier vor allem:

Wandschmuck — Bilder, Erinnerungsfotos, Reiseandenken, Kreuz, Wandteppiche u.a.

Blumen — Grünpflanzen und nichtduftende Blumen können im Zimmer des Kranken verbleiben.

Starkduftende Blumen sollen nachts aus dem Zimmer gebracht werden.

Blumen, die Allergien hervorrufen, z.B. Primeln, gehören nicht in ein Krankenzimmer.

Vorhänge — Sie geben dem Raum nicht nur eine warme Atmosphäre, sondern dämpfen auch das für den Kranken oft grelle Tageslicht.

Merke:

Noch vor einigen Jahren war es üblich, alle „unnützen" Gegenstände aus dem Krankenzimmer zu verbannen. Dadurch entstand des öfteren im Krankenzimmer eine nüchterne und unpersönliche Atmosphäre.

Die hygienische Rücksicht im Krankenzimmer ist aber nur eine der Forderungen!

Rücksicht ist auch zu nehmen auf die Anhänglichkeit des Kranken an Bilder, Fotos, Erinnerungsstücke. Sie lenken den Kranken ab und sind eine Anknüpfungsmöglichkeit für Gespräche mit dem Besucher.

Im Krankenzimmer ist also eine gesunde *und* persönliche Atmosphäre zu schaffen.

Der Raum

Ein Familienglied wird für eine längere Zeit bettlägerig. Es empfiehlt sich, diesem Kranken ein eigenes Zimmer bereitzustellen oder dessen eigenes Zimmer so umzugestalten, daß die nachstehenden Forderungen nach Möglichkeit erfüllt sind.

Lage	sonnig	Berücksichtigung der Himmelsrichtung:	
		Am besten eignet sich ein Zimmer auf der Südostseite, durch dessen Fenster *im Sommer* die Sonnenstrahlen nicht direkt einfallen können, *im Winter* dagegen der Einfall der Sonnenstrahlen möglich ist.	
	lärm-geschützt	Lage innerhalb der Wohnung:	
		Unter allen Umständen sollte dafür gesorgt werden, daß möglichst *wenig Lärmbelästigung* für den Kranken eintritt (Verkehrslärm, Spiellärm der Kinder, Telefon, Türklingel).	
		Andererseits soll die *Nähe zu Wirtschaftsräumen* (Küche, Bad) berücksichtigt werden, damit der Kranke stets in Hör- und Rufweite zur Pflegeperson steht (Klingel bereitstellen).	
Heizung	gleich-bleibend warm	Zimmertemperatur: 18–20 °C.	
		Bei Zentralheizung ist auf gleichmäßige Luftfeuchtigkeit zu achten (Wasserbehälter). Im Winter sollen feuchte Tücher zunächst ins Freie, anschließend ins Krankenzimmer, nahe bei Heizung oder beim Ofen, gehängt werden. Bei Kohleheizung ist die direkte Beheizung eines Zimmers wegen der Temperaturschwankungen und Staubentwicklung zu vermeiden. Stattdessen sollte ein Elektroofen mit Thermostatsteuerung benützt werden.	

Lüftung	trocken	Durch regelmäßiges Lüften ist für frische Luft im Krankenzimmer zu sorgen. Beim Lüften ist jegliche Zugluft für den Kranken zu vermeiden.

Reinigung	sauber	Tägliche Reinigung:
		Boden und Einrichtungsgegenstände sind regelmäßig *feucht* zu wischen (wertvolle Möbel mit Antistatiktüchern).
		Teppich und Teppichboden reinigt man mit dem Staubsauger, um *Staubentwicklung zu vermeiden*!
		Bei ansteckenden Krankheiten ist zusätzlich ein Desinfektionsmittel erforderlich (s. *Informationen* S. 219).

Beleuchtung	blendfrei	Die Beleuchtung hat *blendfrei* und der Sehkraft des Kranken angemessen zu sein.
		Der Kranke sollte die Möglichkeit haben, auch am Abend zu lesen. Ihm ist für die Lektüre ein Leselicht bereitzustellen, wobei besonders auf Standfestigkeit, Sicherheit und Lichtstärke der Leuchte zu achten ist.
	gedämpftes Licht	Bei Schwerkranken und auch bei alten Menschen ist in vielen Fällen auch während der Nacht eine gedämpfte Beleuchtung des Zimmers notwendig, um Gefühle der Angst zu vermeiden und die Orientierung zu erleichtern (evtl. Sparleuchten).

Beachte:

Dauert die Krankheit längere Zeit, können insbesondere Lüftung, Heizung und Reinigung zu einem belastenden Problem werden.

Nachstehend wird Ihnen eine Aufgabe gestellt, bei der Sie zu Fragen der Lüftung, Heizung und Reinigung Stellung nehmen sollen. Denken Sie an Ihre eigene wohnliche Situation. Lesen Sie die Übersicht durch und überlegen Sie dabei, wie Sie die angeführten Probleme lösen können.

Lüftung		Heizung		Reinigung	
Problem:	*Lösung:*	*Problem:*	*Lösung:*	*Problem:*	*Lösung:*
Verbrauchte Luft	_____ _____	Regulierung der Heizung	_____ _____	Tägliche Raumpflege: Fußboden	_____ _____
Kochdunst	_____ _____	Trockene Luft	_____ _____	Möbel, Gegenstände	_____ _____
Geruch durch Ausscheidungen	_____ _____	Nicht beheizbar	_____ _____		

Machen Sie zu den genannten Problemen Lösungsvorschläge und tragen Sie diese in die vorgesehenen Zeilen ein. Vergleichen Sie Ihre Vorschläge mit den nachfolgenden Ergebnissen.

Ergebnis:

Lüftung		Heizung		Reinigung	
Problem:	*Lösung:*	*Problem·*	*Lösung:*	*Problem:*	*Lösung:*
Verbrauchte Luft	Fenster öffenen (Lüften)	Regulierung der Heizung	Temperatur-regler	Tägliche Raumpflege:	
Kochdunst	Küchentür schließen	Trockene Luft	Luftbefeuchter	Fußboden	Feucht wischen oder staubsaugen
Geruch durch Ausscheidungen	Lüften (weitere Maßnahmen s. S. 99 ff)	Nicht beheizbar	Elektroofen		
				Möbel, Gegenstände	Feucht abwaschen, feucht abwischen (mit Antistatiktuch)

Die Probleme, zu denen Sie Vorschläge gemacht haben, werden noch wesentlich erschwert, wenn z. B. ein Alleinstehender in einer Einraumwohnung, in der er wohnt, schläft und kocht, erkrankt. Neben den Ihnen schon bekannten Problemen der Heizung, Lüftung und Reinigung entstehen hier zusätzliche Schwierigkeiten, die oft nur durch Mithilfe von Nachbarn (Nachbarschaftshilfe) gelöst werden können.

Selbst wenn ein solcher Sozialdienst in der Pfarrei oder in der Gemeinde (s. S. 213 ff) angeboten und in Anspruch genommen wird, könnten sich in diesen Fällen vielleicht noch weitere Erschwernisse ergeben, die zunächst verdeckt sind und nur bei besonderer Anteilnahme am Mitmenschen erfahren werden.

Beachte:

Denken Sie bei Nachbarschaftshilfe auch an

– achtlose oder aufdringliche Nachbarn (aber auch der Kranke kann für die Nachbarn Probleme bringen),
– das Verhältnis von Mieter zu Untermieter,
– finanzielle Schwierigkeiten,
– Lohnfortzahlung,
– Abholung der Rente,
– Antragstellung bei Beihilfen (s. S. 210 ff)

Das Bett für den Kranken

Stellung des Bettes im Zimmer

Für einen Kranken ist es wichtig, an welcher Stelle seines Zimmers sein Bett steht.

Ein Patient ist so erkrankt, daß seine Beweglichkeit im Bett nicht eingeschränkt ist. Entscheiden Sie sich, welches Einzelbett (ohne Räder) für den Kranken am günstigsten im Raum steht.

Denken Sie daran, daß

- Zugluft vermieden werden muß,
- der Kranke den Eintretenden sehen soll,
- der Kranke einen Blick durchs Fenster haben soll,
- der Kranke das Gefühl der Geborgenheit (Eckstellung des Bettes) haben möchte,
- man in der Regel an die rechte Seite des Kranken herantritt.

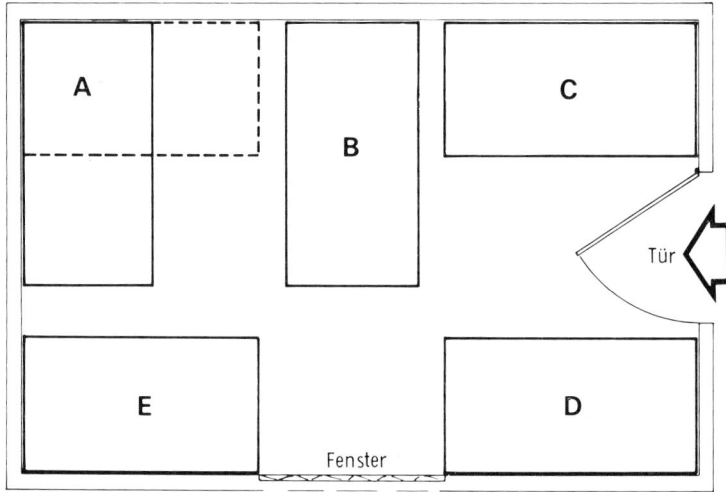

Kreuzen Sie dasjenige Bett an, das nach Ihrer Meinung am günstigsten steht. Überprüfen Sie nachfolgend Ihre getroffene Wahl.

Ergebnis:

Bett	Standort	Vorteile	Nachteile
A	Am günstigsten	Zugfrei Blick durchs Fenster Blick zur Tür Geborgenheit Zugang von der rechten Seite des Kranken	Nur von einer Seite zugänglich
B	Günstig	Zugfrei Blick zur Tür Blick zum Fenster Zugang von beiden Seiten	Mangelnder Schutz (wenn keine Seitenbretter, Gitter) Blendgefahr durch helles Tageslicht
C	Bedingt günstig	Zugfrei Blick zum Fenster Geborgenheit	Erschwerter Blick zur Tür Nur von einer Seite zugänglich
D	Ungünstig	Geborgenheit	Erschwerter Blick zur Tür Kein Blick zum Fenster Nicht zugfrei Nur von einer Seite zugänglich
E	Bedingt günstig	Zugfrei Blick zur Tür Geborgenheit	Kein Blick zum Fenster Nur von einer Seite zugänglich

Beachte:

Für einen Krankheitsfall, der einen beidseitigen Zugang zum Bett erfordert, ist die Bettstellung B am günstigsten, da zwei Pflegepersonen den Kranken z. B. umbetten können.

Allerdings ist zu erwägen, ob nicht die Geborgenheit (Stellung des Bettes in der Ecke) wichtiger ist als beidseitige Zugänglichkeit zum Bett. In diesem Fall sollte das Bett mit Rädern fahrbar gemacht werden. Im Fachhandel werden dazu auch sog. Bettfahrer angeboten (s. S. 218).

Auf diese Weise sind Geborgenheit für den Kranken und beidseitige Zugänglichkeit für die Pflegepersonen gewährleistet. Überall dort, wo ein Bett nicht fahrbar gemacht werden kann und eine beidseitige Zugänglichkeit erforderlich wird, kann dem Patienten mit sog. Bettscheren (s. S. 218) das Gefühl der Sicherheit gegeben werden.

Höhe des Bettes

Betrachten Sie die Zeichnungen und stellen Sie die Unterschiede fest.

Ergebnis:

Sie haben festgestellt, daß die beiden Betten im einzelnen folgende Merkmale haben:

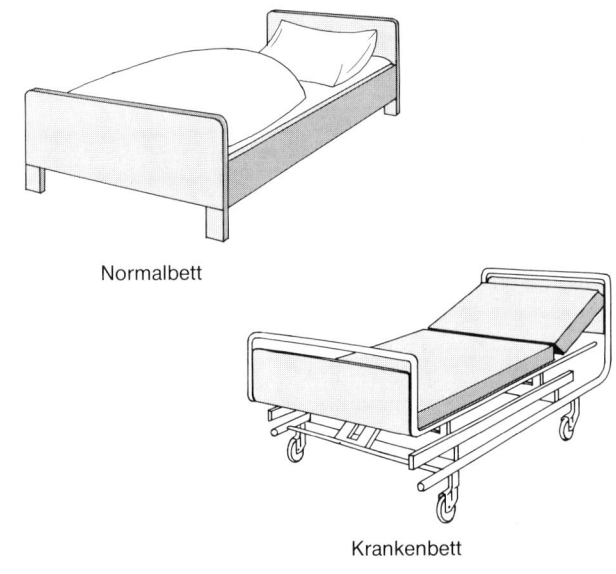

Normalbett

Krankenbett

Normalbett	**Krankenbett**
– niedrig (30–40 cm),	– hoch (65 cm),
– feststehend,	– auf Rollen beweglich,
– einteiliger Federrost,	– verstellbares Kopfteil,
– Holzkonstruktion (schwer pflegbar),	– Eisenkonstruktion, emailliert (leicht pflegbar),
– Anbringung von Pflegehilfsmitteln nicht vorgeschen.	– für Anbringung von Pflegehilfsmitteln konstruiert (s. S. 32; S. 218 ff).

Überlegen Sie, warum ein Krankenbett gerade eine Höhe von 65 cm haben soll. Kreuzen Sie den Punkt an, der Ihrer Ansicht nach der wichtigste ist.

Die Pflegeperson wird geschont ☐

Der Kranke wünscht es ☐

Der Fußboden kann leichter gereinigt werden ☐

Vergleichen Sie Ihre Antwort mit den Informationen auf der nächsten Seite.

Merke:

Die *Couch* als Krankenbett kann grundsätzlich nur als eine vorübergehende Notlösung angesehen werden.

Das *Doppelbett* erschwert aufgrund seiner Breite das Betten und Umbetten des Kranken erheblich. Bei einer Langzeiterkrankung ist die Bereitstellung eines Einzelbettes unumgänglich.

Ergebnis:

Der wichtigste Grund für das Einrichten der Liegeflächenhöhe eines Krankenbettes auf 65 cm ist die Schonung der Pflegeperson.

An den nebenstehenden Abbildungen können Sie ablesen, auf welche Weise bei der Pflegeperson, die am Krankenbett arbeitet, Belastungen an der Wirbelsäule auftreten.

Die obere Abbildung zeigt, wie die Pflegerin sich tief über das Bett herabbeugt und somit ihren Schwerpunkt über das Bett verlagert. Beim Anheben einer Last wird deshalb der Rücken so stark belastet, daß eine Überspannung der Bandscheiben eintreten kann. Beim Anheben einer Last, z. B. eines Kranken, muß der gekrümmte Rücken bis zum Aufrichten der Wirbelsäule einen weiten Weg (großer Winkel) zurücklegen. Personen, die zu Erkrankungen der Wirbelsäule neigen, können auf diese Weise einen sog. Hexenschuß bekommen.

Die untere Abbildung zeigt, wie der Helfer beim Anheben des Kranken in die Hocke geht und ihn näher an seinen Körper bringt. Der Rücken des Helfers verbleibt dadurch fast in der Senkrechten, die Wirbelsäule wird dadurch stärker entlastet und die Bandscheibe geschont. Auf diese Weise kann die Pflegeperson den Körper des Kranken leichter und rückenschonender anheben.

Beachte:

Um die bei der Pflege besonders beanspruchte und gefährdete Wirbelsäule sinnvoll zu entlasten, müssen folgende Verhaltensregeln beachtet werden:
- richtige Ausgangsstellung,
- richtige Schwerpunktverlagerung,
- rhythmisches Arbeiten,
- regelmäßiges Atmen,
- geeignete Schuhe.

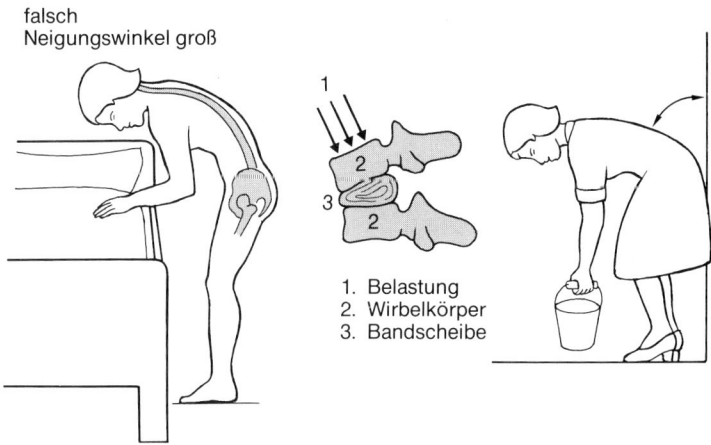

falsch
Neigungswinkel groß

1. Belastung
2. Wirbelkörper
3. Bandscheibe

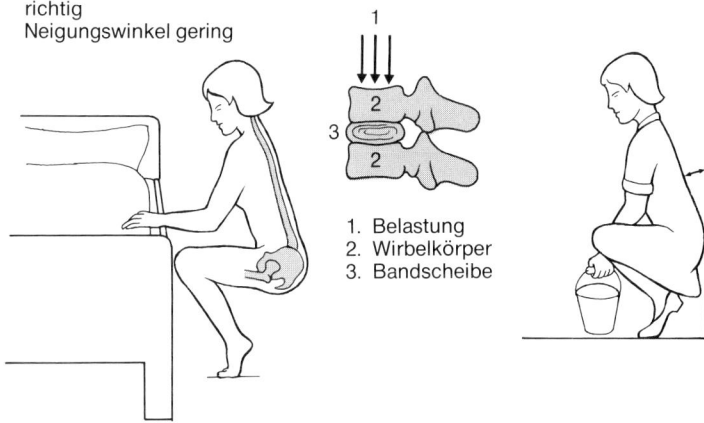

richtig
Neigungswinkel gering

1. Belastung
2. Wirbelkörper
3. Bandscheibe

Sie haben gelernt, daß man eine Last richtig oder falsch anheben kann. In der nebenstehenden Aufstellung finden Sie zunächst das falsche Anheben von Lasten nach Merkmalen genau beschrieben. Vergleichen Sie bei beiden Abbildungen der Vorseite den Neigungswinkel des Oberkörpers, die Körperhaltung sowie die Dehnung der Wirbelsäule der Pflegeperson.

Tragen Sie nun in die freien Zeilen der Tabelle die Merkmale ein, durch die das richtige Anheben von Lasten bestimmt ist.

Körper(-haltung)	Falsches Anheben	Richtiges Anheben
Rücken	stark gebeugt (gekrümmt)	
Knie	fast durchgedrückt	
Wirbelsäule	überdehnt	
Bandscheibe	überspannt (gefährdet)	

Überprüfen Sie Ihre Angaben mit den nachfolgenden Ergebnissen.

Körper (-haltung)	Falsches Anheben	Richtiges Anheben
Ergebnis:		
Rücken	stark gebeugt (gekrümmt)	fast aufrecht
Knie	fast durchgedrückt	abgewinkelt (Hocke)
Wirbelsäule	überdehnt	normale Belastung
Bandscheibe	überspannt (gefährdet)	nicht verformt

Beachte:

Durch richtiges Anheben können auch Kranke mit größerem Körpergewicht gefahrlos gehoben werden. Arbeiten mit stark gebeugtem Rücken können gesundheitsgefährdend sein.

Sie werden jetzt verstehen, weshalb die Liegefläche eines Normalbettes auf 65 cm erhöht werden muß, denn diese Höhe ermöglicht dem Helfer, mit weniger gekrümmtem Rücken Lasten anzuheben und dadurch seine Wirbelsäule zu schonen. Bei einem Krankenbett ist diese Höhe immer gewährleistet.

Aus einem Normalbett wird ein Krankenbett

Ein Normalbett kann zu einem Krankenbett verwandelt werden, wenn der Bodenabstand der Liegefläche auf 65 cm vergrößert wird. Hierfür bieten sich zwei Behelfsmöglichkeiten an:

1. Man läßt sich von einem Schreiner Bettklötze mit Vertiefungen (nach dem Maß der Bettfüße) anfertigen und setzt die Bettfüße darin ein.
2. Eine andere Möglichkeit besteht darin, daß man Gummikappen an die Bettfüße steckt (Saugwirkung) und das Bett auf Holzklötze oder Ziegelsteine stellt.

Zur Ausstattung des Krankenbettes gehören weiterhin:

Unterlagen

– aus Gummi oder anderem wasserundurchlässigem Material,
– Normalgröße: 150 × 100 cm.
– Die Gummiunterlage wird auf das Bettuch gelegt. Darüber wird am besten ein Moltontuch (Stecklaken) gebreitet und eingeschlagen.

Bettzeug

– Bettwäsche: Bezüge, Laken und Unterlagen (für 3- bis 4maligen Wechsel; falls der Kranke einnäßt, entsprechend mehr; evtl. Einwegmaterial benutzen).
– Bettdecke: leichte Auflage (nach Wunsch des Kranken).
– Kissen: 2 Kopfkissen,
1 Nackenstütze (kleines Kopfkissen oder Nackenrolle).

Ausführliche Informationen erhalten Sie im Abschnitt „Lagerung von Kranken", S. 25–28 .

Beachte:

Die Anschaffung oder das Ausleihen eines Krankenbettes (z. B. bei einer Sozialstation) ist im Interesse des Langzeitkranken und der Pflegeperson dringend erforderlich.

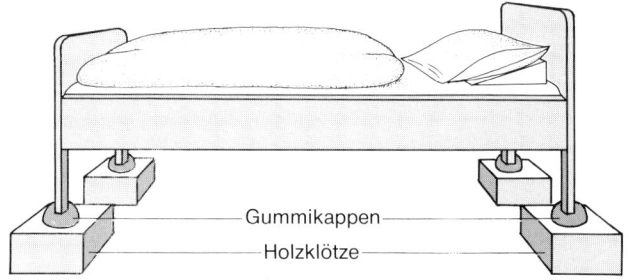

Gummikappen
Holzklötze

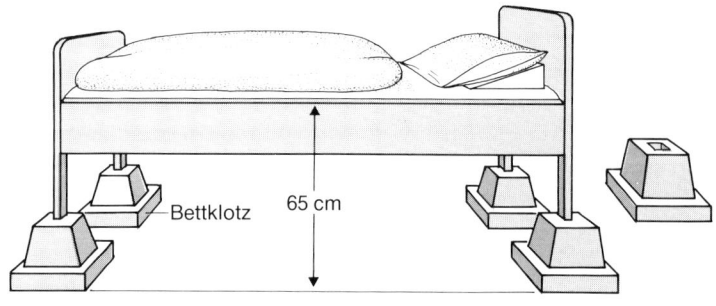

Bettklotz   65 cm

Kontakte zur Mitwelt

Die zahlreichen Pflegehandlungen für den Langzeitkranken und Schwerkranken sollten die Pflegeperson nicht dazu veranlassen, das persönliche Gespräch mit dem Kranken zu vernachlässigen. Erst im persönlichen, direkten „In-Beziehung-Treten" (Kommunikation) mit einem Menschen entstehen Vertrauen und Hoffnung. In einem Gespräch zu zweit oder zu dritt kann es z.B. möglich werden, daß der Kranke seine Ängste und Zweifel äußert und im anderen Menschen Verständnis und Hilfe findet. Gesprächspartner können ehemalige Berufskollegen, Bekannte, Nachbarn, Freunde, Familienangehörige, aber auch der Hausarzt oder der Seelsorger der Gemeinde sein. Solche Kontakte wird man grundsätzlich bei Langzeitkranken und Schwerkranken fördern, wenn sie fähig und bereit sind, durch Sprache, Gestik oder Mimik Kontakt aufzunehmen und zwischenmenschliche Beziehungen aufrecht zu erhalten.
Eine akute schwere Krankheit oder eine Erkrankung über längere Zeit bedeutet für den Kranken in den meisten Fällen einen tiefen Einschnitt in sein Leben, denn die persönlichen Kontakte zur Mitwelt sowie die Kontakte zur Außenwelt werden natürlicherweise verringert: Der Erkrankte steht in Gefahr, zu vereinsamen.
Ein Gelähmter z.B., der früher regen Anteil am Gemeindeleben nahm und gern Gottesdienste oder Pfarrabende besuchte, ist seit längerer Zeit bettlägerig. Durch seine Erkrankung hat er nun keine Möglichkeit mehr, den für sein bisheriges Leben so wichtigen Bereich zu pflegen. Aus Rücksicht auf den Kranken vermied es die Pflegerin, ihm das Rundfunk- oder Fernsehgerät einzuschalten, obwohl gerade durch Übertragungen von Gottesdiensten, Lesungen und Nachrichten eine Verbindung zu seinem bisherigen Leben hergestellt werden könnte. Es ist leicht einzusehen, daß für ihn dadurch ein wichtiger Lebensbestandteil ausgefallen ist. Und wer denkt schon daran, dem Kranken darüber hinaus noch andere Sendungen zum Hören oder Sehen vorzuschlagen oder eine Schallplatte aufzulegen, auch dann, wenn er nicht von sich aus den Wunsch dazu äußert.

Allzuoft wird von der Pflegerin nur das körperliche Leiden, nicht aber die mögliche seelische Vereinsamung des Kranken gesehen.

Diese Isolierung kann teilweise durch Massenmedien überwunden werden, indem man dem Kranken Möglichkeiten gibt, durch Presse, Rundfunk und Fernsehen das Zeitgeschehen zu verfolgen. Aber auch an Unterhaltung und Ablenkung ist zu denken; so bieten z.B. andere Medien wie Bücher, Zeitungen, Zeitschriften, Illustrierte, Tonbänder und Schallplatten ebenfalls eine Fülle von Anregungen. Gerade vom Langzeitkranken werden auch Angebote zum Malen, Basteln, Kneten oder Flechten dankbar angenommen und dadurch eine Aktivierung seiner Kräfte und seines Lebenswillens bewirkt.

In dem oben genannten Beispiel wurde empfohlen, dem Langzeitkranken Rundfunk- oder Fernsehsendungen anzubieten. Umfang und Intensität von solchen Kontakten hängen in der Regel vom Krankheitszustand des Patienten ab. Man wird deshalb im Einzelfall prüfen, ob das Sehen und Hören von Rundfunk- und Fernsehsendungen gefördert oder eingeschränkt werden soll.

Fördernde Maßnahmen	Einschränkende Maßnahmen
Hier kann man den Wunsch des Kranken nach bestimmten Sendungen berücksichtigen.	In anderen Fällen wird man das Hören und Sehen von Sendungen vermindern.
Oder	*Oder*
als Pflegeperson beim Kranken Interesse an Programmen von Rundfunk und Fernsehen wecken.	gänzlich unterbinden.

Wie Sie bereits wissen, sind fördernde oder einschränkende Maßnahmen abhängig vom jeweiligen Zustand des Kranken (akut schwerkrank – langzeitkrank). Erst wenn man seinen Zustand berücksichtigt, wird man eine sinnvolle Entscheidung darüber treffen können, ob

– das Gerät ein- oder ausgeschaltet wird,
– der Umgang mit Medien eingeschränkt oder gefördert wird,
– der Kranke selbst bestimmen darf.

Welche Entscheidungen würden Sie für einen akut Schwerkranken, welche für einen Langzeitkranken treffen? Unterstreichen Sie bitte in der nebenstehenden Übersicht die nach Ihrer Meinung zuträgliche Maßnahme.

Vergleichen Sie Ihre Entscheidungen mit den richtigen Antworten auf der nächsten Seite.

Dabei ist es wichtig, zu unterscheiden zwischen

| akut und schwerkrank | und | langzeitkrank |

Entscheidungen	Akut schwerkrank	Langzeitkrank
Abstellen	richtig – falsch	richtig – falsch
Einschränken	ja – erwünscht – nein	ja – erwünscht – nein
Fördern	ja – unter Umständen ja – nein	ja – unter Umständen ja – nein
Den Kranken bestimmen lassen	ja – unter Umständen ja – nein	ja – unter Umständen ja – nein

Ergebnis:

Entscheidungen	Akut schwerkrank	Langzeitkrank
Abstellen	richtig	falsch
Einschränken	erwünscht	nein
Fördern	nein	unter Umständen ja
Den Kranken bestimmen lassen	unter Umständen ja	ja

Sie werden erkannt haben, daß die Kontakte des Langzeitkranken verschiedener und zugleich vielfältiger Art sein können. Darüber zu entscheiden, was angemessen oder fördernd ist, bringt für die Pflegeperson eine große Verantwortung mit sich. Diese liegt aber nicht erst in der Entscheidung, den Kontakt mit der Umwelt zu fördern oder einzuschränken, sondern bereits im Sichten und Auswählen von bestimmten Programmen, Büchern, Zeitungen, Zeitschriften, Illustrierten und Bildern.

Beachte:

Die Rundfunk- und Fernsehanstalten bieten für alte Menschen u. a. folgende Sendungen an:

– Fernsehsendungen: z. B. „Mosaik", „Wendepunkte", „Gesundheitsmagazin Praxis";

– Rundfunksendungen: Krankengottesdienste, Morgenandachten, Hörspiele.

Bücher für alte und sehbehinderte Kranke – auf Tonband wiedergegeben oder in größeren Buchstaben gedruckt – verleihen bzw. empfehlen folgende Einrichtungen:

- Tonbandbücherei im Borromäus-Verein, 53 Bonn, Wittelsbacherring 9;
- Süddeutsche Blindenhörbücherei, 7 Stuttgart, Konrad-Adenauer-Straße 2 [z. B.];
- Deutsche Friedrich-Schiller-Stiftung e. V., Großdruck-Buchreihe, 61 Darmstadt, Havelstraße 16 (Prospekt bitte anfordern);
- Buchausleihe durch Stadt- und Pfarrbüchereien.

Überprüfen Sie Ihr Wissen

1. Einrichtung des Krankenzimmers (s. S. 3)

– Welche Gegenstände wurden im Programm für die Pflege eines
Kranken als unbedingt erforderlich genannt?
Kreuzen Sie die entsprechenden Felder an.

Gegenstände	unbedingt erforderlich
1. Bett	
2. Couch	
3. Teppich	
4. Blumen	
5. Nachttisch	
6. Schrank	
7. Stuhl/Sessel	
8. Tisch	
9. Bettvorleger	
10. Bücherregel	
11. Wandschmuck	
12. Beleuchtung	
13. Spiegel	
14. Radio-/Fernsehapparat	
15. Klingel	
16. Waschgelegenheit	
17. Gardinen/Sonnenschutz	
18. Dinette/Ablage	
19. Fußbank (Schemel)	

Gehen Sie die nachstehende Übersicht durch. Sie sehen im Zusammenhang, was alles für ein Krankenzimmer wichtig ist.

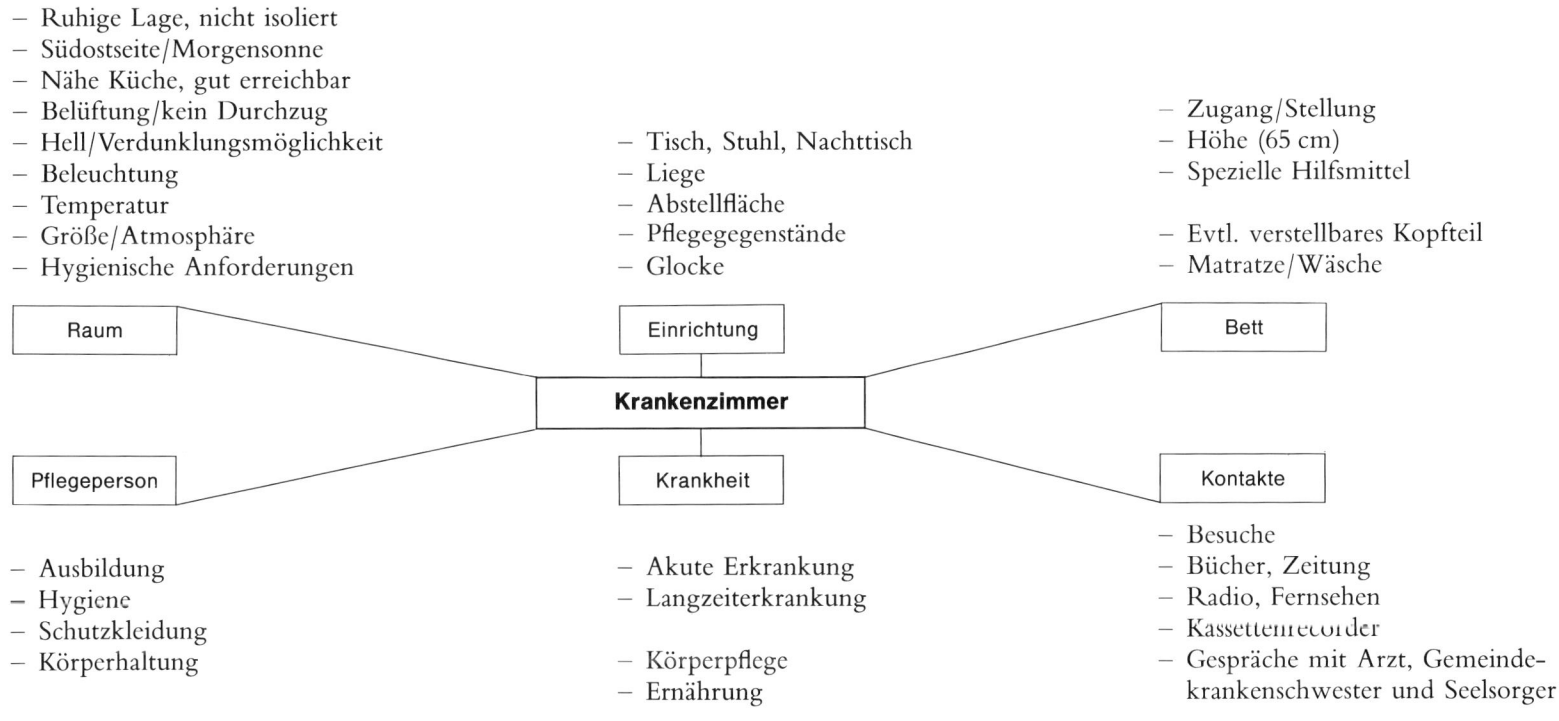

– Ruhige Lage, nicht isoliert
– Südostseite/Morgensonne
– Nähe Küche, gut erreichbar
– Belüftung/kein Durchzug
– Hell/Verdunklungsmöglichkeit
– Beleuchtung
– Temperatur
– Größe/Atmosphäre
– Hygienische Anforderungen

– Tisch, Stuhl, Nachttisch
– Liege
– Abstellfläche
– Pflegegegenstände
– Glocke

– Zugang/Stellung
– Höhe (65 cm)
– Spezielle Hilfsmittel

– Evtl. verstellbares Kopfteil
– Matratze/Wäsche

Raum   Einrichtung   Bett

Krankenzimmer

Pflegeperson   Krankheit   Kontakte

– Ausbildung
– Hygiene
– Schutzkleidung
– Körperhaltung

– Akute Erkrankung
– Langzeiterkrankung

– Körperpflege
– Ernährung

– Besuche
– Bücher, Zeitung
– Radio, Fernsehen
– Kassettenrecorder
– Gespräche mit Arzt, Gemeinde-
  krankenschwester und Seelsorger

2. Kontakte (s. S. 17)

Geben Sie an, wie ein Langzeitkranker Verbindung mit dem Zeitgeschehen halten kann; nennen Sie drei Möglichkeiten:

1. _____

2. _____

3. _____

3. Krankenbett (s. S. 10, 16)

– Die Stellung des Bettes D im Krankenzimmer ist nicht besonders günstig. Im Programm sind vier Gründe angegeben, z. B.

1. Nicht zugfrei

2. Nur von einer Seite zugänglich

3. _____

4. _____

Schreiben Sie die übrigen Gründe in Zeile 3 und 4.

– Ein Krankenbett soll eine bestimmte Höhe haben. Kreuzen Sie die richtige Höhe an:

30 cm ☐   65 cm ☐   80 cm ☐

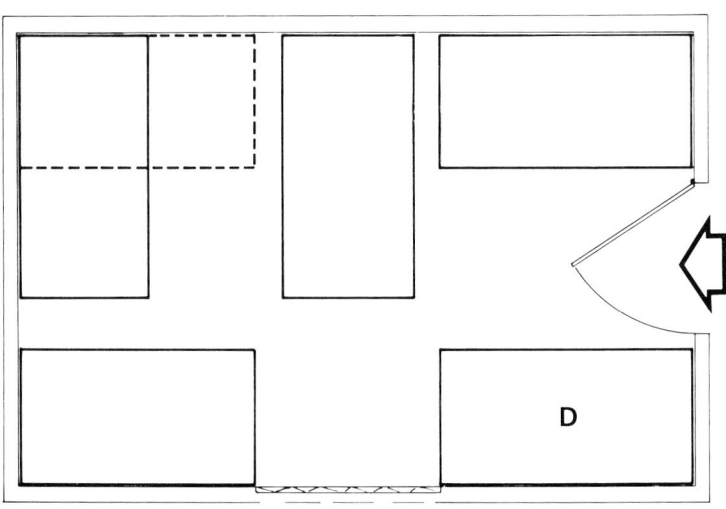

4. Hygiene im Krankenzimmer (s. S. 5–7)

Dürfen kleine Teppiche und Bettvorlagen, die nicht rutschen, im Krankenzimmer verbleiben?

Ja   Nein

☐   ☐

Dürfen bei Infektionserkrankungen Teppiche im Zimmer verbleiben?

Ja   Nein

☐   ☐

Sollen nachts alle Blumen und Grünpflanzen aus dem Krankenzimmer gebracht werden?

Ja   Nein

☐   ☐

2
Lagerung von Kranken

Ausstattung des Krankenbettes
Herrichten des Krankenbettes
Lagerung des Kranken
Hilfsmittel zur Lagerung

Arbeitsziele

Teilziele: Ausstattung des Krankenbettes

Nach Durcharbeit dieses Abschnitts können Sie
- die wichtigsten Ausstattungsgegenstände eines Krankenbettes aufzählen;
- bei zusätzlichen Ausstattungsgegenständen Notwendigkeit und Zweck nennen;
- die Reihenfolge der mehrfach geschichteten Unterlagen eines Krankenbettes genau beschreiben.

Teilziele: Herrichten des Krankenbettes

Nach Durcharbeit dieses Abschnitts können Sie
- das Handlungsschema „Herrichten des Krankenbettes" lesen und erläutern;
- das Herrichten eines Krankenbetts in den einzelnen Schritten angeben.

Teilziele: Lagerung des Kranken

Nach Durcharbeit dieses Abschnitts können Sie
- auf den Zusammenhang von unsachgemäßer Lagerung und möglichen nachteiligen Folgeerscheinungen aufmerksam machen;
- die in der Hauskrankenpflege wichtigsten Lagerungsarten nennen;
- in der Praxis die wichtigsten Lagerungsarten anwenden.

Teilziele: Hilfsmittel zur Lagerung des Kranken

Nach Durcharbeit dieses Abschnitts können Sie
- die wichtigsten Hilfsmittel zur Lagerung aufzählen;
- über Beihilfe- und Finanzierungsmöglichkeiten für die Anschaffung von Hilfsmitteln Bescheid geben.

Ausstattung des Krankenbettes

Im Verlauf der weiteren Programme werden die verschiedenen Themen nicht nur in Satz- oder Bildform, sondern auch nach verschiedenen Gliederungspunkten in graphischer Aufbereitung dargeboten. Diese Darstellungsform, die Sie bereits auf S. 21 kennengelernt haben, wird im folgenden als **Strukturnetz** bezeichnet und in zweifacher Weise verwendet:

– zur Übersicht in Großstrukturen (Grobgliederungen),
– zur Information in Feinstrukturen (Feingliederungen).

```
                          ┌──────────┐
                          │  Kissen  │
                          └──────────┘

   ┌────────────┐                              ┌──────────────────────┐
   │ Bettdecke  │                              │ Stecklaken/Unterlage │
   └────────────┘                              └──────────────────────┘

┌────────────┐   ┌─────────────────────────────────┐   ┌──────────────┐
│ Bettlaken  │───│  Ausstattung des Krankenbettes  │───│ Gummitücher  │
└────────────┘   └─────────────────────────────────┘   └──────────────┘

   ┌──────────────────┐   ┌──────────┐   ┌────────────┐
   │ Matratzenschoner │   │ Matratze │   │ Moltontuch │
   └──────────────────┘   └──────────┘   └────────────┘
```

Normale und zusätzliche Ausstattungsgegenstände

Gehen Sie die einzelnen Gliederungspunkte des rechts oben stehenden Strukturnetzes durch. Denken Sie dabei an Ihr Bett zu Hause und vergleichen Sie, welche Gegenstände bei einem Krankenbett zusätzlich genannt werden.

Notieren Sie die zusätzlichen Ausstattungsgegenstände, die zu einem Krankenbett gehören, und begründen Sie deren Zweck.

Zusätzliche Ausstattungsgegenstände	Zweck
1.	
2.	
3.	
4.	
5.	

Vergleichen Sie Ihre Angaben mit den Lösungen auf der nächsten Seite.

Ergebnis:

Zusätzliche Ausstattungsgegenstände	Zweck
1. Moltontuch	Wärme und Schutz
2. Gummitücher	Schutz von Matratze und Bettlaken
3. Stecklaken	Zum Überdecken des Gummituches
4. Zweites Kissen	Stützung von Rücken und Kopf
5. Kleines Stützkissen	Stützung von Kopf und Nacken

Industrie und Handel bieten in zunehmendem Maße zahlreiche Verbesserungen und Variationen dieser Ausstattungsgegenstände (s. Informationen S. 218 ff) an. Besonders kann empfohlen werden:

Bisherige Ausstattung	Empfohlene Ausstattung
Moltontuch, Gummituch	Pflegeleichter Matratzenüberzug – Imprägnierter Molton, z. B. „Liegelind". Dieser nimmt die Feuchtigkeit auf, ist aber undurchlässig und kann normal gewaschen werden. – Einwegmaterial Diese Einlagen sind hygienisch und arbeitserleichternd.
Normalbettuch (Leinentuch)	„Immerstraff"-Bettuch

Vielleicht wird nicht jeder von Ihnen sogleich die Notwendigkeit einer solchen Ausstattung, die mehr Arbeit bereitet und zusätzlich Kosten verursacht, einsehen.

Denken Sie aber daran, daß
– sich der Kranke in einem so ausgestatteten Bett wohler fühlen kann als in einem normalen Bett,
– die Ausstattung eines Krankenbettes die Pflegeperson entlasten kann,
– bei inkontinenten Kranken (z. B. bei Blasenschwäche) die Matratzen zusätzlich durch Gummieinlagen geschützt werden müssen.

Beachte:

Nach Möglichkeit Einwegmaterial benutzen, denn dadurch können durchnäßte Matratzen und verunreinigte Bettlaken vermieden werden:
– der Kranke wird vor Infektion geschützt,
– die Hygiene wird mehr berücksichtigt;
– der Kranke fühlt sich in seinem Krankenbett wohler.

Schichtenfolge

Die nachstehende Abbildung zeigt Ihnen, welche Lagen zu einem Krankenbett gehören und in welcher Reihenfolge sie angeordnet sind.

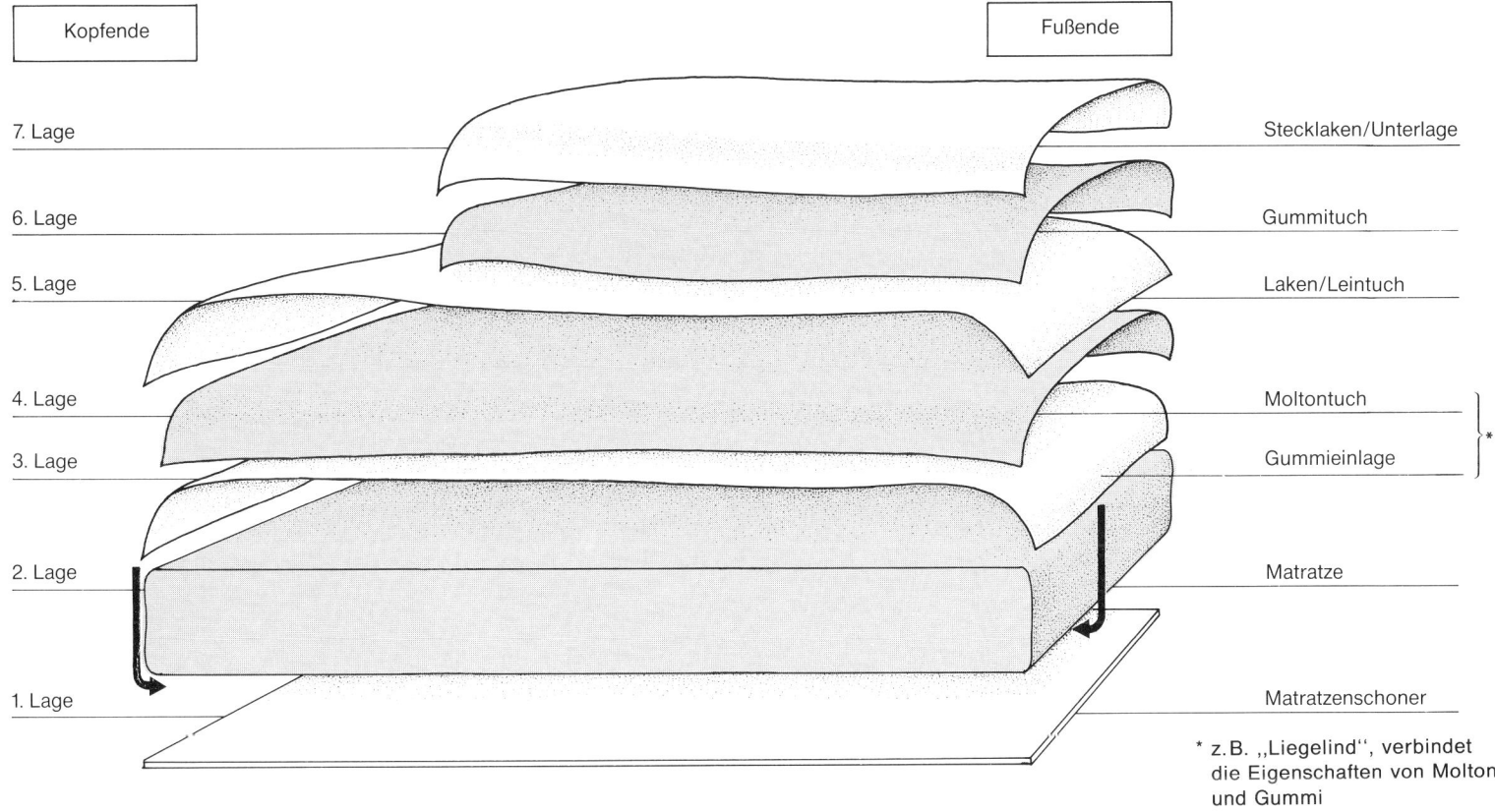

| Kopfende | | Fußende |

7. Lage — Stecklaken/Unterlage

6. Lage — Gummituch

5. Lage — Laken/Leintuch

4. Lage — Moltontuch

3. Lage — Gummieinlage

2. Lage — Matratze

1. Lage — Matratzenschoner

* z.B. „Liegelind", verbindet
die Eigenschaften von Molton
und Gummi

Herrichten des Krankenbettes

Pflegeperson – Helfer

– Sie wissen nun, auf welchen Unterlagen ein Kranker liegen soll.
– Sie wissen auch, welche zusätzlichen Gegenstände zur Ausstattung eines Krankenbettes notwendig sind, damit ein Kranker sich darin wohlfühlen kann.

Das sorgfältige Herrichten eines Krankenbettes will gelernt sein. Nachstehend finden Sie ein sog. **Handlungsschema**, das den vollständigen Ablauf einer Handlung in Einzelschritte gliedert. Der Vorteil dieser Darstellung liegt darin, daß

– die Handlung übersichtlich aufgezeigt wird,
– die Elemente der Handlung präzise beschrieben werden und
– dadurch jederzeit abrufbar und wieder auffindbar sind.

Merke:

Wenn Sie ein Krankenbett herrichten, achten Sie vor allem auf

– die richtige Reihenfolge der Unterlagen,
– faltenfreies Einstecken der Unterlagen,
– bequemes Einlegen der Kopfkissen,
– eine warme und genügend lange, aber leichte Bettdecke.

Gehen Sie nun den Handlungsablauf Schritt für Schritt durch und versuchen Sie, sich immer vorzustellen, was der jeweilige Schritt *tatsächlich* bedeutet.

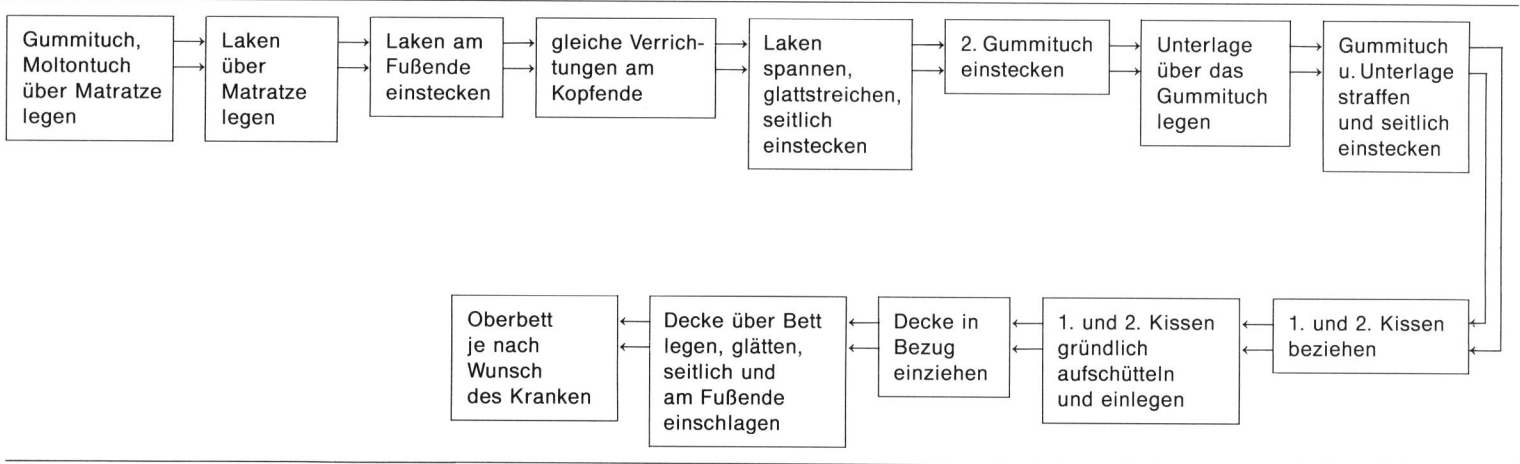

Lagerung des Kranken

Die jeweilige Lagerung eines Kranken hat große Bedeutung für seinen körperlichen Zustand und sein Wohlbefinden. Vor allem diejenigen Kranken, die lange Zeit liegen, müssen ihrer Krankheit entsprechend gelagert werden. In solchen Fällen ist darauf zu achten, daß der Lagewechsel häufig durchgeführt wird. Berücksichtigt man diesen Pflegegrundsatz nicht, so können Folgeerscheinungen wie Versteifungen von Muskeln und Gelenken (Spitzfuß s. S. 104 f) oder Wundliegen (Dekubitus s. S. 119 ff) auftreten. Falsche Lagerung kann also zu zusätzlichen Komplikationen führen.

Das Ziel der Pflegemaßnahmen sollte deshalb sein, den Kranken bequem und entspannt zu lagern. In den meisten Fällen wird der Kranke flach auf dem Rücken gelagert werden (flache Rückenlagerung).

Bei einer solchen Lagerung sind
– die Muskeln entspannt,
– die Beine und Arme leicht angewinkelt,
– der Kopf leicht gestützt.

Unsachgemäßes Herrichten des Krankenbettes kann

– die Pflegeperson gefährden, wenn sie nicht rückenschonend arbeitet, d. h. beim Einstecken der Laken nicht in die Hocke geht;
– den Kranken gefährden, wenn z. B. eine *schwere* Bettdecke längere Zeit die *Fußspitze* des Kranken belastet. Dies kann zu einer Überstreckung des Fußes und zur Ausbildung eines sog. Spitzfußes (s. S. 122) führen.

Untenstehend ist eine weitere Lagerung dargestellt. Überprüfen Sie,
– welche Körperteile hier besonders gestützt bzw. entlastet werden.
– Tragen Sie Ihre Antwort in die vorgesehenen Zeilen ein.

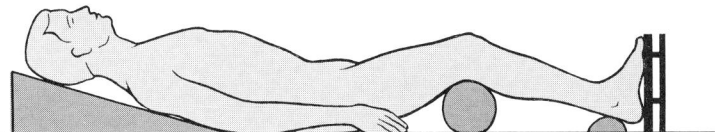

Körperteile, die unterstützt bzw. entlastet werden:

_____

_____

Vergleichen Sie Ihre Antworten mit den Angaben unter ,,Ergebnis'' auf der nächsten Seite.

Ergebnis:

Körperteile, die unterstützt bzw. entlastet werden: Nacken, Unterarme, Kniekehle, Fersen.

Sie werden festgestellt haben, daß es sich hier um eine Rückenlagerung gehandelt hat. Die in der Hauskrankenpflege wichtigsten Lagerungsmöglichkeiten sind:

– auf dem Rücken (Rückenlage),
– auf der linken oder rechten Seite (Seitenlage links – rechts),
– mit aufgerichtetem Oberkörper (Hochlagerung des Oberkörpers),
– mit hochgelagerten Beinen (Hochlagerung der Beine),
– auf dem Bauch (Bauchlage), aber Vorsicht!

Auf den beiden Abbildungen finden Sie zwei Lagerungsarten. Um welche handelt es sich?

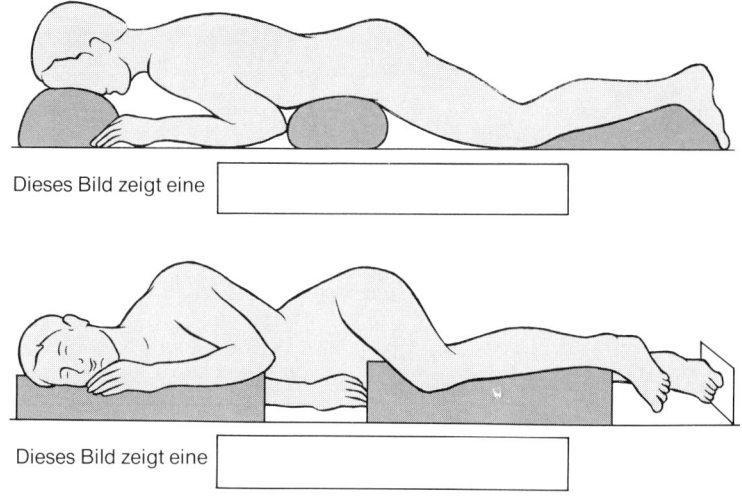

Dieses Bild zeigt eine

Dieses Bild zeigt eine

Überprüfen Sie, welche Körperteile bei diesen Lagerungen entlastet werden. Tragen Sie Ihre Antworten in die vorgesehenen Zeilen der Übersicht ein.

	Bauchlage		Seitenlage
Entlastete Körperteile:		Entlastete Körperteile:	

Vergleichen Sie Ihre Antworten mit dem „Ergebnis" auf der nächsten Seite.

Ergebnis:

	Bauchlage		Seitenlage	
Entlastete Körperteile:	Kopf Nacken Rücken Gesäß Waden Fersen	Entlastete Körperteile:	Kopf (Ohr) Arm Hüfte Bein Knöchel	der unbelasteten Seite

Wie Sie aus den bisherigen Ausführungen folgern können, wird ein mehrmaliger Lagewechsel vom Kranken als angenehm empfunden. In jedem Fall ist darauf zu achten, daß

– jede Lagerung dem Körperbau angemessen ist,
– die Muskeln entspannt und
– die Gelenke leicht angewinkelt sind.

In der Praxis sollte jede Pflegeperson einen Blick dafür bekommen, welche Folgen die eine oder andere Lagerung haben könnte. Wird bei einem Kranken z. B. der gelähmte Arm über einen längeren Zeitraum unsachgemäß gelagert, besteht Gefahr, daß der Arm in einer für den Kranken ungünstigen Stellung versteift. Es könnte in diesem Fall soweit kommen, daß der Kranke seinen Arm wegen der Versteifung nicht mehr gebrauchen kann, obwohl die ursprüngliche Lähmung behoben ist. Deshalb ist es bei der Pflege eines Langzeitkranken unbedingt erforderlich, in einem Gespräch mit dem Arzt oder der Gemeindekrankenschwester zu klären, durch welche Lagerung Komplikationen dieser Art verhindert werden können. In besonderen Fällen wird der Arzt eine Lagerung anordnen, die nicht immer den Wünschen des Patienten entspricht; hierbei ist auf die strikte Anordnung des Arztes zu achten und um Verständnis für die ärztliche Anordnung beim Kranken zu werben.

Hilfsmittel zur Lagerung

Im folgenden finden Sie einige Hinweise, wie mit einfachen und nicht teuren Hilfsmitteln die gefährdeten Körperstellen des Kranken entlastet werden oder mit welchen anderweitigen Mitteln Sie sich bei der Pflege des Kranken behelfen können. Die Hilfsmittel sind im Sanitätsfachhandel (Geschäfte mit grünem Kreuz) erhältlich.

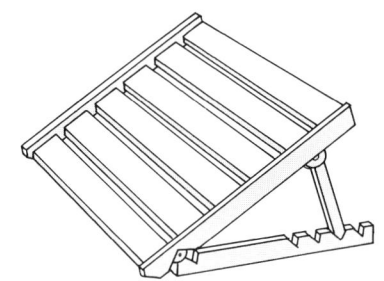

Hilfsmittel

Rückenstütze

Die Rückenstütze wird zur erhöhten Lagerung des Oberkörpers bei Atemnot, beim Essen, bei Besuch u. a. verwendet. Ersatzweise kann auch ein umgekehrter Stuhl als Rückenstütze diesem Zweck dienen.

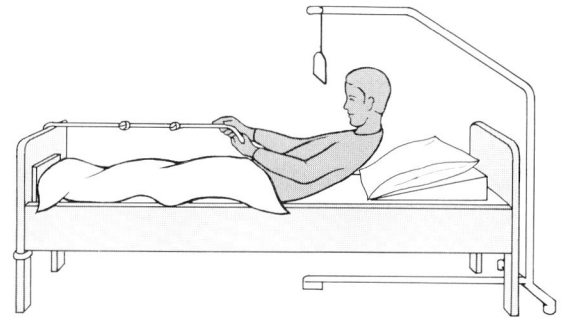

Bettzügel oder Krankenaufrichter (Bettgalgen)

Mit diesem Hilfsmittel kann sich der Kranke selbst aufrichten. Es erleichtert nicht nur das Aufrichten, sondern aktiviert ihn und hebt sein Selbstvertrauen.

Nackenrolle

Sie dient zum Stützen des Kopfes. Bei Dauergebrauch besteht die Gefahr einer Schädigung der Halswirbelsäule.

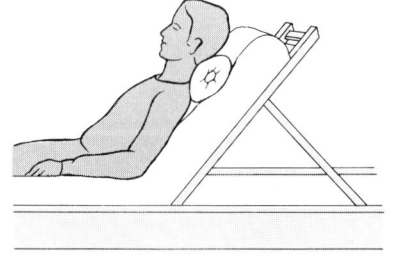

Fußstütze

Um ein Abrutschen des Kranken zum Fußende hin zu vermeiden, empfiehlt sich die Verwendung einer Fußstütze oder einer kleinen gepolsterten Kiste (Bettkiste). Bei längerem Kranksein wird durch Verwendung einer Fußstütze die Ausbildung eines Spitzfußes verhindert. Bewegliche Fußstützen sind im Handel erhältlich. Ihr Vorteil besteht darin, daß die Bein-, evtl. auch die Rückenmuskulatur zusätzlich trainiert wird (Fußaktivstütze).

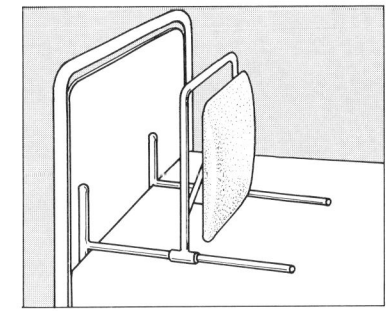 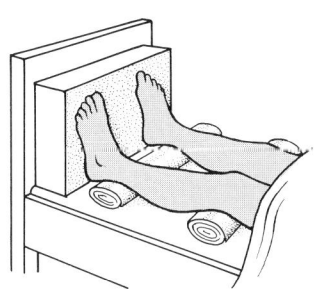

Drahtbügel (Reifenbahre)

Der Bettlägerige wird von der Belastung der Bettdecke durch den sog. Drahtbügel geschützt. Die Bettdecke muß an beiden Seiten der Reifenbahre eingesteckt werden, um den Patienten vor Wärmeentzug zu bewahren.

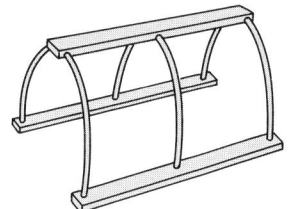

Wasserkissen

Das Wasserkissen kann bei frühzeitiger Anwendung ein Wundliegen verhindern. Es besteht aus Gummi und wird mit Wasser gefüllt. Die Füllung darf nicht prall sein, da sonst die gewünschte Druckentlastung nicht erreicht wird. Das exakte Füllen eines Wasserkissens sollte in einem Kurs für Hauskrankenpflege erlernt werden. Anstelle eines Wasserkissens werden zunehmend Kissen aus Schaumgummi verwendet, z.B. „Dekubitex-Polster“, „Rhombo-fil“, „Rhombo-med-Kissen“ (Füllung mit Styroporkügelchen; bei 30 °C waschbar).

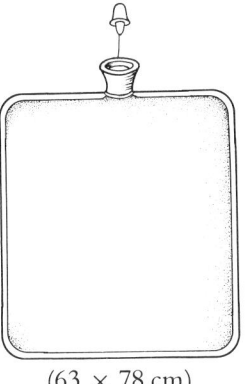

(63 × 78 cm)

Antidekubitusfell

Die feinen Wollfasern und die diese umgebende Luft bilden ein weiches, elastisches Wolle-Luft-Polster. Darauf verteilt sich der Körperdruck über eine große Fläche, so daß sich der Kranke wohlfühlt. Dadurch werden Druck, Reibung, Feuchtigkeit und Luftmangel als mögliche Ursachen des Wundliegens aufgehoben. Es dient als

– Bettauflagen,
– Fersenschutz,
– Ellbogenschutz.

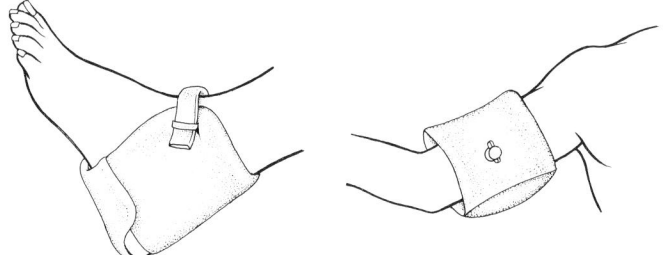

Aufblasbare Luftkammern

Aufblasbare Luftkammern aus Plastikmaterial (ähnlich den Schwimmhilfen – nur innen mit Molton ausgelegt) oder Vliesmaterialien werden oberhalb des Knöchels um das Bein oder oberhalb der Ellbogen manschettenartig angelegt und durch einen Klettenverschluß festgehalten. Diese entlasten die Fersen bzw. Ellbogen und verhindern Druckstellen.

Überlegen Sie, welche der empfohlenen Hilfsmittel Sie zur Pflege eines Kranken

– käuflich erwerben würden,
– ausleihen,
– selbst anfertigen könnten.

käuflich erwerben . . . .

. . . .

ausleihen. . . . .

. . . .

selbst anfertigen. . . . .

. . . .

Beihilfen zur Anschaffung von Hilfsmitteln

Beratung bei der Wahl der Hilfsmittel

Eine Beratung über geeignete Hilfsmittel kann erfolgen durch
- die Gemeindekrankenschwester,
- Ärzte, gegebenenfalls in Verbindung mit Beschäftigungstherapeuten,
- Krankengymnastinnen.

Hinweise zur Antragstellung und Kostenregelung

Bei Hilfsmitteln, deren Anschaffung nur geringe Kosten verursacht, wird es Ihnen in der Regel zugemutet, diese selbst zu bezahlen. Bei größerem Kostenaufwand können Sie sich unter Vorlage einer ärztlichen Verordnung an Ihren Kostenträger wenden. Kostenträger können vor allem sein:

a) die zuständigen Krankenkassen;
   die Krankenkassen geben in der Regel nur einen Zuschuß oder lehnen eine Kostenbeteiligung unter Hinweis auf die für sie geltenden Bestimmungen ganz ab. In jedem Falle sollten Sie sich einen schriftlichen Bescheid geben lassen;

b) das örtlich zuständige Sozialamt (Stadt bzw. Landkreis), sofern die Krankenkasse abgelehnt hat bzw. die Restkosten für Sie zu hoch sind.
   Die Leistung des Sozialamtes richtet sich nach den Bestimmungen des Bundessozialhilfegesetzes (BSHG) und kann von *jedem* in Anspruch genommen werden. Voraussetzung für die Übernahme von Kosten ist, daß bestimmte Einkommens- und Vermögensgrenzen nicht überschritten werden. Diese Grenzen sind unterschiedlich und richten sich nach den persönlichen Verhältnissen der Behinderten und gegebenenfalls deren Unterhaltsverpflichteten. Das zuständige Sozialamt erteilt darüber nähere Auskunft.

Kosten für Hilfsmittel, die das Sozialamt übernimmt, müssen *nicht* zurückerstattet werden.

Wenn Sie Schwierigkeiten bei der Antragstellung haben, können Sie um den Besuch einer Sozialarbeiterin oder Gemeindekrankenschwester bei den nachstehend aufgeführten Stellen bitten:

1. Sozialamt der Stadt oder des Kreises,
2. Caritasverband,
3. Diakonisches Werk,
4. Deutsches Rotes Kreuz,
5. Arbeiterwohlfahrt,
6. Deutscher Paritätischer Wohlfahrtsverband,
7. Krankenkassen.

Wählen Sie aus den oben genannten Stellen eine oder zwei aus und ergänzen sie:

1. Stelle: _____

Anschrift: _____

Tel.-Nr. _____

2. Stelle: _____

Anschrift: _____

Tel.-Nr. _____

Überprüfen Sie Ihr Wissen

1. Ausstattung des Krankenbettes (s. S. 25–27)

– Nennen Sie in untenstehender Übersicht fünf zusätzliche Ausstattungsgegenstände des Krankenbettes und führen Sie deren Zweck an.

Zusätzliche Ausstattungsgegenstände	Zweck
1.	
2.	
3.	
4.	
5.	

– Tragen Sie rechts neben der Abbildung die Bezeichnung der einzelnen Schichten eines Krankenbettes ein (s. S. 27).

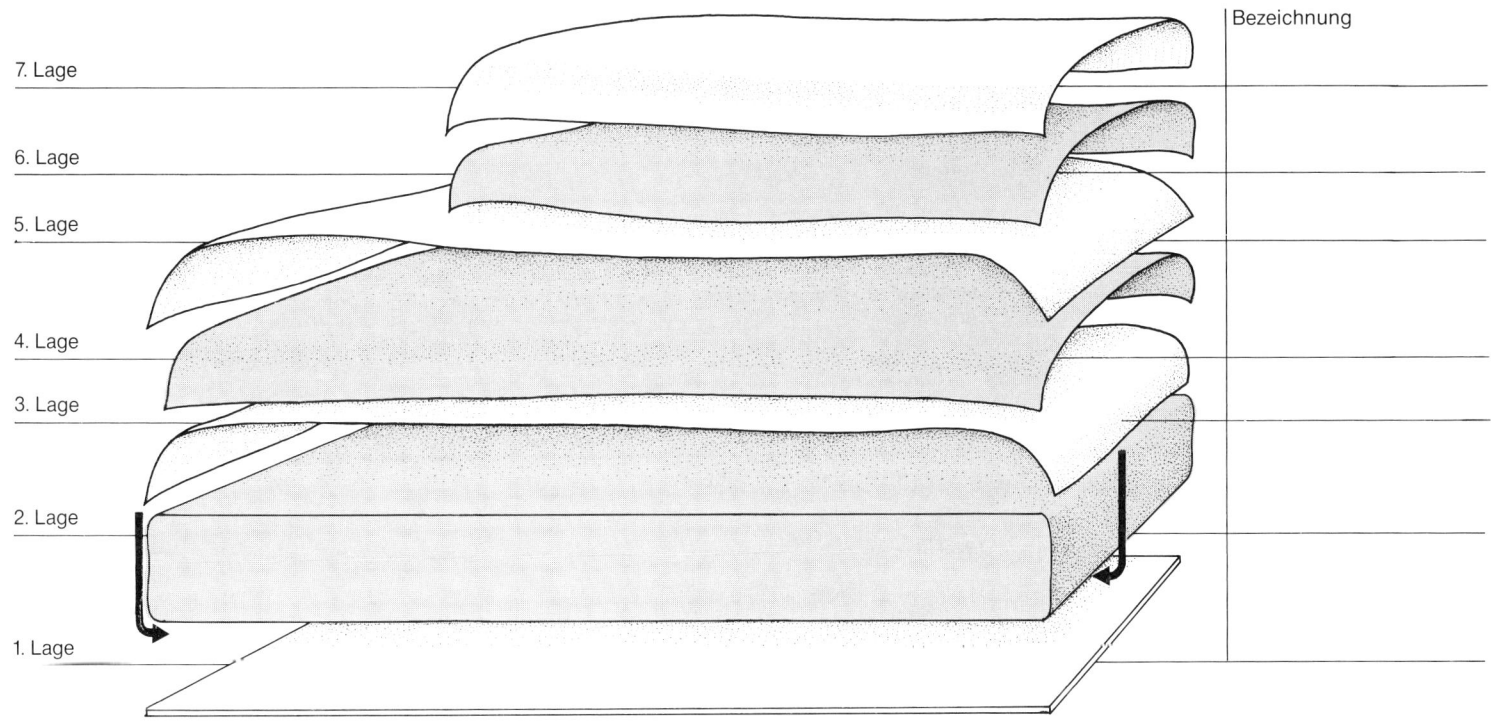

Bezeichnung

7. Lage

6. Lage

5. Lage

4. Lage

3. Lage

2. Lage

1. Lage

2. Herrichten eines Krankenbettes (s. S. 28)

Gehen Sie das Handlungsschema „Herrichten eines Krankenbettes" noch einmal ganz durch und achten Sie bei dieser Verrichtung auf die Notwendigkeit einer rückenschonenden Haltung der Pflegeperson und das sorgfältige Einstecken des Lakens an den Ecken.

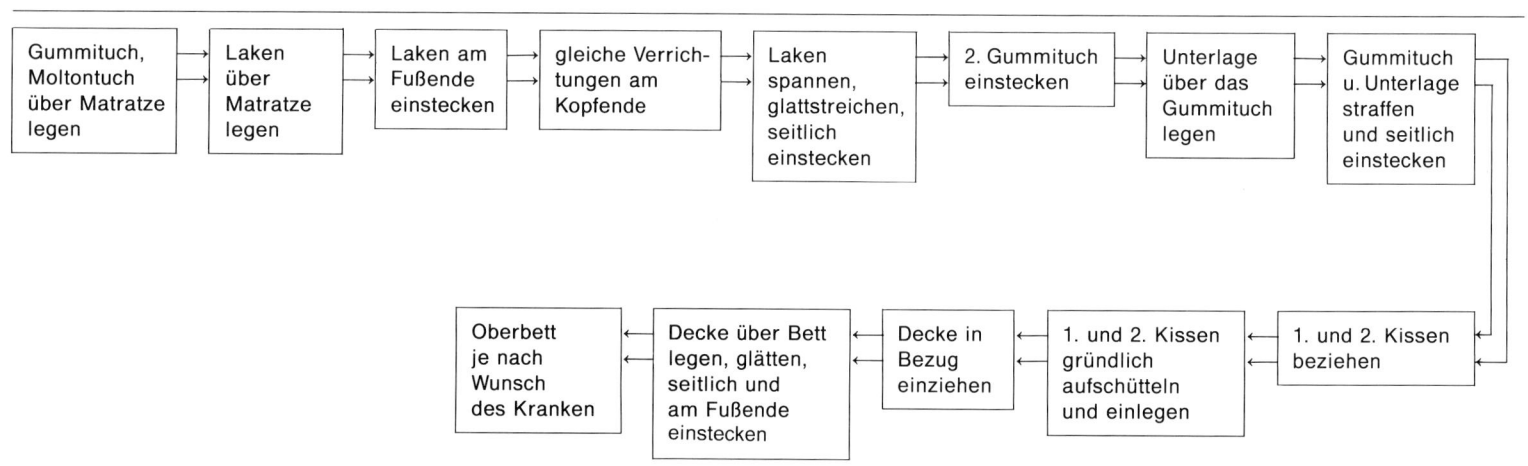

3. Lagerung des Kranken (s. S. 29–31)

Zählen Sie mindestens drei Lagerungsarten auf, die Sie im Programm kennengelernt haben.

1. _____

2. _____

3. _____

4. Hilfsmittel zur Lagerung von Kranken (s. S. 32)

Schreiben Sie die Hilfsmittel auf, die in der Zeichnung dargestellt sind.

1. _____

2. _____

3. _____

4. _____

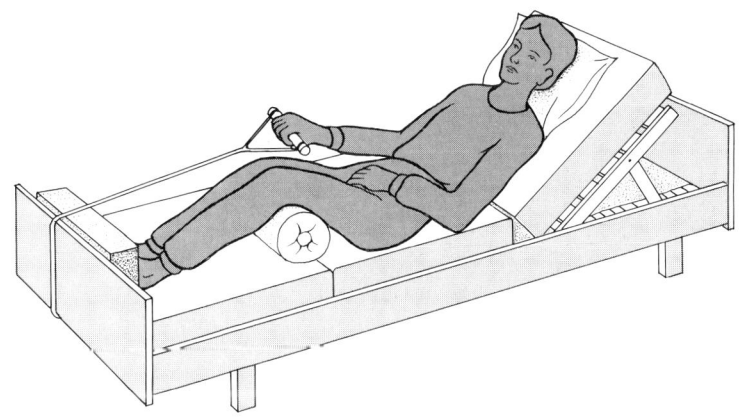

3
Betten, Umbetten, Wäschewechsel

Kissenaufschütteln

Heben und Höherlegen eines Kranken

Wechsel der Unterlagen

Wechsel des Nachthemdes

Umbetten und Transport eines Kranken

Hilfestellungen

Arbeitsziele

Nach Durcharbeit dieses Abschnitts können Sie
– Kissen exakt aufschütteln;
– einen im Bett liegenden Patienten heben und höherlegen;
– einen Wechsel der Unterlagen durchführen;
– das Nachthemd eines Kranken wechseln;
– einen Kranken umbetten und transportieren;
– mit Hilfe des Rautek-Griffes einen Kranken aufrichten;
– einen geschwächten Patienten vom Bett anheben und führen.

Einleitung

Bisher wurden verschiedene Situationen in der Hauskrankenpflege vorgestellt. Darunter befanden sich bereits mehrere Pflegetechniken, die von der Pflegeperson exakt beherrscht werden müssen, wenn der bettlägerige Kranke gewissenhaft betreut und versorgt werden soll. Aus den zahlreichen Hilfsmaßnahmen wurden einige weitere Übungen ausgewählt und so beschrieben, daß Sie die Handlungsabläufe mit einem Blick erfassen und sofort anwenden können. Bei den folgenden Übungen ist die „Pflegeperson" die Bezugsperson (z. B. Familienangehöriger), die den Kranken ständig zu Hause pflegt; der „Helfer" ist die Person (z. B. Nachbar), die bei der Pflege auf Anleitung mitwirkt. Pflegemaßnahmen, bei denen der Kranke nicht mehr mithelfen kann, sind im folgenden beschrieben mit „Pflegeperson und Helfer"; Pflegemaßnahmen, bei denen der Kranke noch mitwirken kann, sind gekennzeichnet mit „Pflegeperson". Um die Übungen exakt erlernen und trainieren zu können, werden wichtige Griffe durch Wort und Bild in sog. Handlungsschemata überschaubar und durchsichtig gemacht. Bei dieser Programmfolge ist es empfehlenswert, daß Sie zunächst die Übungen auswählen und durch eigene Versuche zunehmend beherrschen lernen, die Ihnen wichtig erscheinen.

Grundsätzliche Forderungen

Hygiene und Sicherheit

Kommunikation

Planung

Ehe man als Pflegeperson an das Krankenbett tritt, sind **grundsätzlich** folgende Gesichtspunkte zu beachten:

Vor der Pflegehandlung

Sich selbst vorbereiten:

- Schmuck und Uhr ablegen;
- gründlich die Hände waschen;
- Schutzkleidung anlegen;
- Schuhe, die Standfestigkeit ermöglichen.

Sich auf den Kranken einstellen:

- den Kranken begrüßen;
- nach seinem Zustand erkundigen;
- über die beabsichtigte Pflegemaßnahme informieren;
- Fenster schließen.

Pflege- und Hilfsmittel bereitstellen:

- Tablett für Medikamente und Pflegemittel herrichten;
- Eimer für die gebrauchte Wäsche;
- zweite Liege, Stuhl und frische Bettwäsche für den Umbettungsvorgang.

Nach der Pflegehandlung

- wenn der Kranke es wünscht, Fenster öffnen;
- außerhalb des Zimmers Schutzkleidung ablegen;
- Hände waschen;
- Schmuck und Uhr anlegen.

Kissen aufschütteln

Kranker kann nicht mithelfen – Pflegeperson und ein Helfer

Vorbereitung

Für die Ablage der Kissen wird ein Stuhl bereitgestellt.

Abfolge der Handlung

– Die Pflegeperson tritt an die eine, der Helfer an die andere Seite des Bettes.
– Beide falten die Bettdecke bis zur Taille zurück.
– Sie richten den Kranken gemeinsam mit Hilfe des *Stützgriffes zu zweit* auf:
   • Die Pflegeperson faßt mit der einen Hand von vorn unter die Achselhöhle und stützt mit der anderen Hand den Nacken des Kranken.
   • Der Helfer faßt mit der einen Hand von vorn unter die Achselhöhle des Kranken, mit der anderen unterstützt er den Rücken des Kranken.
   • Gemeinsam richten sie den Kranken vorsichtig auf.
   • Der Helfer greift nun um und hält den Kranken allein: Dazu führt er die Hand vom Rücken in die andere Achselhöhle und achtet darauf, daß der Kopf des Kranken in seiner Ellenbeuge ruht; der Kranke wird aufgefordert, einige Male tief durchzuatmen.
– Die Pflegeperson entnimmt die Kissen und legt sie auf den bereitgestellten Stuhl.
– Zum Aufschütteln der Kissen wendet man sich grundsätzlich vom Kranken ab. Zum Auflockern der Federn wird das Kissen an beiden gegenüberliegenden Ecken gefaßt und die Federn aus den Ecken herausgeschüttelt; dabei kommt es darauf an, viel Luft in die Kissen zu bringen. Das gleiche geschieht beim zweiten Kissen und eventuell beim dritten kleinen Kopfkissen.

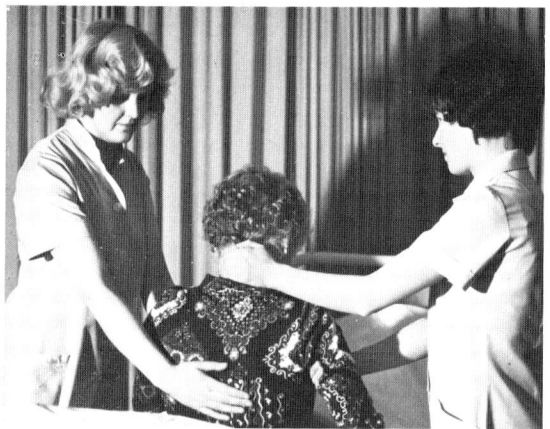

● Stützgriff
  zu zweit

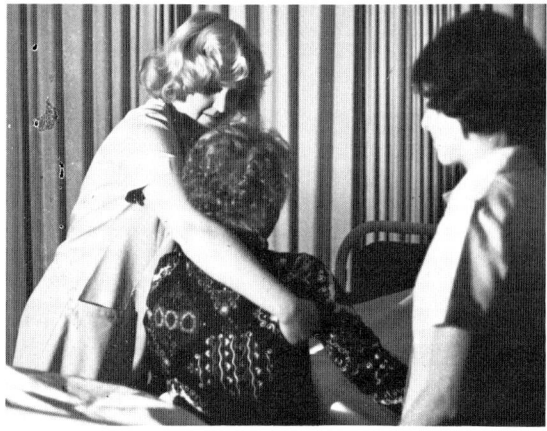

● Aufrichten
● Umgreifen

● Kissen auf-
  schütteln

– Es wird darauf geachtet, daß die Knopfleisten zur Seite gelegt werden.
– Oberes und unteres Kissen werden jeweils ausgetauscht.
– Die Federn der einzelnen Kissen werden nach unten geschüttelt.
– Das erste Kissen wird so eingelegt, daß das Kreuz nicht hohl liegt.
– Beim zweiten Kissen werden die Federn wieder nach unten geschüttelt und so eingelegt, daß Kopf und Nacken unterstützt werden.
– Das dritte, kleine Kissen stützt vornehmlich den Kopf.
– Ehe der Kranke zurückgelegt wird, vergewissern sich Pflegeperson und Helfer, daß die Kissen glatt liegen.
– Gemeinsam wird der Kranke mit Hilfe des *Stützgriffes zu zweit* wieder zurückgelegt.
– Beide überzeugen sich, daß der Kranke richtig liegt.
– Anschließend wird der Kranke wieder zugedeckt.
– Der Stuhl wird wieder an seinen Platz zurückgestellt.

● Kissen einlegen

● Überprüfen der Lagerung

Beachte:

● Die Knopfleiste muß immer zur Seite liegen, um Druckstellen zu vermeiden;
● die Federn des unteren Kissens sollen besonders das Kreuz unterstützen;
● die Federn des oberen Kissens sollen besonders Kopf und Nacken unterstützen;
● die Kissen sind jeweils auszutauschen;
● der Stützgriff ist exakt durchzuführen.

Verfolgen Sie im nachstehenden Handlungsschema die einzelnen Schritte und beachten Sie dabei besonders die „Information".

Kissen aufschütteln

Der Kranke kann nicht mithelfen – Pflegeperson

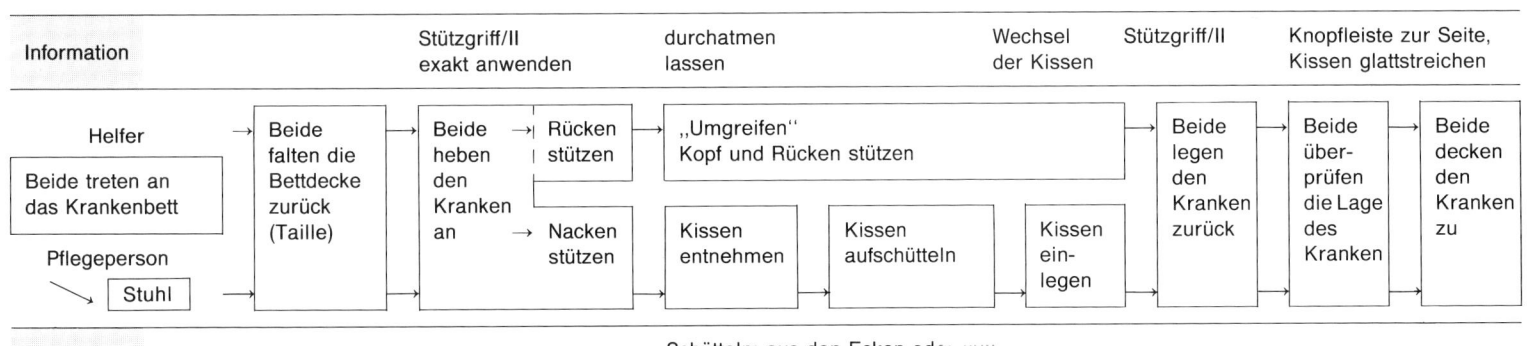

Kranker kann mithelfen – Pflegeperson

Diese Übung ist in ihrem Ablauf der vorangegangenen Maßnahme ähnlich; sie unterscheidet sich in ihrem Ablauf dadurch, daß der Kranke während des Aufschüttelns ohne Hilfe oder mit Hilfsmitteln (Strickleiter) sitzen kann.

Beachte:

Der *„Stützgriff allein"* wird wie beim „Umgreifen" ausgeführt.

Orientieren Sie sich am folgenden Schema über den Handlungsablauf.

Kissen aufschütteln   Der Kranke kann mithelfen – Pflegeperson

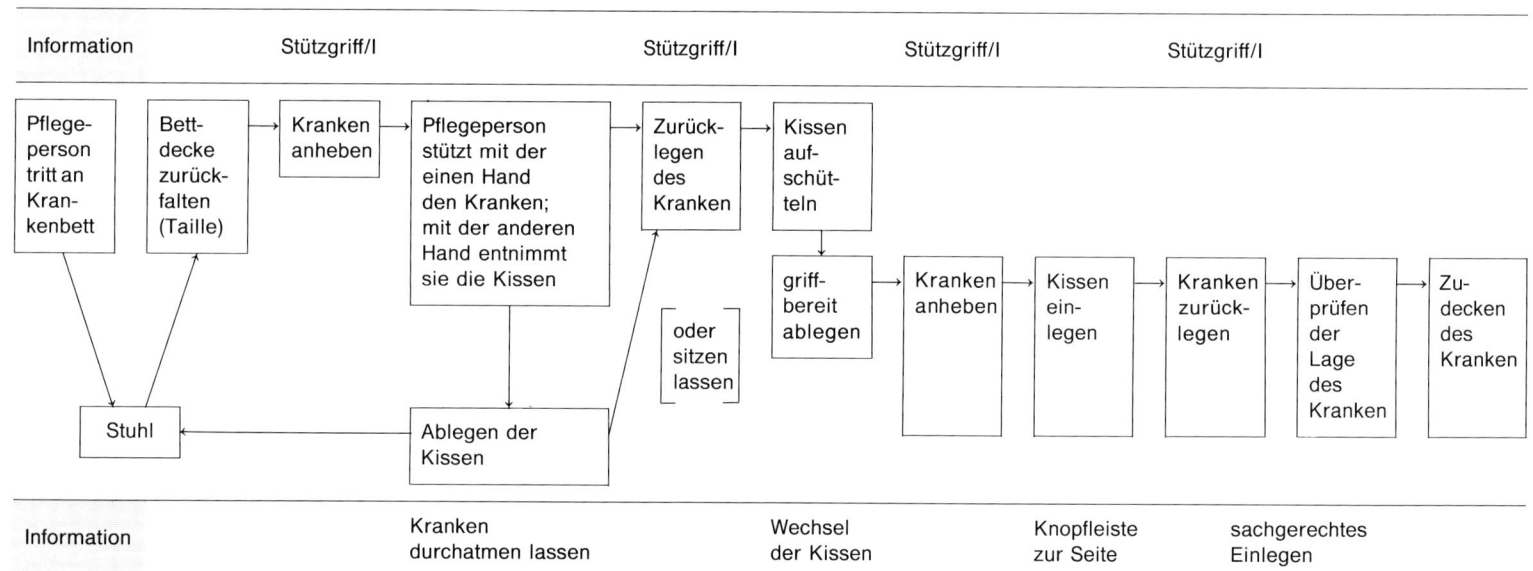

| Information | Stützgriff/I | Stützgriff/I | Stützgriff/I | Stützgriff/I |

Pflegeperson tritt an Krankenbett → Bettdecke zurückfalten (Taille) → Kranken anheben → Pflegeperson stützt mit der einen Hand den Kranken; mit der anderen Hand entnimmt sie die Kissen → Zurücklegen des Kranken → Kissen aufschütteln → griffbereit ablegen → Kranken anheben → Kissen einlegen → Kranken zurücklegen → Überprüfen der Lage des Kranken → Zudecken des Kranken

Stuhl ← Ablegen der Kissen

oder sitzen lassen

| Information | Kranken durchatmen lassen | Wechsel der Kissen | Knopfleiste zur Seite | sachgerechtes Einlegen |

Heben und Höherlegen eines Kranken

Kranker kann mithelfen – Pflegeperson

Abfolge der Handlung

– Die Decke wird so weit zurückgefaltet, daß die Füße des Kranken frei liegen.
– Die Pflegeperson bittet den Kranken, seine Beine anzuwinkeln und die Füße fest auf die Matratze zu stützen.
– Sie vereinbart mit dem Kranken das Kommando: „Eins – zwei – Luft anhalten!", und sich dann mit den Füßen abzustoßen.
– Der Kranke wird mit Hilfe des *Hebegriffes* höhergelegt: Die Pflegeperson steht, wie auf der Abbildung gezeigt, an der rechten Seite des Kranken.
  ● Die Pflegeperson faßt mit der einen Hand von hinten parallel zum Kopf unter die rechte Achselhöhle des Kranken und umfaßt sie;
  ● mit der anderen Hand greift sie über den Körper des Kranken und führt sie von vorne so durch die Achselhöhle, daß die Achsel des Kranken auf dem Handgelenk (Daumenseite) ruht.
– Die Pflegeperson steht in Kopfhöhe mit etwas gespreizten Beinen und drückt ihre Knie fest gegen das Bett.
– Der Kranke hebt den Kopf an und neigt ihn nach vorn.
– Die Pflegeperson gibt das Kommando: „Eins – zwei – Luft anhalten!"
– Die Pflegeperson hebt den Kranken nach oben, während dieser sich gleichzeitig mit seinen Füßen vom Bett abstößt.
– Der Kranke legt den Kopf zurück.
– Die Pflegeperson vergewissert sich, daß der Kranke richtig liegt und
– deckt ihn zu.

● Hebegriff

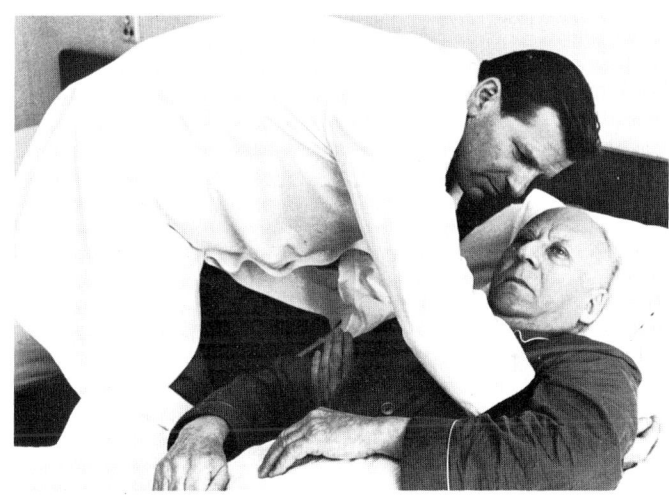

● Überprüfung der Lagerung

Verfolgen Sie im nachstehenden Handlungsschema die einzelnen Schritte und beachten Sie dabei besonders den Hebegriff.

Heben und Höherlegen (der Kranke ist im Bett heruntergerutscht) Kranker kann mithelfen – Pflegeperson

Information		Hebegriff		Griff exakt anwenden				
Pflegeperson tritt links ans Krankenbett	Bettdecke ganz zurückfalten oder entnehmen	In Kopfhöhe Grätschstellung einnehmen, die Knie gegen Bettkante stützen	Mit linker Hand von hinten parallel zum Kopf unter die rechte Achselhöhle des Kranken fassen; mit der rechten Hand über den Körper des Kranken von vorn unter die linke Achselhöhle des Kranken greifen. Die Achsel des Kranken liegt auf seitlichem Handgelenk der Pflegeperson	Aufforderung an Kranken, seinen Kopf anzuheben und sich auf Kommando abzustoßen	Pflegeperson gibt Kommando: „1–2–Luft anhalten!"	Kranken höherlegen; der Kranke stößt sich ab	Der Kranke senkt den Kopf ab; Pflegeperson richtet Kissen	Kranken zudecken
		Aufforderung an den Kranken, seine Beine anzuwinkeln und sich auf die Füße zu stützen						

Information	Kommando: „1–2–Luft anhalten!" vereinbaren		Anheben und Abstoßen koordinieren

Kranker kann nicht mithelfen – Pflegeperson und ein Helfer

Abfolge der Handlung – Hakengriff

– Die Pflegeperson tritt an die eine, der Helfer an die andere Seite des Bettes.
– Sie falten die Decke ganz zurück oder entnehmen sie.
– Sie legen die Arme des Kranken überkreuzt auf seinen Körper.
– Zum Höherlegen des Kranken wird der sog. *Hakengriff* angewendet:
  ● Beide verhaken die Hände ineinander; Handrücken flach.
  ● Sie vereinbaren das Kommando: ,,Eins – zwei – Luft anhalten!'', um den Kranken gemeinsam anzuheben.
  ● Beide nehmen an der jeweiligen Bettseite in Taillenhöhe eine Grätschstellung ein (die kopfwärts gerichteten Füße in Schrittstellung).
– Der Kranke wird leicht angehoben, beide schieben die ,,oberen'' Hände unter den Rücken des Kranken und verhaken sie ineinander.
– Die ,,unteren'' Hände von Pflegeperson und Helfer werden unterhalb des Gesäßes des Kranken geschoben und ebenfalls im Hakengriff vereinigt.
– Die Pflegeperson bittet den Kranken, seinen Kopf anzuheben.
– Sie gibt das Kommando: ,,Eins – zwei – Luft anhalten!'', und gemeinsam heben sie den Kranken höher.
– Der Kranke legt seinen Kopf wieder zurück. Pflegeperson und Helfer lösen zunächst ihren Griff und legen die überkreuzten Arme des Kranken zurück.
– Beide vergewissern sich, daß der Kranke richtig liegt und decken ihn wieder zu.

Beachte:

> Wenn der Kranke so geschwächt ist, daß er auch seinen Kopf nicht mehr selbst anheben kann, wenden wir zum Höherlegen den auf S. 49 beschriebenen Haken-Stütz-Griff an.

● Hakengriff

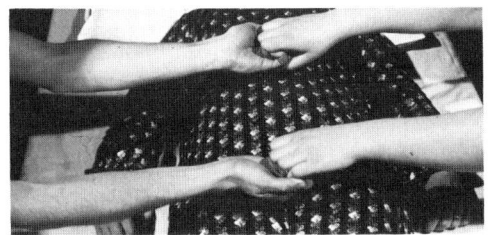

Heben und Höherlegen von einer Seite

– Pflegeperson und Helfer stehen an der gleichen Bettseite (hier beide an der rechten Seite des Bettes vom Kranken aus gesehen).
– Die Arme des Kranken liegen bereits überkreuzt auf seinem Brustkorb.
– *Die Pflegeperson* unterstützt mit dem linken Arm Kopf und Nacken des Kranken im Stützgriff;
– den rechten Arm schiebt sie (Handfläche nach oben) unter den Rücken des Kranken.
– *Der Helfer* schiebt den linken Arm oberhalb des Gesäßes unter den Rücken des Kranken (Handfläche nach oben) und unterfaßt mit dem rechten Arm die Knie des Kranken.
  Die Pflegeperson gibt das Kommando: ,,Eins – zwei – Luft anhalten'', und gemeinsam heben sie den Kranken höher.

48

Verfolgen Sie im nachstehenden Handlungsschema die einzelnen Schritte und beachten Sie dabei den Hakengriff.

Heben und Höherlegen (der Kranke ist im Bett heruntergerutscht) Kranker kann nicht mithelfen – Pflegeperson und ein Helfer

Information				Hakengriff									

Pflege-person und Helfer treten ans Kran-ken-bett	Beide falten Bett-decke ganz zurück oder ent-nehmen sie	Hände des Kranken über-kreuzt auf seinen Körper legen	Pflegeperson und Helfer fassen mit „oberen" Händen im Hakengriff knapp unterhalb der Schulterblätter des Kranken; ihre „unteren" Hände fassen im Hakengriff kurz unterhalb des Gesäßes des Kranken an	Der Kran-ke hebt den Kopf an	Kommando: „1–2–Luft anhalten!"	Kran-ken höher-legen	Pflege-person und Helfer lösen den Haken-griff	Arme des Kranken lösen	Lage des Kranken über-prüfen, Kissen richten	Kranken zu-decken

Der Kranke senkt den Kopf ab

Information	Kommando: „1–2–Luft anhalten!" vereinbaren		gemeinsam höherlegen	Haken-Stütz-Griff (S. 50) anwenden

Abfolge der Handlung – Haken-Stütz-Griff

Der Haken-Stütz-Griff kommt zum Höherlegen in Betracht, wenn der Patient seinen Kopf nicht mehr selbst anheben kann.

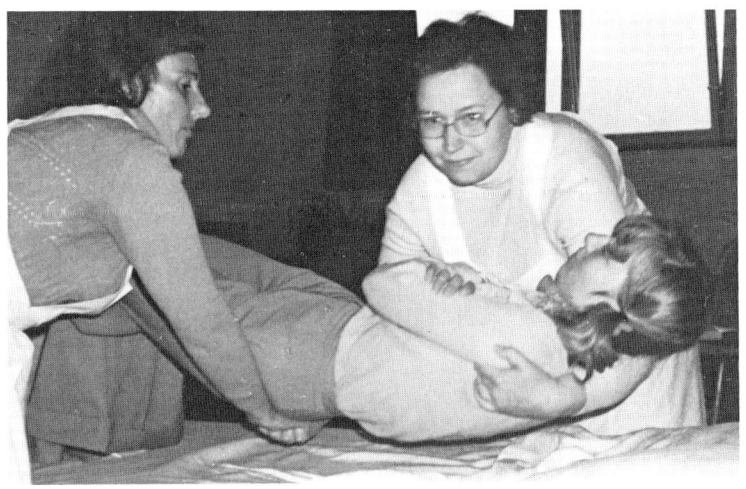

– Die Arme des Kranken liegen bereits überkreuzt auf seinem Körper.
  - *Pflegeperson und Helfer* verhaken ihre *rechten Hände* im *Hakengriff* unter dem Gesäß des Kranken;
  - die *Pflegeperson* unterstützt mit ihrem *linken Arm* im *Stützgriff allein* Kopf und Nacken des Kranken;
  - der *Helfer* umfaßt mit dem *linken Arm* die Knie des Kranken;
– auf das Kommando: „Eins – zwei – Luft anhalten!" legen sie den Kranken gemeinsam höher.
– Pflegeperson und Helfer lösen ihren Griff und die überkreuzten Arme des Kranken.
– Beide vergewissern sich, daß der Kranke richtig liegt und decken ihn wieder zu.

Verfolgen Sie im nachstehenden Handlungsschema die einzelnen Schritte und beachten Sie dabei den Haken-Stütz-Griff.

Heben und Höherlegen (der Kranke ist im Bett heruntergerutscht) Kranker kann nicht mithelfen – Pflegeperson und ein Helfer

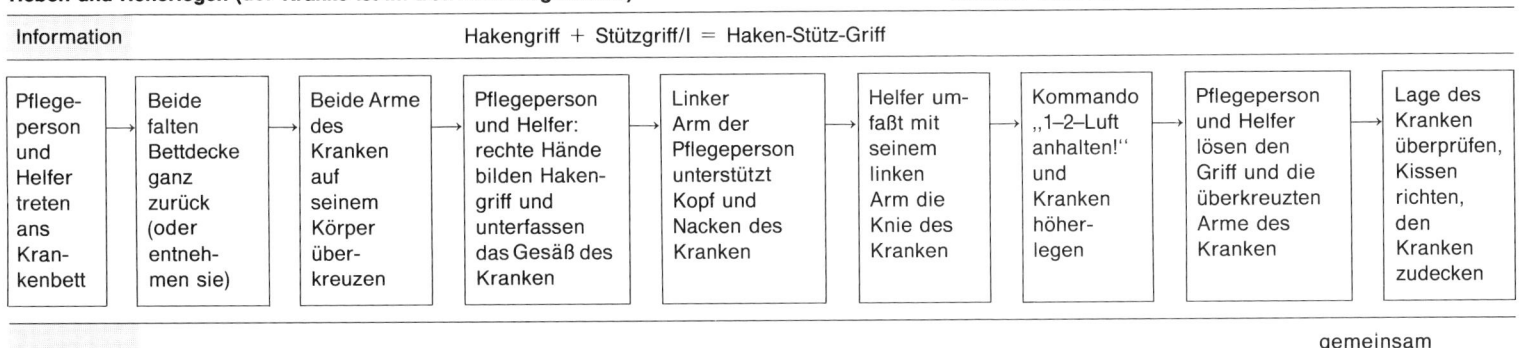

Information Hakengriff + Stützgriff/I = Haken-Stütz-Griff

Pflegeperson und Helfer treten ans Krankenbett	Beide falten Bettdecke ganz zurück (oder entnehmen sie)	Beide Arme des Kranken auf seinem Körper überkreuzen	Pflegeperson und Helfer: rechte Hände bilden Hakengriff und unterfassen das Gesäß des Kranken	Linker Arm der Pflegeperson unterstützt Kopf und Nacken des Kranken	Helfer umfaßt mit seinem linken Arm die Knie des Kranken	Kommando „1–2–Luft anhalten!" und Kranken höherlegen	Pflegeperson und Helfer lösen den Griff und die überkreuzten Arme des Kranken	Lage des Kranken überprüfen, Kissen richten, den Kranken zudecken

Information gemeinsam höherlegen

Abfolge der Handlung – Kapuzen-Griff

Vorbereitung

- Ein größeres Tuch (evtl. dünnes Badetuch) wird am Kopfende des Krankenbettes bereitgelegt,
- am Fußende des Krankenbettes wird ein Stuhl zum Ablegen der Bettdecke bereitgestellt.

Abfolge der Handlung

- Pflegeperson steht an der einen, Helfer an der anderen Seite des Krankenbettes,
- gemeinsam falten sie die Bettdecke zurück,
- entnehmen diese und legen sie auf dem bereitgestellten Stuhl ab.
- Helfer richtet den Kranken mit Hilfe des „*Stützgriffes allein*" auf,
- Pflegeperson legt das Tuch unter Kopf, Nacken und Schulter des Kranken (max. bis zur Achselhöhle),
- Helfer legt den Kranken zurück und löst den Griff.
- Die Unterarme des Kranken werden leicht angewinkelt auf seinen Bauch gelegt und
- das Tuch von oben her zu einer Kapuze um den Kopf des Kranken gelegt (das Gesicht bleibt frei).
- Die Zipfel des Tuches werden von außen nach innen um den der Pflegeperson/des Helfers zugewandten Unterarm des Kranken gelegt.
- Pflegeperson und Helfer stehen in Höhe des Oberkörpers des Kranken.
- Jeder führt die eine Hand von hinten unter der Achselhöhle des Kranken durch und
- umfaßt mit der Hand die Zipfel des Tuches und gleichzeitig den Unterarm des Kranken im „Affengriff",
- dabei liegt der Oberarm des Kranken auf der Ellenbeuge der Pflegeperson/des Helfers.

- Beide achten darauf, daß die „Kapuze" fest sitzt und der Kopf des Kranken dadurch unterstützt wird.
- Pflegeperson und Helfer nehmen Grätschstellung ein und
- verhaken die anderen Hände unterhalb des Gesäßes des Kranken zum „Hakengriff".
- Pflegeperson gibt das Kommando: „Eins – zwei – Luft anhalten".
- Gemeinsam wird der Kranke angehoben und höhergelegt.
- Sie lösen den Griff und
- das Tuch von den Unterarmen des Kranken.
- Helfer richtet den Kranken mit Hilfe des „*Stützgriffes allein*" auf,
- Pflegeperson entfernt das Tuch.
- Helfer legt den Kranken wieder zurück.
- Sie überzeugen sich, daß der Kranke gut liegt und
- decken ihn zu.

Wechsel der Unterlage

Kranker kann mithelfen – Pflegeperson

Vorbereitung

Zur Durchführung wird eine frische Unterlage benötigt.

Für die gebrauchte Unterlage ist ein Eimer am Fußende des Bettes abzustellen.

Zunächst wird die frische Unterlage vorbereitet.

- Dazu entfaltet man die Unterlage zur vollen Länge und achtet darauf, daß sie nicht den Boden berührt.
- Mit beiden Händen wird die Unterlage von oben nach unten in „Ziehharmonikafalten" bis zur Hälfte gerafft (oder gerollt) und griffbereit abgelegt.

Zur Ablage der Kopfkissen stellt man einen Stuhl bereit.
Zur Ablage der Bettdecke wird ein zweiter Stuhl am Bettende bereitgestellt.

Abfolge der Handlung

- Die Pflegeperson faltet die Bettdecke bis zur Taille zurück.
- Mit Hilfe des *Stützgriffes allein* wird der Kranke aufgerichtet,
- die Kopfkissen werden entnommen und auf den Stuhl gelegt.
- Anschließend wird der Kranke wieder behutsam zurückgelegt.
- Decke ganz entnehmen und ablegen.
- Die Pflegeperson löst nun auf der einen Seite die Unterlage und rollt sie dicht an den Körper des Kranken heran.
- Sie nimmt nun die frische Unterlage, legt sie dicht an die gebrauchte Unterlage heran und steckt sie fest ein.
- Die Pflegeperson bittet nun den Kranken, die Beine anzuziehen und eine „Brücke zu bauen".

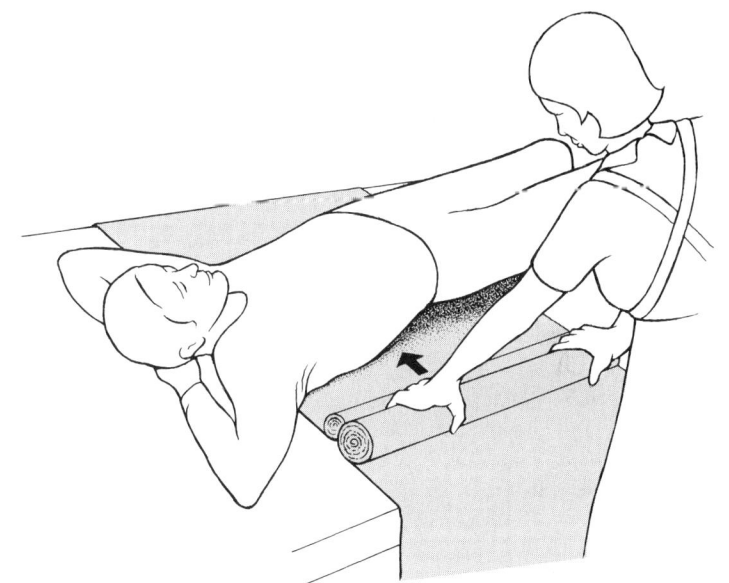

- Stützgriff/I

- Wechsel der Unterlage

- Währenddessen schiebt sie mit beiden Händen die gebrauchte Unterlage und anschließend die frische Unterlage unter dem Körper des Kranken durch.
- Der Kranke senkt sich wieder ab.
- Die Pflegeperson geht nun auf die andere Seite des Bettes.
- Auch hier löst sie die gebrauchte Unterlage und legt sie vorsichtig zusammen.
- Sie gibt die Unterlage in den bereitgestellten Eimer.
- Die Pflegeperson bittet den Kranken, wieder die Beine anzuziehen und eine „Brücke zu bauen".

● Einziehen der Unterlage

- Sie glättet und strafft Gummiunterlage und Unterlage und steckt diese fest ein.
- Der Kranke senkt sich wieder ab.
- Die Pflegeperson geht zurück auf die andere Bettseite und schüttelt die Kissen auf.

● Kissen aufschütteln (s. S. 42)

- Zum Einlegen der Kopfkissen wird der Kranke wieder mit Hilfe des *Stützgriffes allein* aufgerichtet.
- Die Pflegeperson legt die Kissen ein.
- Der Kranke wird wieder zurückgelegt.
- Die Pflegeperson vergewissert sich, daß der Kranke gut liegt und deckt ihn zu.

● Überprüfung

- Der Eimer mit der gebrauchten Unterlage wird aus dem Zimmer genommen.

Verfolgen Sie im nachstehenden Handlungsschema die einzelnen Schritte und achten Sie besonders auf die Reihenfolge, die wegen der Länge der Übung höhere Anforderungen an die Pflegeperson stellt.

Wechsel der Unterlage   Der Kranke kann mithelfen – Pflegeperson

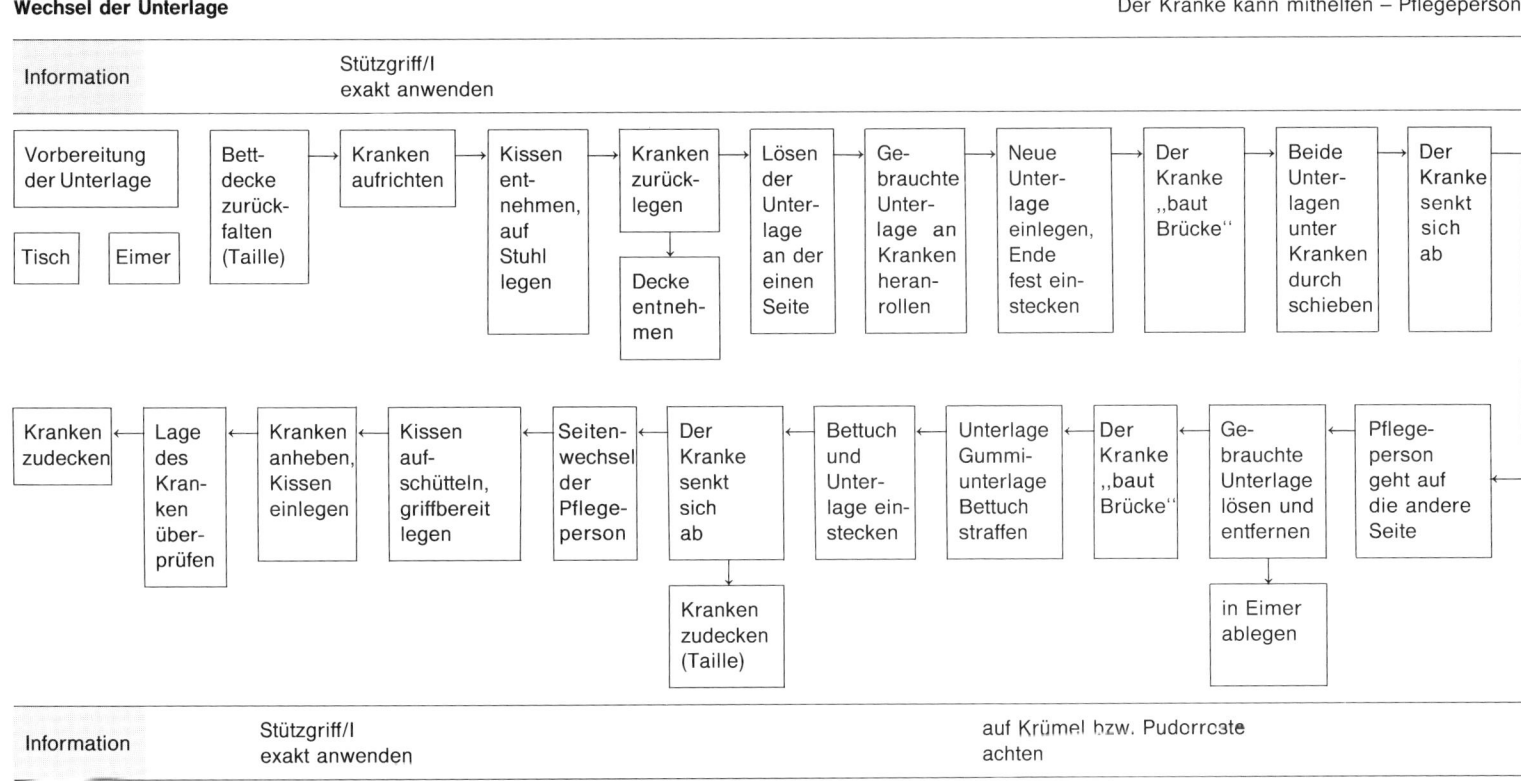

Kranker kann nicht mithelfen – Pflegeperson und ein Helfer

Vorbereitung

Zur Durchführung wird eine frische Unterlage benötigt. Für die gebrauchte Unterlage wird ein Eimer am Fußende des Bettes abgestellt.

Zunächst wird die frische Unterlage vorbereitet.   ● Unterlage vorbereiten

● Dazu entfaltet man die Unterlage zur vollen Länge und achtet darauf, daß sie nicht den Boden berührt.
● Mit beiden Händen wird die Unterlage von oben nach unten in „Ziehharmonikafalten" bis zur Hälfte gerafft und griffbereit abgelegt.

Zur Ablage der Kopfkissen stellt man einen Stuhl bereit.
Zur Ablage der Bettdecke wird ein Stuhl an das Fußende des Bettes gestellt.

Abfolge der Handlung

– Die Pflegeperson tritt an die eine, der Helfer an die andere Seite des Bettes.
– Beide falten die Bettdecke zurück, so weit wie nötig.
– Mit Hilfe des *Stützgriffes zu zweit* wird der Kranke aufgerichtet.   ● Stützgriff/II
– Während der Helfer den Patienten stützt, entnimmt die Pflegeperson die Kissen und legt sie auf den Stuhl.
– In der Zwischenzeit fordert der Helfer den Kranken auf, einige Male tief durchzuatmen.
– Gemeinsam wird der Kranke wieder zurückgelegt (Stützgriff).
– Bettdecke wird ganz zurückgefaltet und/oder entnommen.

– Beide lösen an den Seiten die Unterlage.
– Der Kranke wird zunächst auf die Seite des Helfers gedreht.
  ● Dazu winkelt der *Helfer* den ihm zugewandten Arm des Kranken ab;
  ● die *Pflegeperson* legt den anderen Arm des Kranken über dessen Körper; sie winkelt das ihr zugewandte Bein des Kranken an;
  ● der *Helfer* übergreift den Körper des Kranken und unterfaßt mit der einen Hand das Schultergelenk und mit der anderen Hand die Kniekehle des Kranken;
  ● die *Pflegeperson* unterstützt Rücken und Gesäß und gemeinsam wird der Kranke auf die Seite des Helfers gedreht;
  ● der *Helfer* sichert den Kranken und beobachtet sein Aussehen.
  ● die *Pflegeperson* streckt das untere Bein des Kranken und winkelt das obere Bein nach vorn an und verhakt die Zehen hinter der Ferse des Beins des Kranken.
– Danach rollt die Pflegeperson die gebrauchte Unterlage bis dicht an den Körper des Kranken heran.
– Sie nimmt die vorbereitete Unterlage und legt sie dicht an die gebrauchte Unterlage.
– Sie steckt die neue Unterlage an der Bettseite fest ein.
– Die Pflegeperson streckt nun das obere Bein des Kranken, stützt Gesäß und Rücken und gemeinsam lassen sie den Kranken in Rückenlage zurückgleiten.
– Dem Kranken wird etwas Ruhe gewährt.

● Drehen des Kranken zur Seite

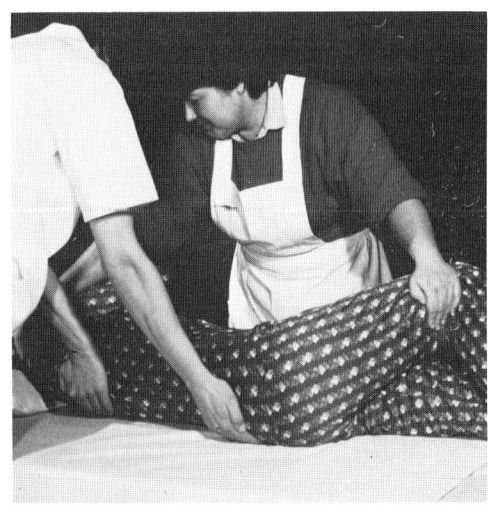

● Wechsel der Unterlage

● Beobachtung des Kranken

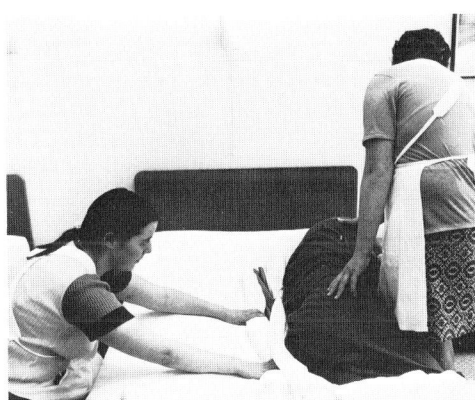

– Anschließend drehen beide den Kranken vorsichtig auf die andere Seite und achten darauf, daß der untere Arm des Kranken wieder abgespreizt und das oben liegende Bein angewinkelt wird.

● Drehen des Kranken zur anderen Seite

– Während nun die Pflegeperson den Kranken beobachtet, entnimmt der Helfer die gebrauchte Unterlage und legt sie in den Eimer.

● Beobachtung des Kranken
● Entfernen der Unterlage

– Dann rollt sie die frische Unterlage ganz auf, strafft und glättet Gummituch und Unterlage und steckt beide fest ein.

– Gemeinsam legen beide den Kranken vorsichtig in die Ausgangslage zurück.

– Der Kranke wird bis zur Taille zugedeckt.

– Zum Einlegen der Kissen wird der Kranke mit Hilfe des *Stützgriffes zu zweit* aufgerichtet.

● Stützgriff/II

– Nach dem Einlegen der Kissen wird das Nachthemd glattgestrichen.

– Der Kranke wird vorsichtig zurückgelegt.

– Die Pflegeperson vergewissert sich, daß der Kranke gut liegt und deckt ihn zu.

● Überprüfung der Lagerung

– Sie nimmt den Eimer mit der gebrauchten Unterlage aus dem Raum.

Verfolgen Sie die einzelnen Schritte und achten Sie besonders auf die Reihenfolge, die wegen der Länge der Übung höhere Anforderungen an die Pflegeperson stellt.

Wechsel der Unterlage Der Kranke kann nicht mithelfen – Pflegeperson und ein Helfer

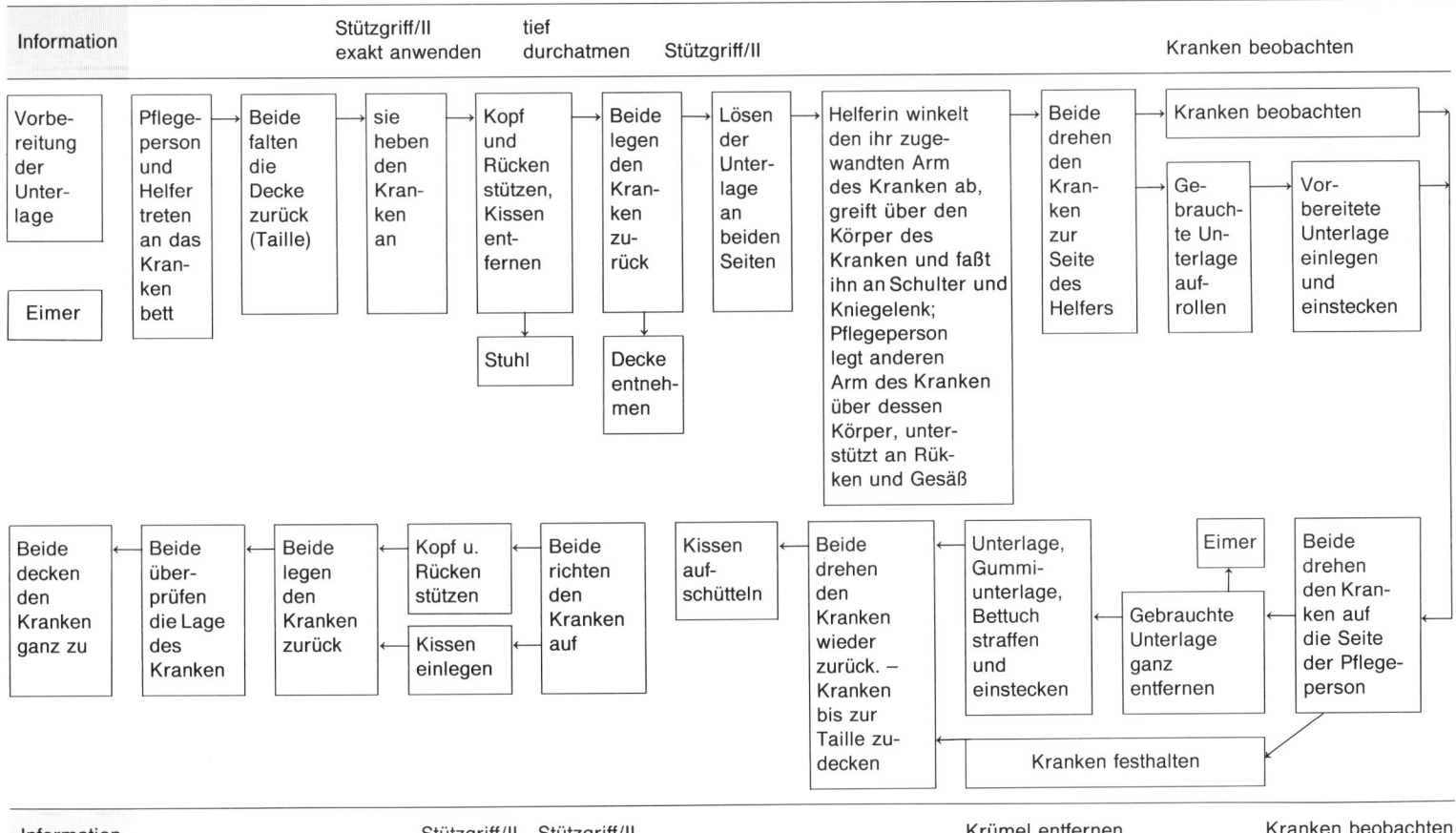

| Information | Stützgriff/II exakt anwenden | tief durchatmen | Stützgriff/II | | Kranken beobachten |

Aus- und Anziehen des Nachthemdes

Kranker (halbseitig gelähmt) kann beim Ausziehen mithelfen – Pflegeperson

Vorbereitung

Ein frisches Nachthemd wird bereitgelegt, entfaltet, alle Verschlüsse des Hemdes werden geöffnet und wie beim Anziehen auf die Bettdecke gelegt (Ausschnitt nach unten).
Ein Eimer zur Aufnahme des gebrauchten Nachthemdes ist bereitzustellen.

Abfolge der Handlung

– Die Pflegeperson faltet die Bettdecke zurück, so weit wie nötig (Taille).
– Dann knöpft sie das Nachthemd des Kranken an Hals und Ärmeln ganz auf.
– Sie fordert den Kranken auf, das Gesäß etwas anzuheben, gleichzeitig zieht sie sein Nachthemd hoch.
– Mit Hilfe des *Stützgriffes allein* wird der Kranke aufgerichtet.
– Die Hand, welche die Achselhöhle stützt, bleibt in dieser Stellung.
– Die andere Hand rafft das Nachthemd soweit wie möglich hoch.
– Mit dem *Stützgriff allein* wird der Kranke zurückgelegt.
– Er wird aufgefordert, mit seiner gesunden Hand die gelähmte Hand festzuhalten und diese, soweit wie möglich, hochzuheben.
– Der Kranke hebt den Kopf.
– Währenddessen streift die Pflegeperson das geraffte Nachthemd über den Kopf.
– Der Kranke legt Kopf und Arme zurück und läßt die gelähmte Hand los.
– Die Pflegeperson streift zunächst den Ärmel des Nachthemdes vom gesunden Arm ab,

– Dann legt sie die gelähmte Hand auf ihre Handfläche.
– Mit der anderen Hand streift sie den Ärmel vom kranken Arm bis zu ihrer Hand ab und hält den Unterarm mit dieser Hand fest. Mit der anderen Hand streift sie den Ärmel völlig ab.
– Das gebrauchte Nachthemd wird in den Eimer gelegt.

● Ausziehen

● Stützgriff/I

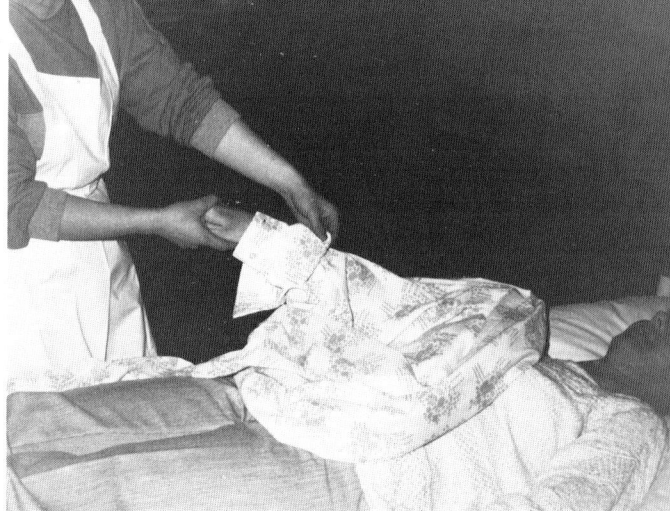

● Abstreifen des Nachthemdes

Verfolgen Sie im nachstehenden Handlungsschema die einzelnen Schritte und achten Sie besonders auf die Stelle, wo das Hemd über den Kopf des Kranken gezogen wird.

Nachthemdwechsel – Ausziehen   Der Kranke kann mithelfen – Pflegeperson

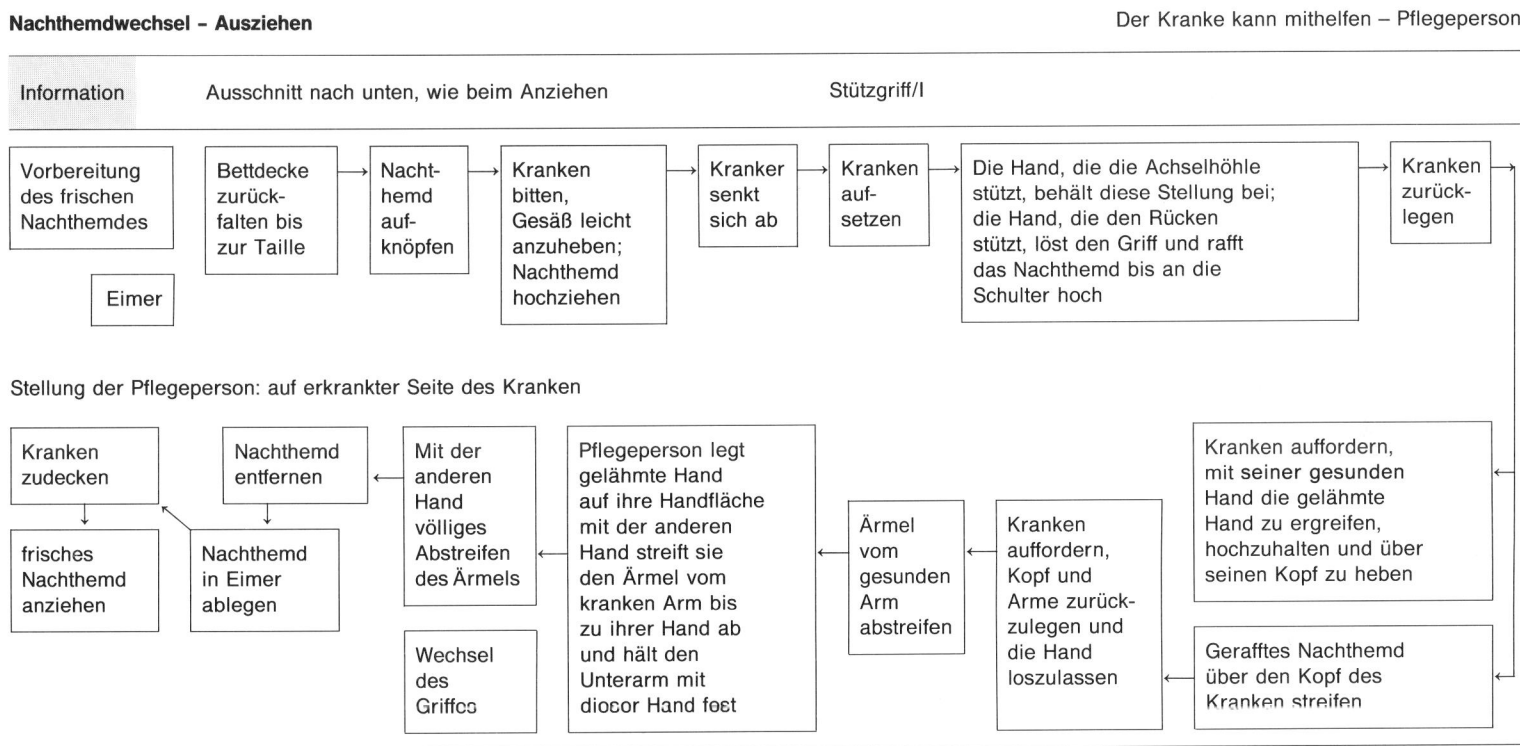

Information   Ausschnitt nach unten, wie beim Anziehen   Stützgriff/I

| Vorbereitung des frischen Nachthemdes | Bettdecke zurückfalten bis zur Taille | Nachthemd aufknöpfen | Kranken bitten, Gesäß leicht anzuheben; Nachthemd hochziehen | Kranker senkt sich ab | Kranken aufsetzen | Die Hand, die die Achselhöhle stützt, behält diese Stellung bei; die Hand, die den Rücken stützt, löst den Griff und rafft das Nachthemd bis an die Schulter hoch | Kranken zurücklegen |

Eimer

Stellung der Pflegeperson: auf erkrankter Seite des Kranken

| Kranken zudecken | Nachthemd entfernen | Mit der anderen Hand völliges Abstreifen des Ärmels | Pflegeperson legt gelähmte Hand auf ihre Handfläche mit der anderen Hand streift sie den Ärmel vom kranken Arm bis zu ihrer Hand ab und hält den Unterarm mit dieser Hand fest | Ärmel vom gesunden Arm abstreifen | Kranken auffordern, Kopf und Arme zurückzulegen und die Hand loszulassen | Kranken auffordern, mit seiner gesunden Hand die gelähmte Hand zu ergreifen, hochzuhalten und über seinen Kopf zu heben |

| frisches Nachthemd anziehen | Nachthemd in Eimer ablegen | Wechsel des Griffes | | | | Gerafftes Nachthemd über den Kopf des Kranken streifen |

Kranker (halbseitig gelähmt) kann beim Anziehen mithelfen – Pflegeperson

Abfolge der Handlung

Beim Anziehen beginnt die Pflegeperson mit dem gelähmten Arm des Kranken.

– Dazu rafft sie den entsprechenden Ärmel des Hemdes und das Nachthemd an der Seitennaht entlang zusammen,
– faßt mit der anderen Hand von vorn durch den Ärmel,
– legt die Hand des gelähmten Armes auf ihre Handfläche und
– streift den Hemdärmel mit der anderen Hand über den erkrankten Arm bis an die Schulter.
– Der erkrankte Arm wird seitlich an den Körper des Kranken zurückgelegt.
– Anschließend streift die Pflegeperson den anderen Ärmel über den gesunden Arm des Kranken bis an das Schultergelenk.
– Der Kranke wird aufgefordert, mit seiner gesunden Hand die gelähmte Hand zu ergreifen und, so weit wie möglich, hochzuheben.
– Der Kranke hebt den Kopf.
– Währenddessen streift die Pflegeperson das Nachthemd über den Kopf des Kranken.
– Der Kranke legt Kopf und Arme zurück und läßt die gelähmte Hand los.
– Mit Hilfe des *Stützgriffes allein* wird der Kranke aufgerichtet.
– Die Hand, welche die Achselhöhle von innen stützt, bleibt in dieser Stellung, die andere Hand streift das Nachthemd so weit wie möglich nach unten.
– Der Kranke wird mit dem *Stützgriff allein* zurückgelegt.
– Der Kranke hebt das Gesäß etwas, gleichzeitig zieht die Pflegeperson das Nachthemd nach unten und achtet darauf, daß es glatt liegt.
– Der Kranke senkt sich ab.

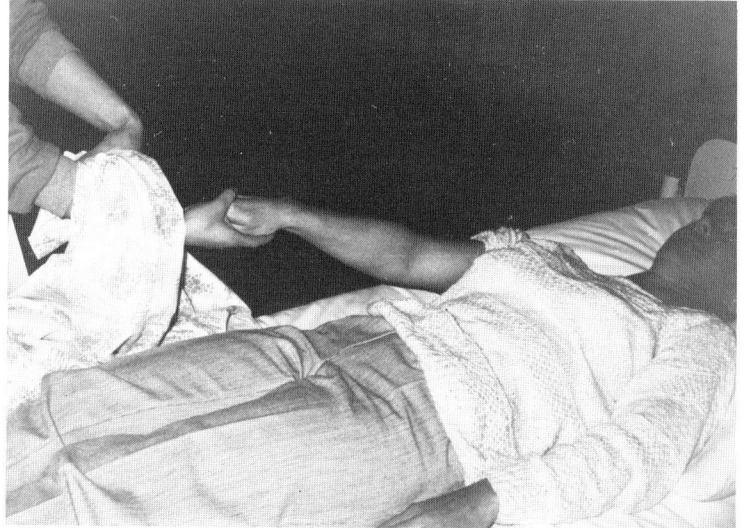

● Anziehen

● Überstreifen (Hand)

● Stützgriff/I

– Das Nachthemd wird zugeknöpft.
– Die Pflegeperson überzeugt sich, daß der Kranke gut liegt.
– Der Kranke wird zugedeckt.
– Die Pflegeperson trägt den Eimer mit dem gebrauchten Nachthemd aus dem Zimmer.

● Überprüfung der Lagerung

Varianten zum „Wechsel des Nachthemdes – Pflegeperson

Variante für Kranke, bei denen wegen Gelenkversteifung oder Schmerzen die Arme nicht hochgehoben werden können

Ausziehen
– Beim Ausziehen des Nachthemdes zieht man zunächst den Ärmel vom gesunden Arm, dann hebt man den Kopf des Patienten leicht an und zieht das Nachthemd über seinen Kopf.
– Zuletzt wird der Ärmel vom erkrankten Arm abgestreift.

Anziehen
– Beim Anziehen des Nachthemdes streift man zunächst den Ärmel über den kranken Arm, hebt dann den Kopf des Patienten leicht an und zieht das Nachthemd über seinen Kopf.
– Zuletzt streift man den Ärmel über den gesunden Arm.

Variante für Kranke, die einnässen

– Das Hemd wird nicht unter das Gesäß gezogen, sondern auf dem Rücken umgeschlagen.
– Am einfachsten für den Kranken und die Pflegeperson ist das „offene" Hemd. (Das Rückenteil wird in der Mitte durchgeschnitten bis etwa 10–15 cm unterhalb der Kragenkante und eingesäumt!)

Verfolgen Sie im nachstehenden Handlungsschema die einzelnen Schritte und achten Sie besonders auf die Stelle, wo der Ärmel des Hemdes über den Arm des Kranken gestreift wird.

Nachthemdwechsel, Anziehen　　　　　　　　　　　　　　　　　　　　　Der Kranke kann mithelfen – Pflegeperson

Information	Beim kranken Arm beginnen

Ärmel zusammenraffen → mit einer Hand von vorn durchgreifen → Pflegeperson legt mit der anderen Hand die kranke Hand auf ihre Handfläche → streift den gerafften Ärmel über den erkrankten Arm bis zur Schulter → kranken Arm zurücklegen → Ärmel am gesunden Arm anziehen → Kranken auffordern, mit gesunder Hand die gelähmte Hand zu fassen, hochzuheben und über den Kopf zu heben →

Kranken zudecken ← Lage des Kranken überprüfen ← Nachthemd zuknöpfen ← Der Kranke senkt sich ab ← Kranken auffordern, sein Gesäß leicht anzuheben ← Kranken zurücklegen ← Die Hand, die in der Achselhöhle stützt, behält Stellung bei; die Hand, die den Rücken stützt, löst den Griff und streift das Nachthemd hinunter über den Rücken ← Kranken aufrichten ← Kranken bitten, Kopf und Arme zurückzulegen und die Hand loszulassen ← Gerafftes Nachthemd über Kopf streifen ←

Nachthemd nach unten glattziehen

Information		Stützgriff/I	Stützgriff/I

Umbetten und Transport eines Kranken

Kranker kann nicht mithelfen – Pflegeperson und zwei Helfer

Vorbereitung

Für diese Übung benötigt man eine Liege. Sie muß vorbereitet werden und eine richtige Stellung zum Bett des Kranken haben. Die Matratzen werden gedreht und das Bett wird frisch bezogen. Zur Ablage der Bettdecke wird ein Stuhl bereitgestellt. Pflegeperson und Helfer müssen sich über den Ablauf einig sein.

Abfolge der Handlung

- Die Pflegeperson und die beiden Helfer treten von einer Seite an das Krankenbett.
- Die Bettdecke wird ganz zurückgefaltet und auf den bereitgestellten Stuhl gelegt.
- Die Arme des Kranken werden über seinem Körper gekreuzt.
- Beim Unterfassen des Kranken greift der Stärkste unter- und oberhalb des Gesäßes an.
- Eine Person faßt Unter- und Oberschenkel,
- die andere faßt mit der einen Hand unter die Schulter des Kranken und führt die andere Hand unter dem Nacken durch bis zur Schulter und umfaßt sie. Sie achtet darauf, daß der Kopf in der Ellenbeuge ruht.
- Das Unterfassen geschieht in folgender Weise:
Alle drei Personen legen ihre Handrücken auf die Matratze, drücken mit dem Handrücken gegen die Matratze, schieben ihre Hände langsam unter dem Körper des Kranken hindurch und umgreifen ihn.

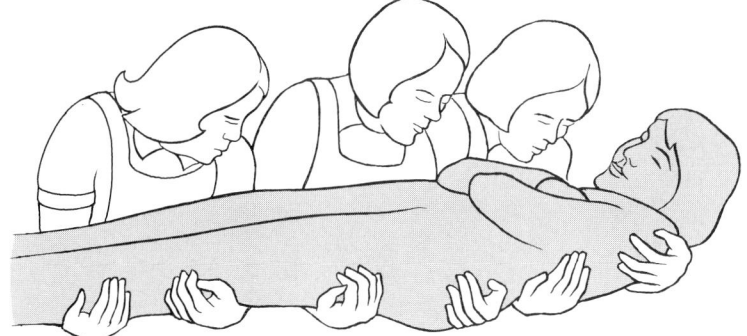

– Aufheben und Tragen des Kranken muß exakt und gleichzeitig erfolgen. Deshalb werden vorher Gehrichtung, seitlicher Gehschritt und Kommando „Eins – zwei – Luft anhalten!" vereinbart.

– Bei „Luft anhalten" atmen alle drei Personen tief ein, halten dann die Luft an, der Mund bleibt geschlossen.

– Erst anschließend wird der Kranke gemeinsam aufgenommen und an den Körper der Pflegepersonen herangerollt, so daß das Gewicht des Kranken auf die Oberarme und vorderen Schultergürtel der drei Personen verlagert wird.

– Wenn der Kranke sicher aufgenommen ist, bewegen sich alle gemeinsam und gleichzeitig in die Gehrichtung und legen anschließend den Kranken gleichzeitig auf der Liege ab.

– Dort wird der Kranke zugedeckt.

– Anschließend wird das Bett zurechtgemacht.

– Der Kranke wird in der gleichen Weise zurücktransportiert.

● Aufheben auf Kommando

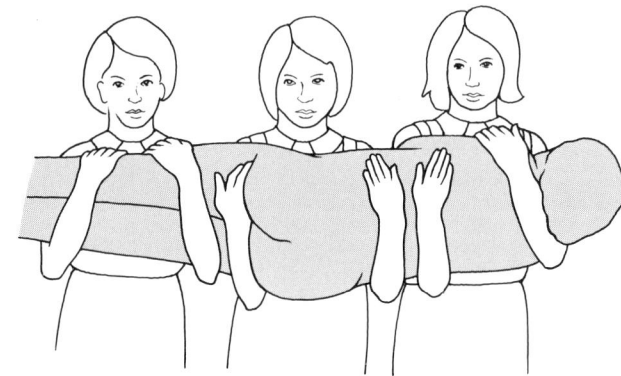

● Gehen: Vereinbaren, ob Beginn mit dem linken oder rechten Fuß, Schrittart

Verfolgen Sie im nachstehenden Handlungsschema die einzelnen Schritte. Achten Sie dabei auf

- exaktes Unterfassen des Kranken durch die drei Personen,
- gleichzeitiges Aufheben des Kranken auf Kommando,
- sicheren Transport.

Umbetten und Transport eines Kranken   Drei Personen (Pflegeperson und zwei Helfer)

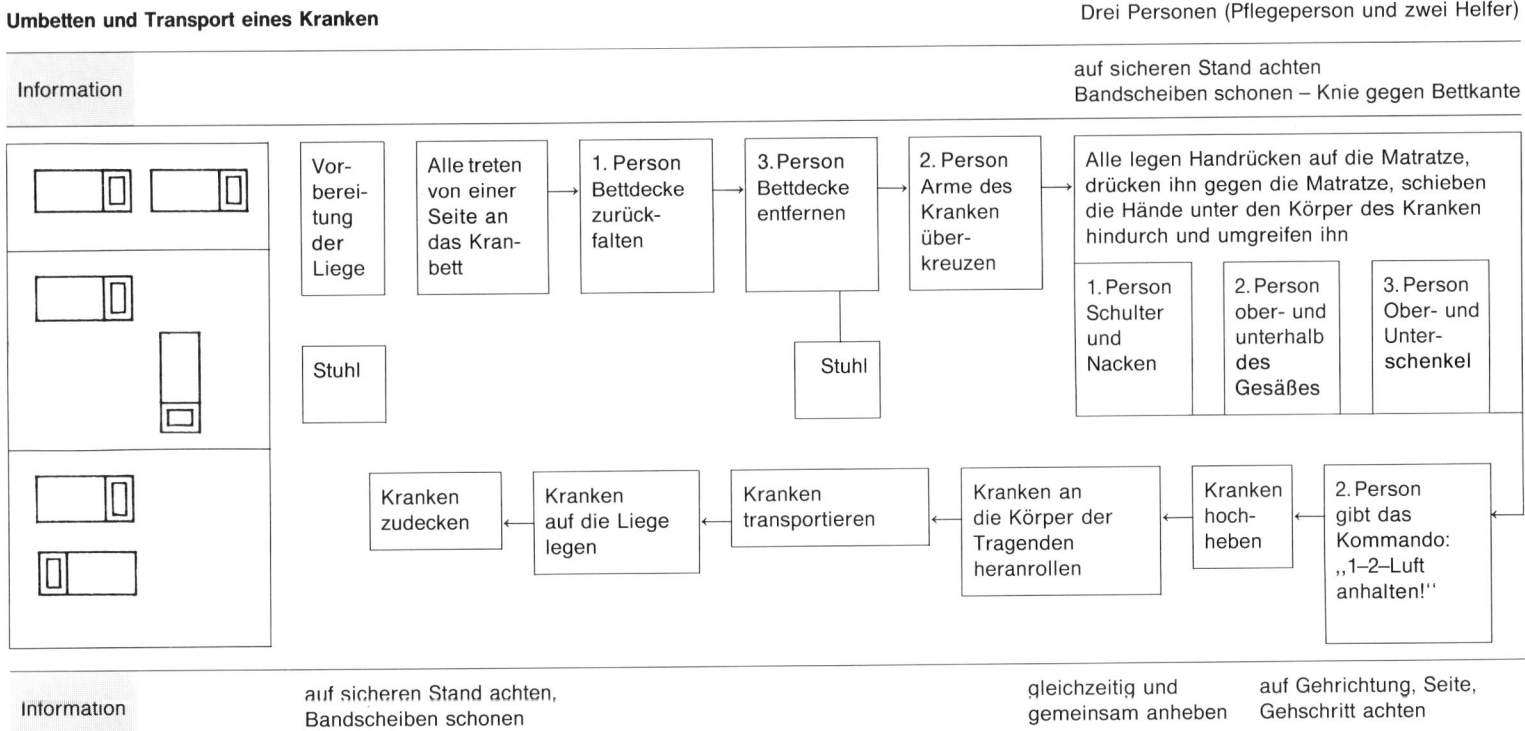

| Information | | auf sicheren Stand achten |
| | | Bandscheiben schonen – Knie gegen Bettkante |

| Information | auf sicheren Stand achten, Bandscheiben schonen | gleichzeitig und gemeinsam anheben | auf Gehrichtung, Seite, Gehschritt achten |

Beachte:

Sie haben nun mehrere Übungen kennengelernt und trainiert. Dabei haben Sie festgestellt, daß es besonders darauf ankommt, die verschiedenartigen Griffe und Techniken exakt zu beherrschen, d.h. sie in der richtigen Reihenfolge ständig abrufbereit verfügbar zu haben. Wer diese Griffe und Techniken „verinnerlicht", d.h. vollgültig und selbstverständlich beherrscht, wird dadurch frei, sich gezielt dem Kranken zuzuwenden, menschliche Zuwendung zu erbringen und Verhaltenstugenden zu verwirklichen. Erst im Zusammenkommen beider Anteile einer menschlichen Pflege wird Pflege-Qualität ermöglicht. Werden diese Übungen über längere Zeit nicht angewandt, so können sie sehr rasch wieder vergessen werden. Deshalb empfiehlt es sich, dieses einmal erworbene Können bei jeder sich bietenden Gelegenheit zu „reaktivieren".

Die einzelnen Übungsteile können verschieden kombiniert werden. In „Ernstfällen" kann sich die Pflegeperson dann mit Hilfe des Programms alle notwendigen Griffe und Techniken wieder schnell und gründlich aneignen.

Auf den folgenden Seiten finden Sie weitere Pflegetechniken für besondere Situationen in der Hauskrankenpflege.

Hilfestellungen

Rautek-Griff – Pflegeperson

Der Rautek-Griff wird im allgemeinen bei der ersten Hilfe verwendet. Er dient dazu, einen Verletzten oder Bewußtlosen aufzurichten und zu bergen, z. B. bei einem Autounfall. In besonderen Fällen findet er auch in der Hauskrankenpflege Anwendung. Es könnte der Fall eintreten, daß ein Kranker stürzt und hilflos auf dem Boden liegt. Mit dem Rautek-Griff kann dann der Kranke aufgerichtet und auf einen Stuhl gesetzt oder in das Bett gebracht werden.

Abfolge der Handlung

– Die Pflegeperson überkreuzt zuerst die Füße des Kranken.
– Die Pflegeperson tritt von hinten an den Kranken heran, geht in Schrittstellung und/oder stützt sich auf ein Knie.
– Mit beiden Händen unterstützt sie Kopf, Nacken und Schultern des Kranken.
– Mit einem leichten Schwung richtet sie den Kranken auf und bringt ihn in Sitzhaltung.
– Sie stützt den Rücken des Kranken mit ihrem Knien, um ein Zurückgleiten zu verhindern.
– Mit ihren freigewordenen Händen faßt sie von hinten unter den Achselhöhlen des Kranken durch.
– Mit dem sog. „Affengriff" (Daumen nach oben) umgreift sie mit der einen Hand das Handgelenk, mit der anderen den Unterarm des Kranken, so daß der Arm angewinkelt wird.
– Indem die Pflegeperson sich aufrichtet, zieht sie den Kranken hoch und stützt ihn mit ihren Oberschenkeln ab.
– So kann sie den Kranken rückwärts fortziehen oder je nach Situation auf Bettkante oder Stuhl setzen.

Rautek-Griff

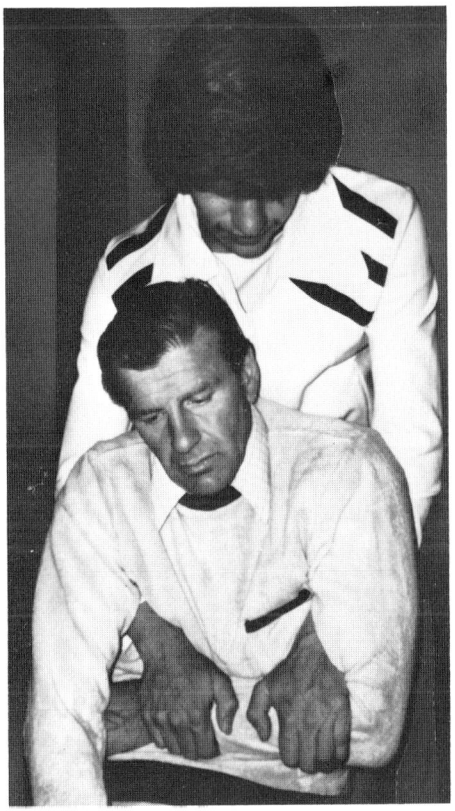

„Affengriff" anwenden

Hochziehen und Hinsetzen

Kranker auf dem Stuhl heruntergerutscht – Pflegeperson

- Die Pflegeperson winkelt die Beine des Kranken so weit wie möglich an.
- Sie tritt hinter den Stuhl und nimmt Grätsch- oder Schrittstellung ein.
- Mit beiden Knien bzw. einem Knie stützt sie sich am Stuhl ab.
- Sie winkelt den gesunden Arm des Patienten an.
- Mit beiden Händen greift sie von hinten unter den Achselhöhlen des Kranken durch und umgreift mit dem „Affengriff" (Daumen nach oben) mit der einen Hand oberhalb des Handgelenks, mit der anderen Hand den Unterarm des angewinkelten Armes. Der andere Arm des Kranken ruht auf dem Unterarm der Pflegeperson.
- Sie gibt das Kommando: „Eins – zwei – Luft anhalten!", zieht den Kranken hoch und setzt ihn richtig hin.

Anheben von vorn und Führen von hinten

Kranker halbseitig behindert – Pflegeperson

Abfolge der Handlung

- Die Pflegeperson stellt sich vor den Kranken.
- Sie stellt ihre Füße im rechten Winkel an die Füße des Kranken, um ein Wegrutschen zu verhindern;
- die Knie der Pflegeperson stützen die Knie des Kranken.
- Mit beiden Händen greift die Pflegeperson von vorn unter die Achselhöhlen des Kranken,
- danach zieht sie den Kranken langsam hoch.
- Wenn der Kranke sicher steht, öffnet sie den Winkel der Füße,
- wechselt die Hand von der kranken zur gesunden Seite
- und tritt schnell hinter den Kranken.
- Sie faßt den Kranken mit dem „Affengriff" von hinten.
- Der Kranke setzt nun seinen gesunden Fuß einen Schritt vor,
- die Pflegeperson schiebt mit ihrem quergestellten Fuß den kranken Fuß des Kranken nach.

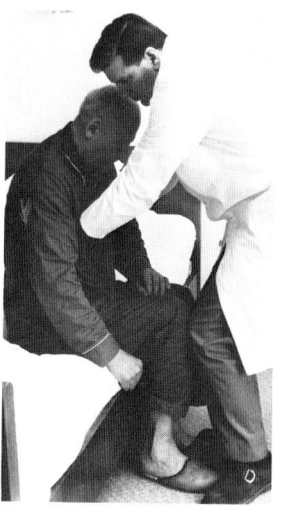

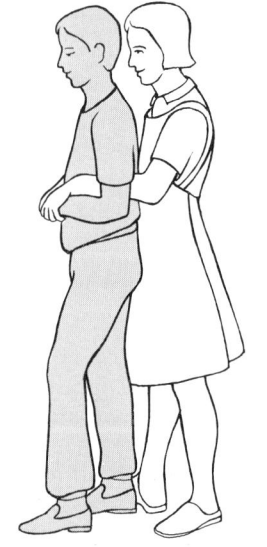

Verfolgen Sie im nachstehenden Handlungsschema die einzelnen Schritte. Achten Sie dabei auf

– das Abblocken der Füße,
– das gegenseitige Abstützen durch die Knie,
– die richtige Anwendung des „Affengriffes".

Anheben von vorn und Führen von hinten

Der Kranke ist halbseitig behindert – Pflegeperson

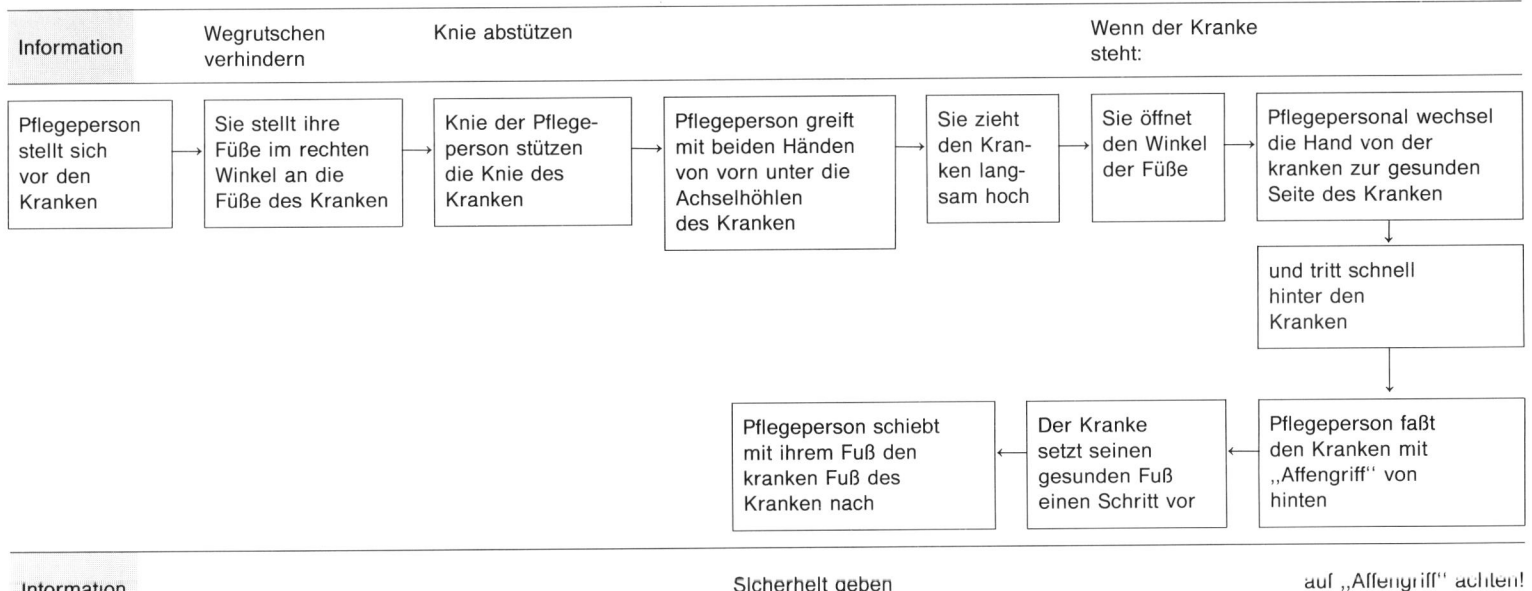

Anheben von der Seite und Führen von hinten

Kranker halbseitig behindert – Pflegeperson

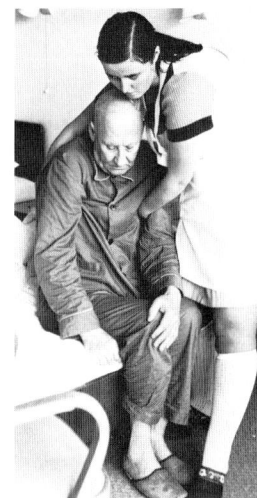

Abfolge der Handlung

- Die Pflegeperson tritt an die gesunde Seite des Kranken.
- Sie stellt einen Fuß quer vor die Füße des Kranken und verhindert dadurch ein Wegrutschen.
- Mit der einen Hand faßt sie von vorn unter die gesunde Achselhöhle des Kranken;
- mit der anderen Hand umgreift sie den Rücken des Kranken und faßt von hinten unter der Achselhöhle des Kranken hindurch.
- Vorsichtig hebt sie den Kranken vom Bett an und richtet ihn auf.
- Wenn der Kranke sicher steht, nimmt sie ihren quergestellten Fuß zurück.
- Darauf löst sie die Hand unter der gesunden Achselhöhle des Kranken und tritt neben ihn.
- Mit der freien Hand stützt sie den gesunden Arm des Kranken.
- Sie bittet den Kranken, mit dem gesunden Fuß einen Schritt nach vorn zu machen;
- den behinderten Fuß des Kranken schiebt die Pflegeperson, wenn nötig, mit ihrem Fuß nach.
- Auf diese Weise wird der Kranke entweder zum Bett oder zum Stuhl geführt.

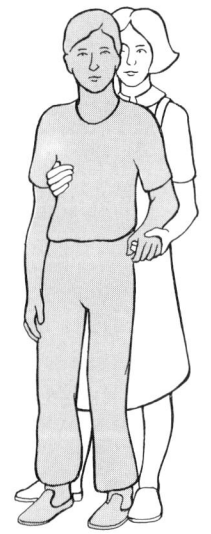

Verfolgen Sie im nachstehenden Handlungsschema die einzelnen Schritte. Achten Sie dabei auf

– das Abblocken der Füße,
– die richtige Anwendung der Griffe,
– das richtige Führen des Kranken.

Anheben von der Seite und Führen von hinten   Der Kranke ist halbseitig behindert – Pflegeperson

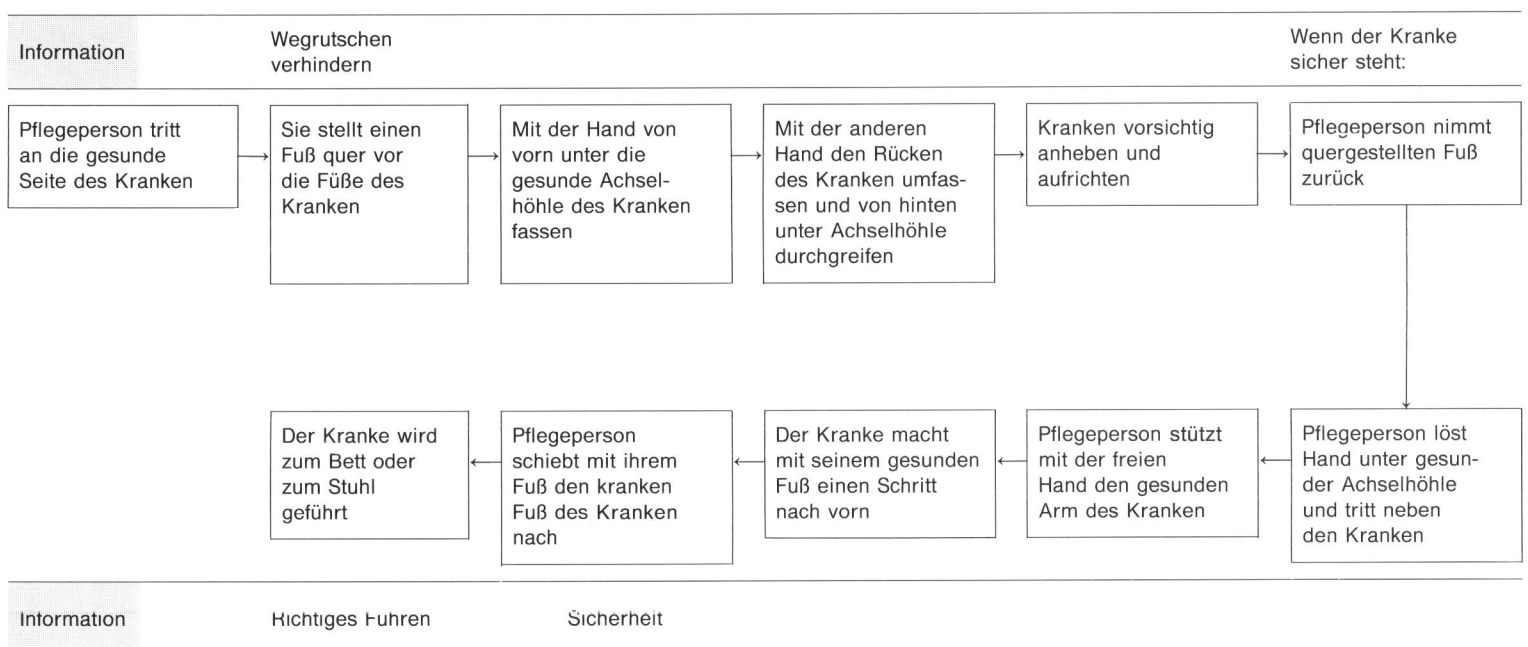

Information	Wegrutschen verhindern				Wenn der Kranke sicher steht:
Pflegeperson tritt an die gesunde Seite des Kranken	Sie stellt einen Fuß quer vor die Füße des Kranken	Mit der Hand von vorn unter die gesunde Achselhöhle des Kranken fassen	Mit der anderen Hand den Rücken des Kranken umfassen und von hinten unter Achselhöhle durchgreifen	Kranken vorsichtig anheben und aufrichten	Pflegeperson nimmt quergestellten Fuß zurück

Der Kranke wird zum Bett oder zum Stuhl geführt	Pflegeperson schiebt mit ihrem Fuß den kranken Fuß des Kranken nach	Der Kranke macht mit seinem gesunden Fuß einen Schritt nach vorn	Pflegeperson stützt mit der freien Hand den gesunden Arm des Kranken	Pflegeperson löst Hand unter gesunder Achselhöhle und tritt neben den Kranken	

| Information | Richtiges Führen | Sicherheit | | | |

Heraussetzen aus dem Bett

Kranker halbseitig behindert – Pflegeperson

Vorbereitung

– Am Fußende des Bettes wird ein Stuhl so bereitgestellt, daß er nicht leicht wegrutschen kann.
– Strümpfe, Hausschuhe, Wolldecke und Kissen werden griffbereit zurechtgelegt.

Abfolge der Handlung

– Die Pflegeperson tritt an das Krankenbett und stellt sich an die gesunde Seite des Kranken.
– Sie faltet die Bettdecke so weit wie nötig zurück;
– anschließend zieht sie dem Kranken die Strümpfe an;
– mit Hilfe des *Stützgriffes allein* wird der Kranke aufgerichtet.
– Die Pflegeperson löst ihre Hand aus der ihr zugewandten Achselhöhle des Kranken
– und faßt damit unter seine Kniekehlen.
– Mit einer Drehbewegung wird der Kranke auf die Bettkante gesetzt.
– Dem Kranken werden die Hausschuhe angezogen.

Anheben des Kranken *von vorn*:
– Die Pflegeperson stellt sich vor den Kranken.
– Sie stellt ihre Füße im rechten Winkel an die Füße des Kranken, um ein Wegrutschen zu verhindern;
– Die Knie der Pflegeperson stützen seine Knie.
– Mit beiden Händen greift die Pflegeperson von vorn unter die Achselhöhlen des Kranken,

– danach zieht sie ihn langsam hoch.
– Wenn der Kranke sicher steht, dreht ihn die Pflegeperson vorsichtig zum Stuhl hin und setzt ihn darauf.

Anheben des Kranken *von der Seite*:
– Die Pflegeperson tritt an die gesunde Seite des Kranken.
– Sie stellt einen Fuß quer vor die Füße des Kranken und verhindert dadurch ein Wegrutschen.
– Mit der einen Hand faßt sie von vorn unter die gesunde Achselhöhle des Kranken;
– mit der anderen Hand umgreift sie seinen Rücken und faßt von hinten unter der Achselhöhle hindurch.
– Vorsichtig hebt sie den Kranken vom Bett an und richtet ihn auf.
– Wenn der Kranke sicher steht, dreht die Pflegeperson ihn vorsichtig zum Stuhl hin.
– Langsam läßt sie den Kranken auf den Stuhl heruntersinken,
– indem die Pflegeperson wieder einen Fuß vor die Füße des Kranken stellt und
– den anderen Fuß hinter das eine Stuhlbein stellt.
– Die Pflegeperson polstert den Rücken des Kranken mit einem Kissen
– und legt um die Beine des Kranken eine Wolldecke.
– Sie vergewissert sich, daß der Kranke gut sitzt.
– Danach kann das Bett gerichtet werden.
– Nach dem Herrichten des Bettes wird der Kranke wieder in das Bett zurückgebracht (umgekehrte Reihenfolge der Handlung).

Verfolgen Sie im nachstehenden Handlungsschema die einzelnen Schritte. Achten Sie dabei auf die Vorbereitungen, die bei der Abfolge der Handlung wichtig werden.

Heraussetzen aus dem Bett   Kranker ist halbseitig behindert – Pflegeperson

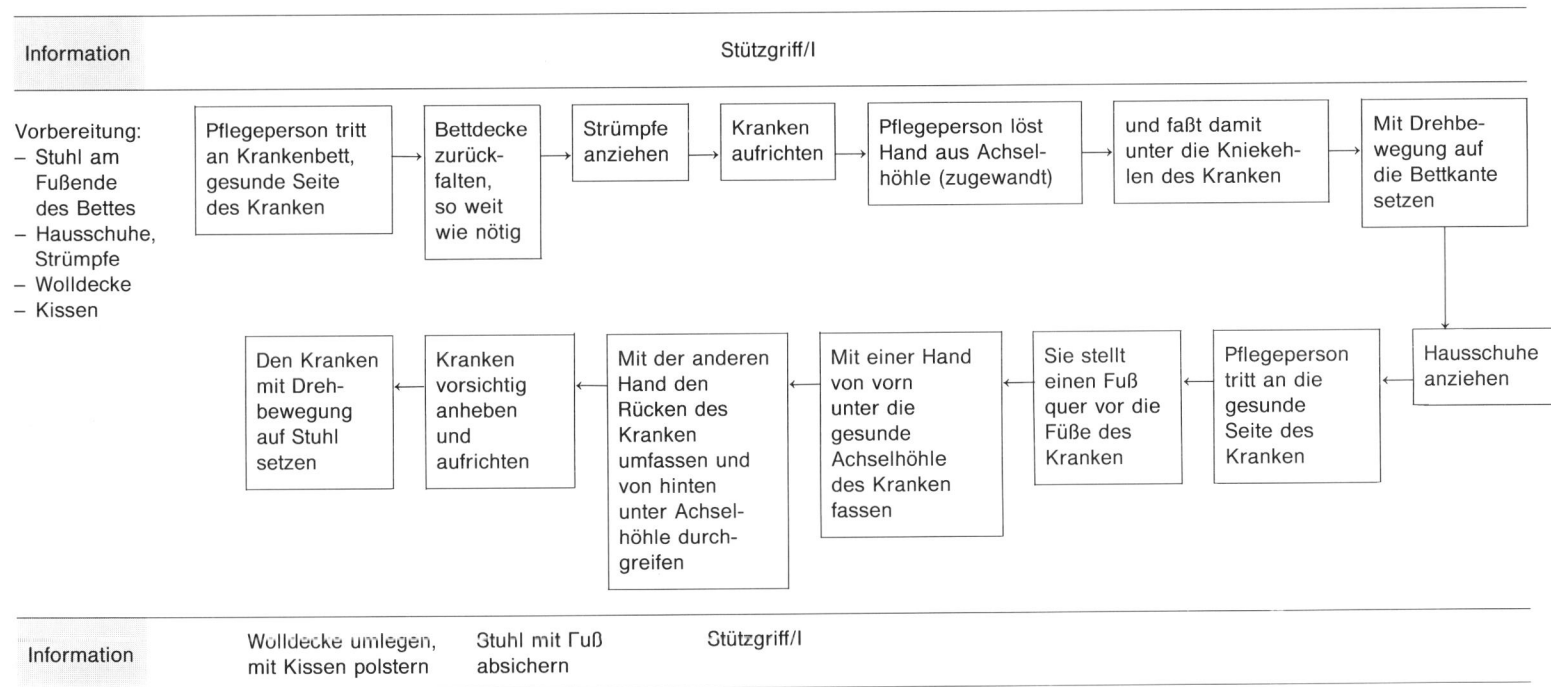

| Information | | | Stützgriff/I |

Überprüfen Sie Ihr Wissen

1. Grundsätzliche Forderungen (S. 41)

Welche Forderungen werden an die Pflegeperson gestellt, ehe sie mit der Durchführung der Pflegemaßnahmen beginnt?

1. _____

2. _____

3. _____

2. Kissenaufschütteln (S. 44)

Suchen Sie im nachstehenden Handlungsschema die vier Stellen auf, bei welchen der Stützgriff angewendet wird.

Kissen aufschütteln

Der Kranke kann mithelfen – Pflegeperson

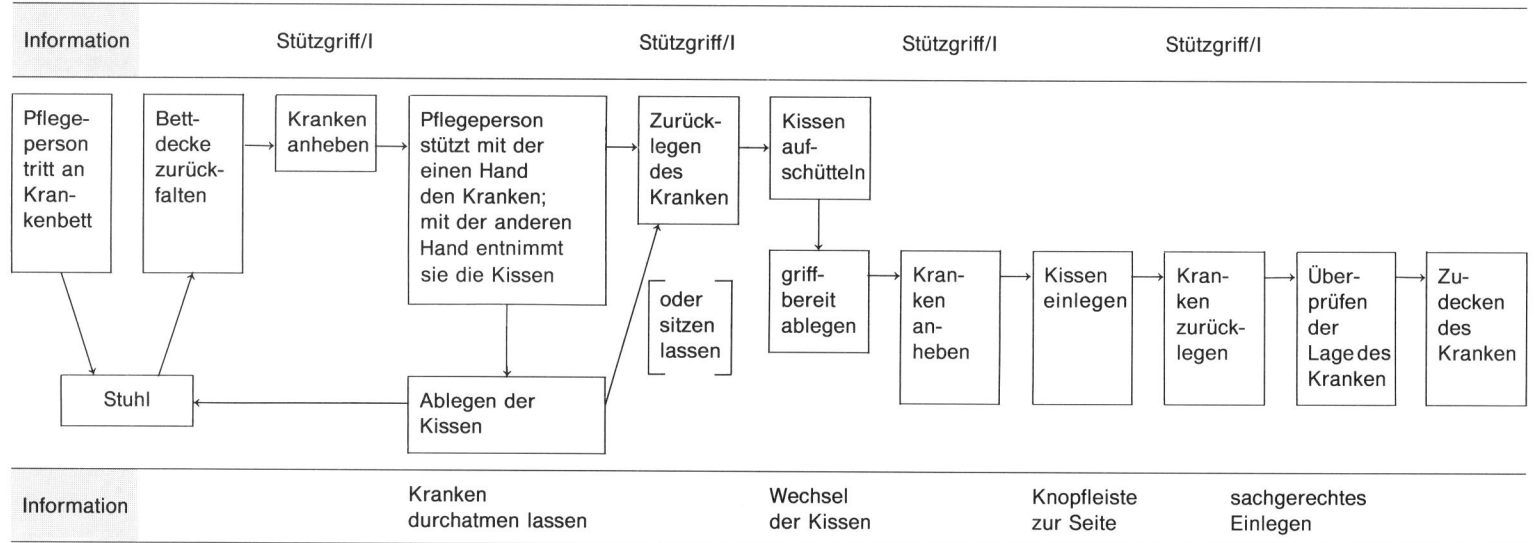

3. Heben und Höherlegen (S. 45)

– Beschreiben Sie den in der Abbildung dargestellten Hebegriff:

Mit der linken Hand _____

mit der rechten Hand _____

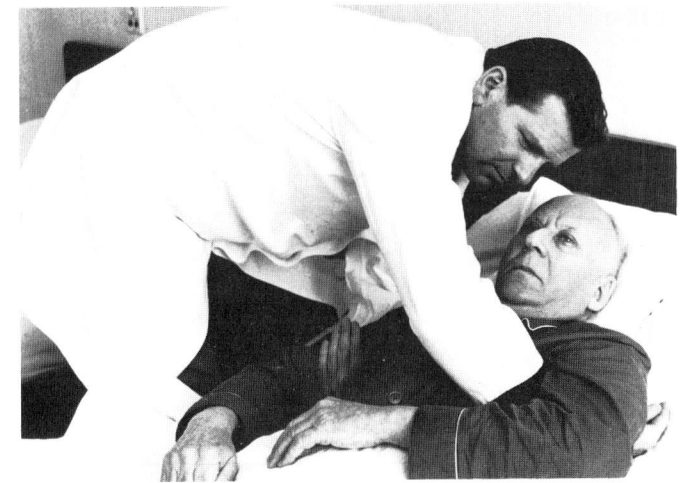

– Tragen Sie in die Leerfelder des nachstehenden Schemas die Beschreibung der Handlungsschritte ein, die Sie auf S. 48 erarbeitet haben. Diese sind für die exakte Durchführung des Hebens und Höherlegens bei einem Kranken, der nicht mehr mithelfen, jedoch seinen Kopf noch selbst anheben kann, besonders wichtig.

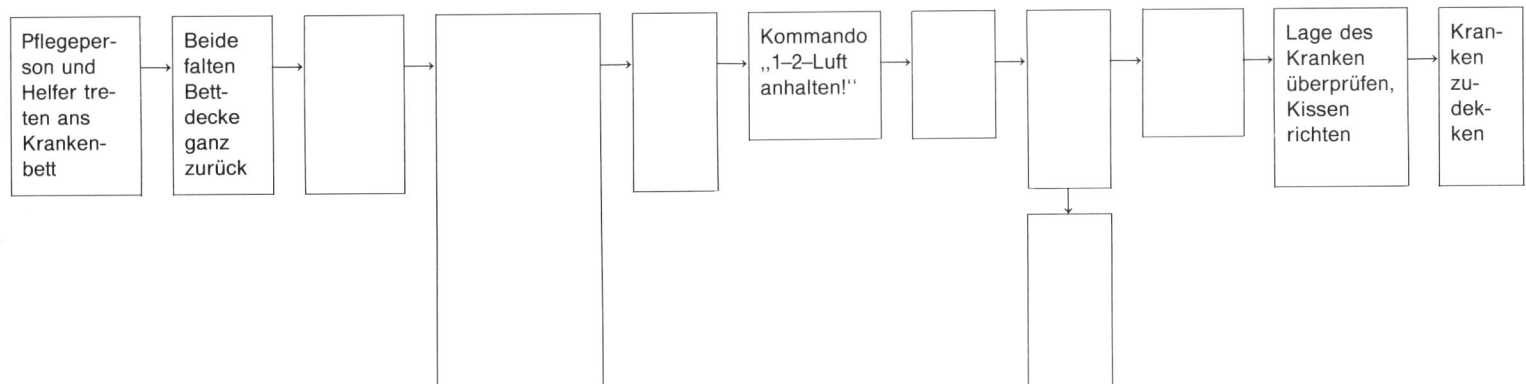

4. Wechsel der Unterlage (S. 51)

– Ehe Sie die Unterlage wechseln, muß die frische Unterlage vorbereitet werden. Worauf achten Sie dabei?

  1. _____

  2. _____

  3. _____

– Suchen Sie im Handlungsschema (S. 51) die Schritte auf, die den
  eigentlichen Wechsel der Unterlage beschreiben. Nennen Sie
  hier die ausgelassenen Schritte.

  1. Lösen der Unterlage an einer Seite.

  2. _____

  3. _____

  4. „Brücke" bauen.

  5. _____

  6. Kranker senkt sich ab; Pflegeperson wechselt die Seite.

  7. _____

  8. „Brücke" bauen.

  9. _____

  10. _____

– Worauf achten Sie, wenn der Kranke zur Seite gedreht wird?
  (S. 55)

  1. _____

  2. _____

  3. _____

– Beschreiben Sie den Vorgang des Wechsels einer Unterlage
  (S. 55)

  1. Unterlage an beiden Seiten lösen.

  2. _____

  3. _____

  4. _____

  5. Neue Unterlage einstecken.

  6. Kranken auf die andere Seite legen.

  7. _____

  8. _____

  9. _____

5. Aus- und Anziehen des Nachthemdes

Ordnen Sie die beiden Bilder den entsprechenden Stellen im Handlungsschema S. 58 und 60 zu und kreuzen Sie diese Stellen dort an.

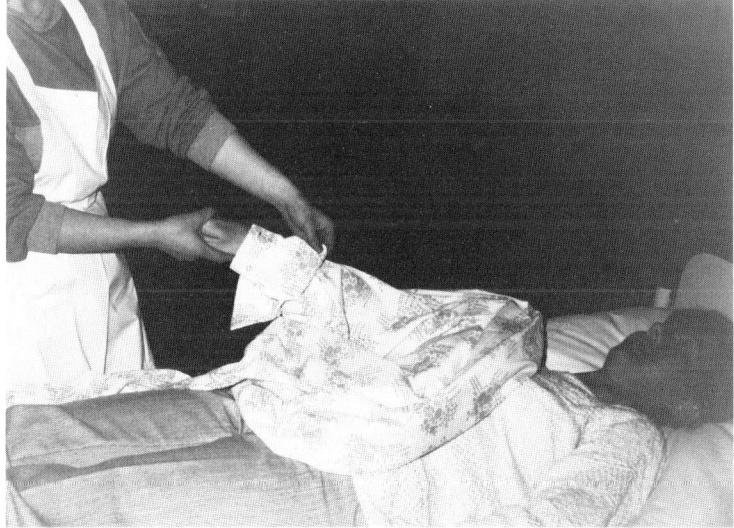
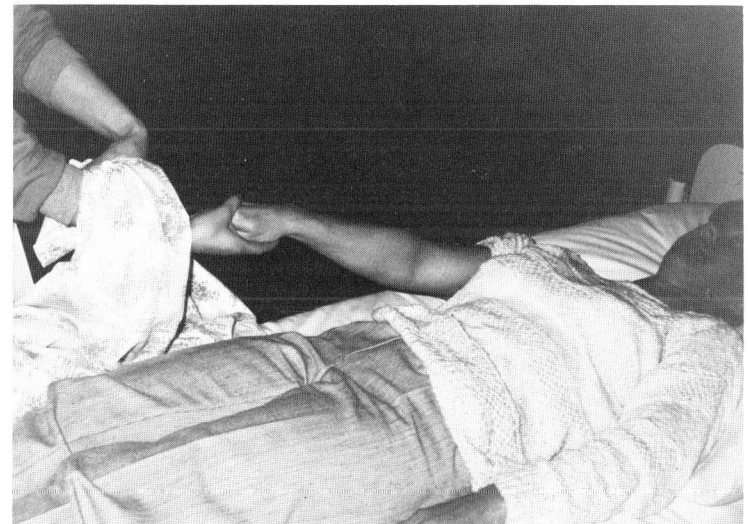

6. Umbetten und Transport eines Kranken (S. 63)

– Zeichnen Sie die möglichen Stellungen der 2. Liegefläche zum
  Bett ein (vgl. S. 65).

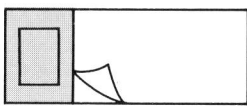

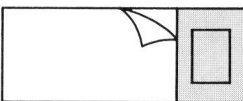

– Nennen Sie die wichtigsten Anforderungen beim Umbetten
  (vgl. S. 72).

1. _____ Unterfassen des Kranken.

2. _____ Aufheben des Kranken auf Kommando.

3. _____ Transport.

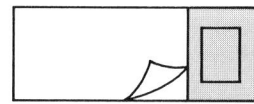

4

Krankenbeobachtung I

Herz und Kreislauf

Puls

Atmung

Arbeitsziele

Teilziele: Herz und Kreislauf

Nach Durcharbeit dieses Abschnitts können Sie
- die verschiedenen Kreislaufsysteme nennen;
- die Begriffe Arterien, Venen, Kapillaren erläutern;
- den Körperkreislauf beschreiben;
- die Aufgaben des großen Körperkreislaufs beschreiben;
- anhand einer Abbildung den Lungenkreislauf und den Gasaustausch erklären.

Teilziele: Der Puls

Nach Durcharbeit dieses Abschnitts können Sie
- über die Entstehung der Pulswelle berichten;
- Körperstellen, an denen der Pulsschlag fühlbar ist, bezeichnen;
- die Unterschiede zwischen normalem und verändertem Pulsschlag angeben;
- die Technik des Pulsfühlens ausführen.

Teilziele: Atmung

Nach Durcharbeit dieses Abschnitts können Sie
- zwischen Brustwandatmung und Zwerchfellatmung unterscheiden;
- den normalen Atemvorgang beobachten;
- Abweichungen von der normalen Atmung registrieren und notieren.

Einleitung

Puls und Atmung geben über wichtige Lebensvorgänge wie Herztätigkeit und Atmungsvorgang Aufschluß. Diese spielen auch bei der Krankenbeobachtung, insbesondere bei der Pflege von Langzeitkranken, eine wichtige Rolle. Deshalb sollte die Pflegeperson in der Lage sein, vor allem den Puls zu kontrollieren und eventuell Veränderungen bei Puls und Atmung festzustellen. Diese sind relativ leicht und objektiv von der Pflegeperson zu erfassen; zugleich geben sie als äußerlich beobachtbare Vorgänge Hinweise auf wichtige Organsysteme, nämlich auf Herz, Blutkreislauf und Lunge.

Herz und Kreislauf

Das Herz ist ein Hohlmuskel, der als „Motor" den Blutstrom im Organismus in Gang hält. In einer Minute pumpt das Herz eines in Ruhe befindlichen Körpers 4 Liter Blut. Bei körperlicher Anstrengung kreist in einer Minute bis zu 6mal so viel Blut durch den Körper, also 24 Liter. Das Blut durchströmt den Körper in einem geschlossenen Gefäßsystem, das aus Arterien (Schlagadern), Venen (Hohladern) und Kapillaren (Haargefäßen) besteht.

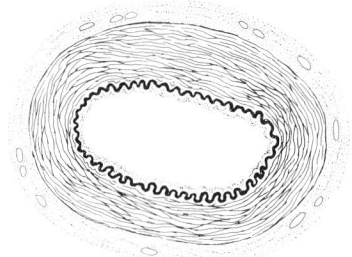

Schnitt durch eine Arterie

- **Arterien** führen das Blut vom Herzen weg. Sie haben eine kräftige Muskulatur und sind besonders elastisch gebaut.

- **Venen** bringen das Blut vom Körper zum Herzen. Im Vergleich zu den Arterien sind sie dünnwandiger. Zur Verbesserung des Bluttransportes sind sie mit Klappen ausgestattet.

- **Kapillaren** sind die feinsten Verzweigungen der Blutgefäße. Sie bilden den Übergang von Arterien und Venen; da sie so fein wie Haare sind, heißen sie auch Haargefäße.

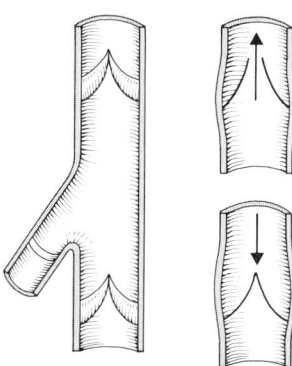

Vene von innen (links) und Schema der Venenklappenfunktion (rechts)

Körperkreislauf

Beim Körperkreislauf nimmt das Blut seinen Weg durch den gesamten Körper; man nennt ihn darum den großen Blutkreislauf.

Seine Aufgabe besteht darin,
- über das Blut Nährstoffe und Sauerstoff zu den Körperzellen zu transportieren und
- von dort durch das Blut Schlackenstoffe und Kohlendioxyd (CO_2) abzuführen.

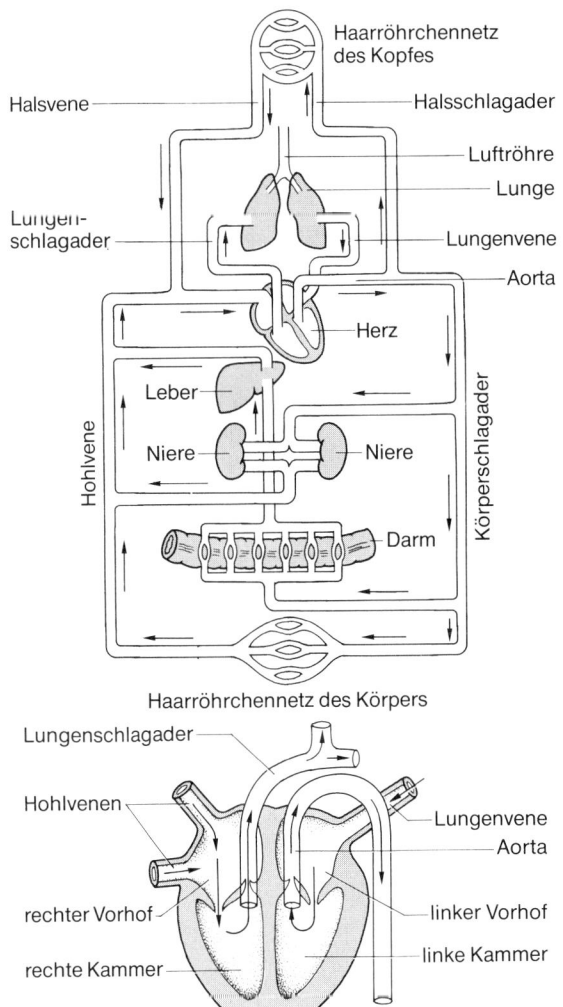

Haarröhrchennetz des Kopfes

Halsvene — Halsschlagader — Luftröhre — Lunge

Lungen-schlagader — Lungenvene — Aorta

Hohlvene — Leber — Herz — Körperschlagader

Niere — Niere — Darm

Haarröhrchennetz des Körpers

Lungenschlagader — Hohlvenen — rechter Vorhof — rechte Kammer — Lungenvene — Aorta — linker Vorhof — linke Kammer

Im Körperkreislauf fließt

durch Schlagadern	durch Venen
mit Sauerstoff und Nahrung	mit Schlacken und Kohlendioxyd
angereichertes Blut	angereichertes Blut
weg vom Herzen	**zurück** zum Herzen

Von der Körperschlagader (Aorta), die aus der linken Herzkammer führt, zweigen starke Schlagadern (Arterien) ab, durch die alle Organe des Körpers, z.B. Herzmuskel, Kopf, Nieren, Eingeweide, Beine und Arme mit frischem Blut versorgt werden.

Die *Arterien* verzweigen sich zu immer feineren Adern bis zu haardünnen Röhrchen (Kapillaren) um die Gewebezellen. Dort vollzieht sich der Austausch der Nährstoffe gegen die Schlackenstoffe (Verbrennung). Das Blut kommt hier in innigste Beziehung mit den Geweben, gibt seine Nährstoffe und den dazu nötigen Sauerstoff ab (Gewebeatmung oder innere Atmung) und belädt sich mit Abbaustoffen und Kohlensäure.

Das Blut sammelt sich nun wieder in allmählich dicker werdenden *Venen*, die es zurück zum rechten Vorhof führen.

Verfolgen Sie auf der Abbildung oben rechts den Kreislauf des Blutes vom Herzen zu den eingezeichneten Organen, den Austausch in den Kapillaren und von diesen weg zurück zum Herzen.

Lungenkreislauf

Die rechte Herzkammer pumpt das Blut durch die Lungenschlagader in die Lunge. Dort teilt sich die Lungenschlagader in immer
feiner werdende Haargefäße auf. Diese „umspinnen" dicht die
Lungenbläschen und bringen so das Blut in enge Berührung mit
der eingeatmeten Luft. Hier gibt das Blut Kohlendioxyd (CO_2) ab,
nimmt Sauerstoff auf und fließt in immer größer werdenden Gefä-
ßen in den linken Vorhof des Herzens zurück.

Verfolgen Sie auf den nebenstehenden Abbildungen den Kreislauf ▷
des Blutes vom Herzen zur Lunge, den Gasaustausch in den Lungenbläschen und den Weg des Blutes zurück zum Herzen.

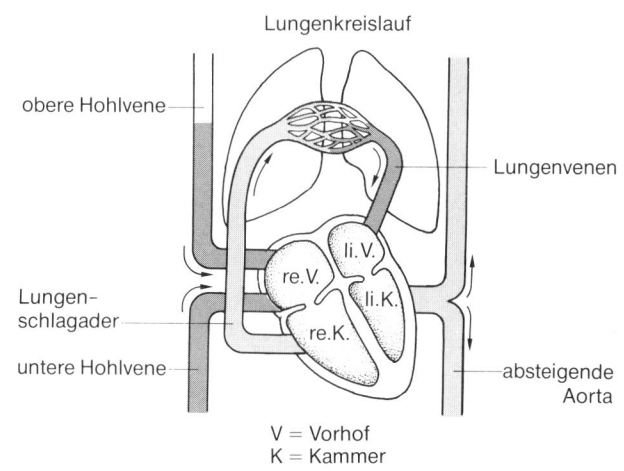

Merke:

Das Blut fließt in einem geschlossenen Gefäßsystem durch Körper und Lunge. Es bringt Sauerstoff und Nährstoffe in alle Zellen
und nimmt Kohlendioxyd (CO_2) und Schlackenstoffe mit.

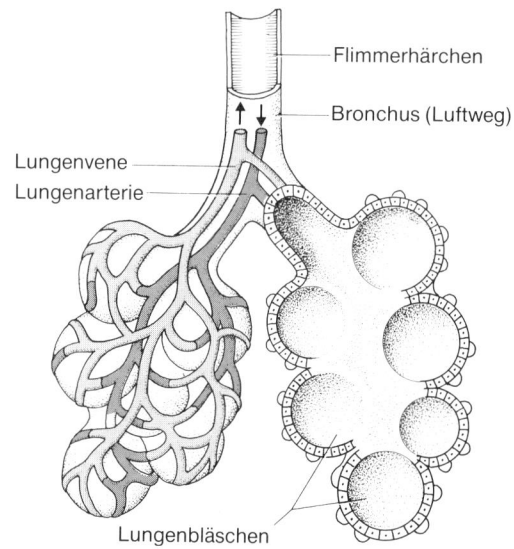

Puls

Sie wissen bereits, daß das Blut beim großen Blutkreislauf über Adern durch den Körper kreist:
– durch Arterien vom Herzen weg,
– durch Venen zum Herzen zurück.

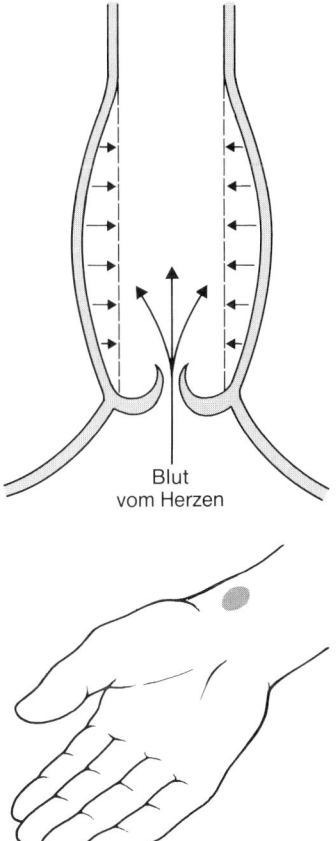

Aorta

Blut vom Herzen

Pulsschlag

Der Pulsschlag entsteht dadurch, daß bei jedem Herzschlag das Blut in die Hauptschlagader (Aorta) gepumpt wird. Das Blut, die Herzkraft und die Elastizität der Hauptschlagader und der großen Schlagadern ergeben die Pulswelle. Der Puls ist der Anstoß der Blutwelle in den Blutgefäßen oder an der Gefäßwand. Dieser setzt sich in alle Arterien fort und kann erfühlt werden.

Überall dort, wo Schlagadern dicht unter der Haut verlaufen, kann man die regelmäßige Blutwelle, den Pulsschlag, fühlen und messen.

Solche Körperstellen sind u.a.
– am Handgelenk   die Speichenschlagader,
– am Hals   die Halsschlagader,
– an der Schläfe   die Schläfenschlagader.

Die nebenstehenden Zeichnungen zeigen Ihnen deutlich diese Stellen auf, an denen der Pulsschlag erfühlt werden kann.

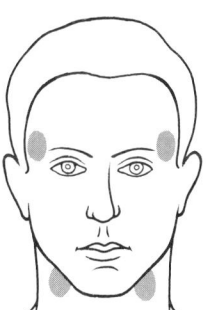

Merke:

> Der Pulsschlag kann überall dort gefühlt werden, wo Schlagadern oberflächlich verlaufen und diese gegen eine harte Unterlage (z. B. Knochen) gedrückt werden können.
>
> Der Pulsschlag beim Erwachsenen beträgt in der Regel 70 Schläge pro Minute, beim älteren Menschen ca. 60 Schläge pro Minute, beim Schulkind bis zu 100 Schläge pro Minute, beim Kleinkind bzw. Säugling bis zu 140 Schläge pro Minute.

Vielleicht haben Sie schon festgestellt, daß Ihr Herz je nach körperlicher Arbeit (Treppensteigen, schnelles Laufen) oder je nach seelischem Zustand (Freude, Schreck, Angst) verschieden schnell schlägt. Entsprechend schneller ist der Pulsschlag.

Die Schlagfolge des Herzens wird aber zusätzlich durch Alter und Krankheit beeinflußt.

– Verlangsamter Pulsschlag z. B. bei Herzerkrankungen,
   nach der Einnahme von Herzmedikamenten.

– Schneller Pulsschlag z. B. bei Fieber,
   bei Herzerkrankungen,
   bei plötzlich auftretendem Blutverlust.

Die Pulswelle verläuft normalerweise in regelmäßigen Abständen. Unregelmäßige Herzschlagfolge weist oft auf eine Erkrankung des Herzens hin.

Normaler Puls: •••••• regelmäßige Abfolge der Pulsschläge.
Veränderter Puls: ••• • •• unregelmäßige Abfolge der Pulsschläge.

Pulsfühlen

Die Pflegeperson hält in der einen Hand eine Uhr mit Sekundenzeiger, mit der anderen Hand fühlt sie den Puls und zählt die Pulsschläge in nachstehender Abfolge:

Ausgangslage

Der Unterarm des Kranken ist entspannt gelagert, z. B. auf der Bettdecke oder auf dem Tisch.

Vorgang

– Der Helfer erfühlt den Puls des Kranken mit der rechten Hand;
– dazu legt er die Fingerkuppen von Zeige-, Mittel- und Ringfinger in die Grube zwischen Speiche und Sehnenstrang und ertastet die pulsierende Schlagader. Der Daumen berührt den Handrücken nicht;
– dann drückt er die Fingerkuppen leicht in Richtung Speiche und fühlt die Pulswelle.

Zählen des Pulses

– Der Helfer schaut auf seine Uhr und wartet, bis der Sekundenzeiger auf 12 steht;
– er beginnt zu zählen: 0 – 1 – 2 – 3 usw., bis der Sekundenzeiger wieder die 12 erreicht hat (1 Minute).
– Die Zahl, die er bei dieser Zeigerstellung zählt, ist die Zahl der Pulsschläge in einer Minute.
– Diese Zahl wird auf dem Krankenblatt notiert.

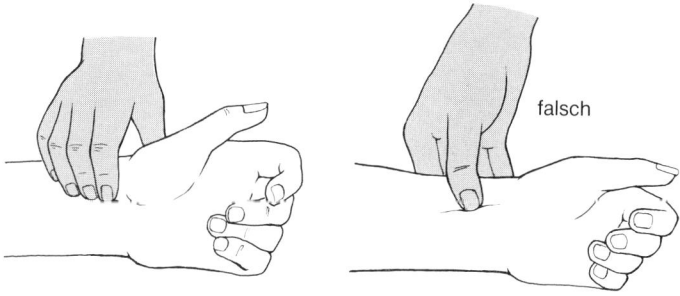

falsch

Beachte:

Daumen abspreizen, denn sonst fühlt man auch den eigenen Puls!

Beachte:

Wenn Sie beim Pulszählen bereits Erfahrung haben, genügt es, wenn Sie
– nur 1/2 Minute zählen und diese Zahl mit 2 malnehmen oder
– nur 1/4 Minute zählen und diese Zahl mit 4 malnehmen.

Bei Herzkranken wird *immer* eine volle Minute ausgezählt (Beobachtung einer möglichen Unregelmäßigkeit).

Das Pulszählen muß erlernt und geübt werden. Dies kann am besten durch praktische Übungen geschehen.

Falls Sie bisher noch niemals an sich oder anderen den Puls gemessen haben, sollten Sie dies unter Berücksichtigung der gemachten Vorschläge bei Ihren Familienangehörigen unbedingt proben.

Es empfiehlt sich aber, diese selbsterworbene Technik von einer Fachkraft (Arzt, Gemeindekrankenschwester) überprüfen zu lassen.

Atmung

Bei der Behandlung des Lungenkreislaufes haben Sie erfahren, daß durch die Lungenbläschen Sauerstoff in das Blut gelangt. Es ist nun zu fragen, wie Sauerstoff in das eigentliche Atmungsorgan, die Lunge, kommt. Dies geschieht durch den Atmungsvorgang, der aus Ein- und Ausatmung besteht.

Beim Einatmen gelangt über Nase, Rachen, Kehlkopf (*obere Atemwege*) gereinigte und vorgewärmte Luft in die Luftröhre. Diese gabelt sich in einen rechten und linken Ast, die man Stammbronchien (*untere Atemwege*) nennt. Die Hauptäste teilen sich in kleine Verästelungen auf, die in die Lungenbläschen einmünden. Dort erfolgt die Abgabe von Sauerstoff an das Blut und eine Aufnahme von Kohlendioxyd (CO_2). Beim Ausatmen wird die verbrauchte Luft ausgeschieden.

Brustwandatmung und Zwerchfellatmung

Durch Erweiterung des Brustraumes wird Luft in die Lunge eingesaugt und durch Verkleinerung des Brustraumes wieder ausgestoßen. Die Lungen folgen passiv diesen Bewegungen der Brustwand und des Zwerchfells. Dem Zwerchfell kommt dabei die Hauptaufgabe zu (Blasebalgwirkung). Die Zwerchfellatmung wird durch die Brustwandatmung unterstützt. Da mit dem Alter die Dehnbarkeit des Brustkorbes abnimmt, verliert die Brustwandatmung zunehmend an Bedeutung.

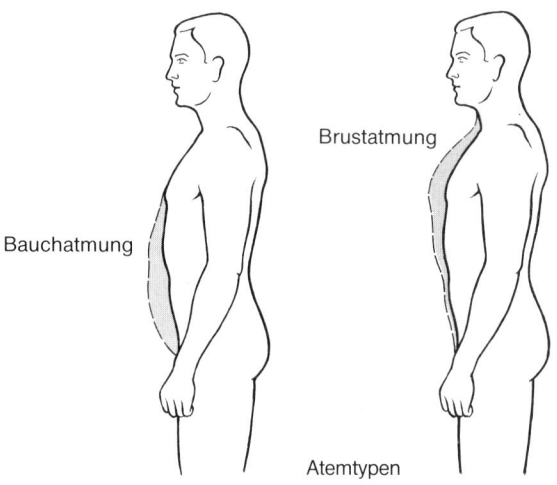

Brustatmung

Bauchatmung

Atemtypen

Häufigkeit der Atemzüge

Die Häufigkeit der Atemzüge beträgt im Normalfall bei Erwachsenen 16 pro Minute.

Überprüfen Sie nun an sich selbst die Häufigkeit Ihrer Atemzüge innerhalb einer Minute, indem Sie die Hand auf Ihren Bauch legen. Heben und Senken des Bauches gelten als ein Atemzug.

Atemtiefe

Die Zahl der Atemzüge ist in Verbindung mit der Atemtiefe zu sehen. Im Normalfall liegt bei einer geringen Zahl von Atemzügen eine tiefere Atmung vor. Andererseits gibt es Situationen (Alter, längeres Liegen oder Krankheit), bei denen oberflächlicher geatmet wird.

Merke:

Man unterscheidet

Brustwandatmung = *Brustatmung*
Zwerchfellatmung = *Bauchatmung*

Beim Liegen atmet man hauptsächlich nach der Bauchatmung.

Beobachtung der Atmung

Die Atmung kann im wesentlichen nach ihrer Häufigkeit und nach ihrem Atemrhythmus beobachtet werden.

Beachte:

Dauer der Messung: 1 Minute.
Die Atemzüge sollten so gezählt werden, daß es der Kranke nicht bemerkt.
Ein- und Ausatmen gelten als ein Atemzug.
Die Häufigkeit der Atemzüge ist in Zusammenhang mit der Atemtiefe zu sehen.
Die Meßwerte sind ggf. für den Arzt zu notieren.

Atemrhythmus

Sie haben bereits erfahren, daß bei der Atmung Häufigkeit der Atemzüge (Atemfrequenz) und Atemtiefe unterschieden werden. Des weiteren ist auch der Atemrhythmus zu beachten. Normalerweise folgen Einatmung, Ausatmung und eine Atempause in geräuschloser und rhythmischer Regelmäßigkeit ohne Anstrengung.

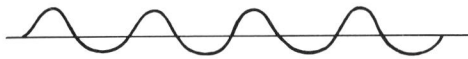 Normale Atmung

Der normale Atemrhythmus kann durch krankhafte Vorgänge (Kreislaufschwäche, Kollaps) oder andere Vorgänge (Ohnmacht, Schock) gestört werden. Veränderungen im Atemrhythmus lassen in der Regel auf krankhafte Zustände schließen.

Sie beginnen mit kleineren flachen Atemzügen, die in allmählich immer tiefere, oft keuchende Atemzüge übergehen. Langsam schwellen die Atemzüge wieder ab und verflachen, bis eine Atempause eintritt. Diese Form tritt häufig bei Erkrankungen des Gehirns, Vergiftungszuständen, Herzleiden, aber auch als drohendes Zeichen des nahenden Todes auf.

Beachte:

Die Atmung kann auch durch Speichel, Erbrochenes, Blut und Schleim behindert werden. Solche Absonderungen oder Fremdkörper können die Atemwege beträchtlich einengen und sogar bis zum Ersticken führen. Bei solchen Beobachtungen ist sofort der Arzt zu informieren.

Überprüfen Sie Ihr Wissen

1. Blutkreislauf (s. S. 80–82)

– Nennen Sie die wichtigsten Kreislaufsysteme.

1. _____

2. _____

– Verfolgen Sie im *Körperkreislauf* den Weg des Blutes von der linken Herzkammer zu den Kapillaren und zeichnen Sie den Weg des arteriellen Blutes farbig ein.

– Zählen Sie die wichtigsten Adern des Blutkreislaufes auf.

1. _____

2. _____

3. _____

– Ergänzen Sie:

Der *Lungenkreislauf* beginnt in der _____

und endet in dem _____

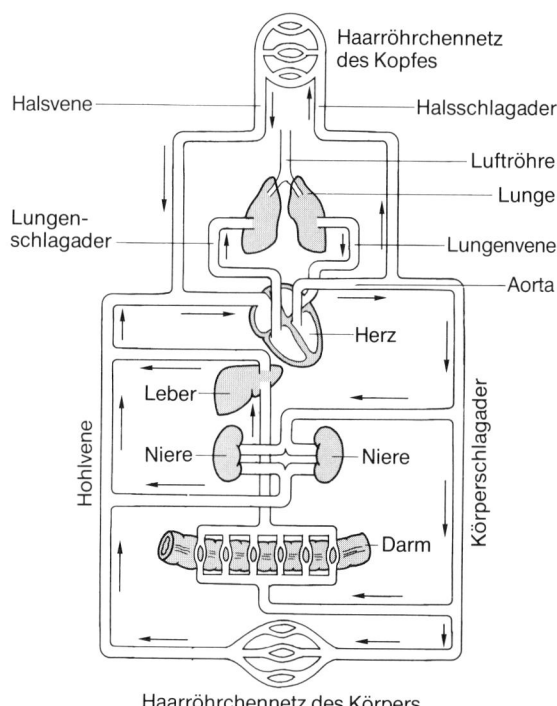

Haarröhrchennetz des Kopfes

Halsvene

Halsschlagader

Luftröhre

Lunge

Lungen-schlagader

Lungenvene

Aorta

Herz

Leber

Niere

Niere

Hohlvene

Körperschlagader

Darm

Haarröhrchennetz des Körpers

2. Der Puls (s. S. 83 ff)

– Nennen Sie die Körperstellen, an denen der Puls gefühlt werden kann.

1. _____

2. _____

3. _____

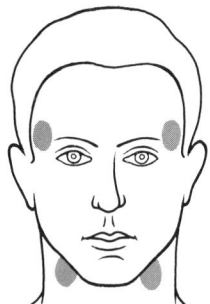

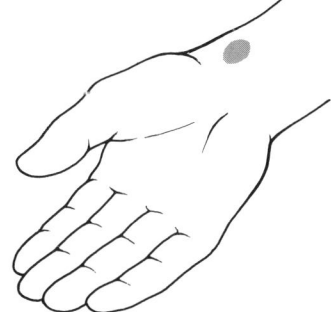

– Der Pulsschlag beim Erwachsenen beträgt in der Regel ____ Schläge in der Minute, beim alten Menschen _____ Schläge pro Minute.

– Geben Sie an, um welchen Puls es sich jeweils in den nachstehenden Abfolgen der Pulsschläge handelt.

• • • • • • _____

••• • •• _____

3. Atmung (s. S. 85 f)

– Nennen Sie die Arten der Atmung, die Sie im Programm kennengelernt haben.

1. _____

2. _____

5
Krankenbeobachtung II

Beobachtung des Kranken

Krankheitszeichen
(Hautfarbe, Körpertemperatur,
Ausscheidungen)

Arbeitsziele

Teilziele: Beobachtung des Kranken

Nach Durcharbeit dieses Abschnitts können Sie

– normales und verändertes Aussehen eines Kranken wahrnehmen
  und unterscheiden;
– erkennbare Veränderungen am Kranken überprüfen;
– ihre Wahrnehmungen durch Messen und Kontrollieren überprüfen.

Teilziele: Krankheitszeichen

Nach Durcharbeit dieses Abschnitts können Sie

– subjektive und objektive Krankheitszeichen aufzählen;
– die wichtigsten Krankheitszeichen nennen;
– die Meßarten der Körpertemperatur beschreiben;
– die einzelnen Meßwerte erklären;
– krankhafte Veränderungen bei den Ausscheidungen gezielt beobachten.

Beobachtung des Kranken

Geborgenheit

Ein kranker Mensch bedarf einer Pflegeperson, die befähigt ist, seinen jeweiligen Zustand gewissenhaft zu beobachten. So wird eine aufmerksame Pflegeperson sogleich erkennen, ob ein Kranker z.B.
– Schmerzen hat,
– schlecht gelagert ist oder
– sich nicht wohl fühlt.

Schon durch diese Aufmerksamkeit gibt sie dem Kranken das Gefühl der Geborgenheit und Sicherheit, wenn sie dessen Bedürfnisse erahnt, erkennt und erfüllt. Sie erleichtert dem Kranken die Annahme der Pflege und kann damit wesentlich zur Genesung beitragen.

Gezielter Einsatz der Sinne

Die Forderung an die Pflegeperson, bei jeder Verrichtung am Kranken, bei jedem Gespräch mit ihm mit Hilfe all ihrer Sinne zu beobachten und Veränderungen am Kranken wahrzunehmen, scheint leicht erfüllbar zu sein; sie ist in der Praxis aber schwierig zu verwirklichen, da der zivilisierte Mensch seine Sinne oft nur noch oberflächlich gebraucht. Oberflächlicher Gebrauch der Sinne genügt aber in der Krankenpflege nicht. Vielmehr ist von der Pflegeperson zu fordern, daß sie all ihre Sinne gezielt einsetzt, um evtl. Veränderungen im Aussehen und Verhalten des Kranken feststellen zu können. Diese Fähigkeit kann erlernt werden.

Ein erster Schritt dazu ist es bereits, Sinnesorgane wie Auge, Ohr, Hautsinn und Nase wieder bewußt zu gebrauchen. So kann man z.B.

mit dem Auge:	Hautrötung	sehen
mit dem Ohr:	veränderten Atemrhythmus, Röcheln u.ä.	hören
mit dem Tastsinn:	Puls	fühlen
mit der Nase:	Ausdünstungen	riechen

Es ist also möglich, bereits mit unseren Sinnen Veränderungen im Zustand und Verhalten eines Kranken wahrzunehmen.

Merke:

Seine Sinne gebrauchen heißt: *wahrnehmen.*

In der Krankenpflege bedeutet Wahrnehmen: mit Hilfe der Sinne wach sein für Veränderungen am Kranken.

Veränderungen können wahrgenommen werden
– beim Aussehen des Kranken   z.B. am Auge,
– in der Haltung des Kranken   z.B. am Gang,
– bei der Haut   z.B. an Rötung, Blässe.

Fallen der Pflegeperson derartige Veränderungen auf, muß sie diese gezielt *beobachten.* Sie wird überprüfen, ob ihre erste Wahrnehmung einmalig oder zufällig war oder ob diese auf eine Krankheit hindeutet.

Beispiel: Ein Mann kehrt am Abend müde und abgeschlagen von der Arbeit zurück und klagt über Kopfschmerzen. Während des Gesprächs fallen der Hausfrau die eigentümlich glänzenden Augen, das gerötete Gesicht ihres Mannes sowie sein müdes Aussehen auf. Ihr kommt dabei der Verdacht, ihr Mann könne evtl. Fieber haben. Sie stellt fest, daß Stirn und Hände heiß sind. Sie mißt mit einem Thermometer die Körpertemperatur, um ihre erste Wahrnehmung zu überprüfen. Es stellt sich dabei heraus, daß der Mann hohes Fieber hat.

Das Beispiel verdeutlicht, wie man von der Wahrnehmung zu einer gezielten Beobachtung und ihrer Überprüfung kommen kann. Vom Hören, Sehen und Fühlen kommt die Pflegeperson zum Messen und Notieren der Körpertemperatur.

Verfolgen Sie in der nachstehenden schematischen Darstellung den Vorgang der Beobachtung.

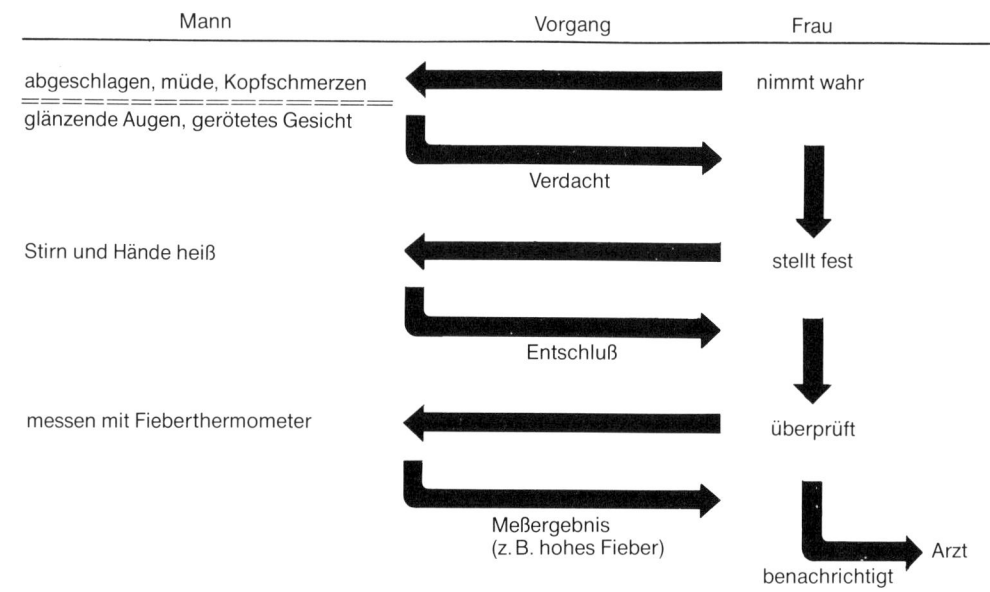

Beachte:

Ähnlich verläuft jede Krankenbeobachtung:
1. wahrnehmen,
2. feststellen,
3. überprüfen (messen und kontrollieren).

Die Beobachtung von Veränderungen in der Form von Wahrnehmung und Überprüfung bleibt unvollständig, wird sie nicht durch einige grundlegende Kenntnisse über sog. Krankheitszeichen ergänzt. So bedeutete das Fieber des Mannes nicht die Erkrankung selbst, sondern nur ein Anzeichen für eine Erkrankung (Krankheitszeichen). Krankheitszeichen können immer nur Hinweise auf eine mögliche Erkrankung sein. Die Entscheidung darüber, ob eine Erkrankung tatsächlich vorliegt oder nicht, fällt in die Zuständigkeit des Arztes: Er stellt die Diagnose.

Krankheitszeichen

Subjektive und objektive Zeichen

Es gibt Krankheitszeichen, die nur der Kranke selber spürt und mitteilen kann. Schwindelgefühl und Schmerzen werden z.B. in Kopf und Gliedmaßen nur von der erkrankten Person selbst empfunden; sie werden deshalb *subjektive* Krankheitszeichen genannt. Im Unterschied dazu gibt es eine Vielzahl von Krankheitszeichen, die man nur durch gezielte Wahrnehmung und Überprüfung erkennen kann. Solche Krankheitszeichen werden in der Krankenpflege *objektive* Krankheitszeichen genannt.

Im folgenden sind verschiedene subjektive und objektive Krankheitszeichen ungeordnet angeführt. Überlegen Sie, welcher der beiden Gruppen Sie die einzelnen Krankheitszeichen zuordnen können.

1. Mattigkeit, 2. Schwellung der Haut, 3. Schwarzfärbung des Stuhls, 4. Schwindelgefühl, 5. bierbrauner Urin, 6. abnorme Blässe, 7. Schmerzen, 8. erhöhte Körpertemperatur, 9. blutiger Auswurf, 10. Schüttelfrost, 11. kaffeesatzartiges Erbrechen, 12. Schmerzen in den Gliedmaßen, 13. auffälliger Gewichtsverlust, 14. hohes Fieber, 15. Brechreiz, 16. Unlust zum Arbeiten.

Subjektive Krankheitszeichen:

_____

_____

_____

_____

Objektive Krankheitszeichen:

_____

_____

_____

_____

Vergleichen Sie auf der nächsten Seite unter „Ergebnis" die richtige Zuordnung.

Ergebnis:

Subjektive Krankheitszeichen:	1 4 7 12 15 16
Objektive Krankheitszeichen:	2 3 5 6 8 9 10 11 13 14

In der Praxis der Krankenpflege zeigt sich, daß nicht immer zwischen subjektiven und objektiven Krankheitszeichen exakt unterschieden werden kann. So kann einmal ein Schmerz subjektiv stark empfunden werden, für den Pfleger aber nur schwer oder kaum beobachtbar sein; zum anderen kann eine besondere Körperhaltung (Schonhaltung) eines Kranken dem aufmerksamen Pfleger Hinweise auf vorhandene Schmerzen geben, ohne daß der Patient diese nennt.

Aus der Vielzahl der Krankheitszeichen werden im folgenden einige ausgewählt und dargestellt, die für die Hauskrankenpflege von besonderer Bedeutung sind: Hautfarbe, Körpertemperatur, Ausscheidungen.

In der nachstehenden Übersicht wird dargestellt, wie sich durch Krankheit die Hautfarbe verändern kann.

Veränderungen	Krankheit
Rotfärbung	z. B. bei Fieber, Ausschlag, hohem Blutdruck
Blässe	z. B. bei inneren Blutungen, Blutarmut, niedrigem Blutdruck, Herzkrankheiten
Blaufärbung der Lippen, Ohrläppchen, Fingerspitzen	z. B. bei Lungenerkrankungen, Herzkrankheiten
Gelbfärbung	z. B. bei Gallenstauungen, Leberentzündungen, Blutkrankheiten

Hautfarbe – Hautzustand

Der Zustand der Haut spiegelt oft einen Krankheitszustand der Organe wider (Schweiß, kalter Schweißausbruch, trockene Haut). Wie Sie wissen, fließt das Blut durch die Hautkapillaren, wodurch die Haut ihre Rosafärbung erhält. Bei Krankheiten kann das Blut durch Schlackenstoffe (Stoffwechselprodukte) in ungewöhnlich großer Menge angereichert und dadurch die Hautfarbe verändert werden. So kann sich z. B. bei einer Leberentzündung durch eine Überschwemmung des Blutes mit (gelben) Gallenfarbstoffen eine Gelbfärbung der Haut ergeben.

Nicht immer sind Veränderungen der Hautfarbe durch eine Krankheit verursacht. So können Sauerstoffmangel oder Erregung und Schreck das Aussehen eines Menschen verändern. Bei einem Bettlägerigen kann auch eine unsachgemäße Pflege wie erhöhte Raumtemperatur, Überwärmung durch Bettdecke oder Heizkissen, aber auch ein Diätfehler Veränderungen der Hautfarbe herbeiführen.

Körpertemperatur

Im Körper wird durch Verbrennung von Nahrungsstoffen Energie (Muskelarbeit) und Wärme (Körpertemperatur) erzeugt (s. S. 81 f). Die Körperwärme wird durch das Wärmezentrum im Gehirn zwischen 36 °C und 37 °C gehalten. Dieses Zentrum sorgt also dafür, daß der Körper eine verhältnismäßig gleichbleibende Körpertemperatur beibehält, indem er Wärme erzeugt (z. B. vor Kälte zittern) oder Wärme abgibt (z. B. schwitzen). Wenn Krankheitserreger in den Körper eindringen, versucht dieser sie zu bekämpfen. Dadurch kommt es zu einer vermehrten Wärmebildung, die häufig nicht mehr durch Schwitzen ausgeglichen werden kann. Die Folge sind erhöhte Temperatur oder Fieber.

Merke:

Erhöhte Temperatur gilt noch nicht als Fieber!

Beachte:

Kinder haben etwas höhere Temperaturwerte als Erwachsene.

Normale, erhöhte Temperatur und Fieber

Die für den Körper normale Temperatur liegt zwischen 36 °C und 37 °C. Geringfügige Temperaturschwankungen (bis zu einem Grad) gelten als normal, wobei die tiefste Temperatur normalerweise während des Schlafes in der Mitte der Nacht, die höchste am Spätnachmittag erreicht wird.

– Temperatur unter 36 °C gilt als Untertemperatur,
– Temperatur zwischen 37 °C und 38 °C wird als erhöhte Temperatur,
– Temperatur über 38 °C als Fieber,
– Temperatur über 39 °C als hohes Fieber bezeichnet (bei Messung in der Achselhöhle).

Nachstehend finden Sie einige mögliche Körpertemperaturen eines Menschen angegeben. Ordnen Sie die Temperaturwerte den Temperaturarten zu und tragen Sie diese in die entsprechenden Spalten ein:

36,2°; 38,5°; 37,4°; 39,8°; 38,3°; 36,7°; 38°; 35,9°; 37 °C.

Unter-temperatur	Normale Temperatur	Erhöhte Temperatur	Fieber	Hohes Fieber

Vergleichen Sie Ihre Eintragungen mit den Angaben auf der nächsten Seite.

Ergebnis:

Unter-temperatur	Normale Temperatur	Erhöhte Temperatur	Fieber	Hohes Fieber
35,9°	36,2° 36,7° 37,0°	37,4° 38,0°	38,5° 38,3°	39,8°

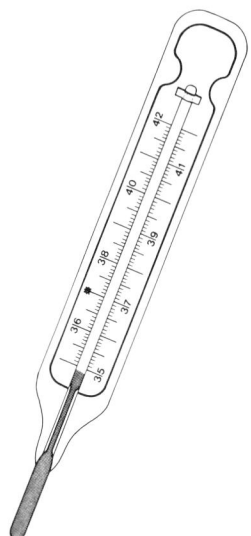

Meßarten

Um die Körpertemperatur möglichst genau zu kontrollieren, muß diese mit einem Fieberthermometer gemessen werden. In der Krankenpflege kennt man drei Meßarten.

1. Axillare Messung (in der Achselhöhle)

– Exaktes Einlegen in die Achselhöhle;
– die Achselhöhle muß trocken und frei von Kleidungsstücken sein;
– Meßdauer: 10 Minuten.

2. Orale Messung (in der Mundhöhle)

– Spezialausführung des Thermometers (nur zum persönlichen Gebrauch).
– Thermometer unter die Zunge einlegen;
– Meßdauer: 8 Minuten;
– nicht bei Kindern anwenden.

3. Rektale Messung (im Darm)

– Seiten- oder Rückenlage;
– Thermometer anfeuchten;
– Thermometer mit Drehbewegung einführen;
– in der Hauskrankenpflege das Thermometer grundsätzlich festhalten;
– Meßdauer: 3 Minuten.

Sie haben nun die drei in der Krankenpflege verwendeten Meßarten kennengelernt. Jede dieser Meßarten hat Vor- und Nachteile. Überlegen Sie, welche Vor- und Nachteile sich aus den Angaben über die axillare, orale und rektale Messung ergeben. Tragen Sie die Ergebnisse Ihrer Überlegung in die nachstehende Übersicht ein.

	Axillare Messung	Orale Messung	Rektale Messung
Vorteile	--------------- ---------------	--------------- ---------------	--------------- ---------------
Nachteile	--------------- ---------------	--------------- ---------------	--------------- ---------------

Ergebnis:

	Axillare Messung	Orale Messung	Rektale Messung
Vorteile	leicht durchführbar	einfach kurze Meßzeiten verhältnismäßig genau keine Fehlerquellen	kurze Meßzeiten genaueste Messung keine Fehlerquellen

Nachteile	viele Fehlerquellen
	– Ungenauigkeit
	– lange Meßzeiten
	– falsches Einlegen
	– bei unruhigen
	  Kranken
	  Gefahr des
	  Herausfallens
		für Kinder und Personen mit Atemnot ungeeignet
		Gefahr des Zerbrechens
			unangenehm
			Gefahr des Zerbrechens bei unruhigen Kranken
			nicht durchführbar bei Enddarmerkrankungen

Meßwerte

Die verschiedenen Meßarten erbringen verschiedene Ergebnisse:

– Bei der rektalen Meßart liegen die Meßwerte im allgemeinen um fünf Teilstriche höher als bei der axillaren,
– bei der oralen Meßart um ca. zwei Teilstriche höher als bei der axillaren Meßart.
– Ergibt sich bei der axillaren Messung eine erhöhte Temperatur, soll unbedingt rektal nachgemessen werden.

Meßzeiten

Die Körpertemperatur eines jeden Menschen schwankt im Laufe des Tages. Deshalb wird die Temperatur mehrmals am Tage gemessen. In der Regel ergeben sich folgende Meßzeiten:

– am Morgen vor dem Aufstehen und
– am Spätnachmittag.

Bei Fieber soll die Temperatur am Abend noch einmal kontrolliert werden.

Beachte:

Meßergebnisse müssen unter Angabe der Meßart und der Meßzeit festgehalten werden. Die Meßwerte dürfen weder durch Zuzählen noch durch Abzählen verändert werden, da sich aus individuellen Eigenheiten oder örtlichen Entzündungen (z. B. Blinddarmentzündung) Unterschiede ergeben können.

Umgang mit dem Fieberthermometer

Vor Gebrauch den Zustand des Thermometers überprüfen nach
– Schäden,
– Quecksilberstand.
– Falls das Thermometer in einer Desinfektionslösung aufbewahrt wird, Thermometer abtrocknen.

Nach Gebrauch
– Thermometer unter kaltem fließenden Wasser reinigen.
– Bei rektaler Messung Grobreinigung mit Watte oder Zellstoff,
– keimfrei machen in einer Desinfektionslösung.
– Aufbewahrung des Thermometers in der Hülle (bei ständigem Gebrauch des Thermometers in einem Standglas mit entsprechender Desinfektionslösung und Watte).

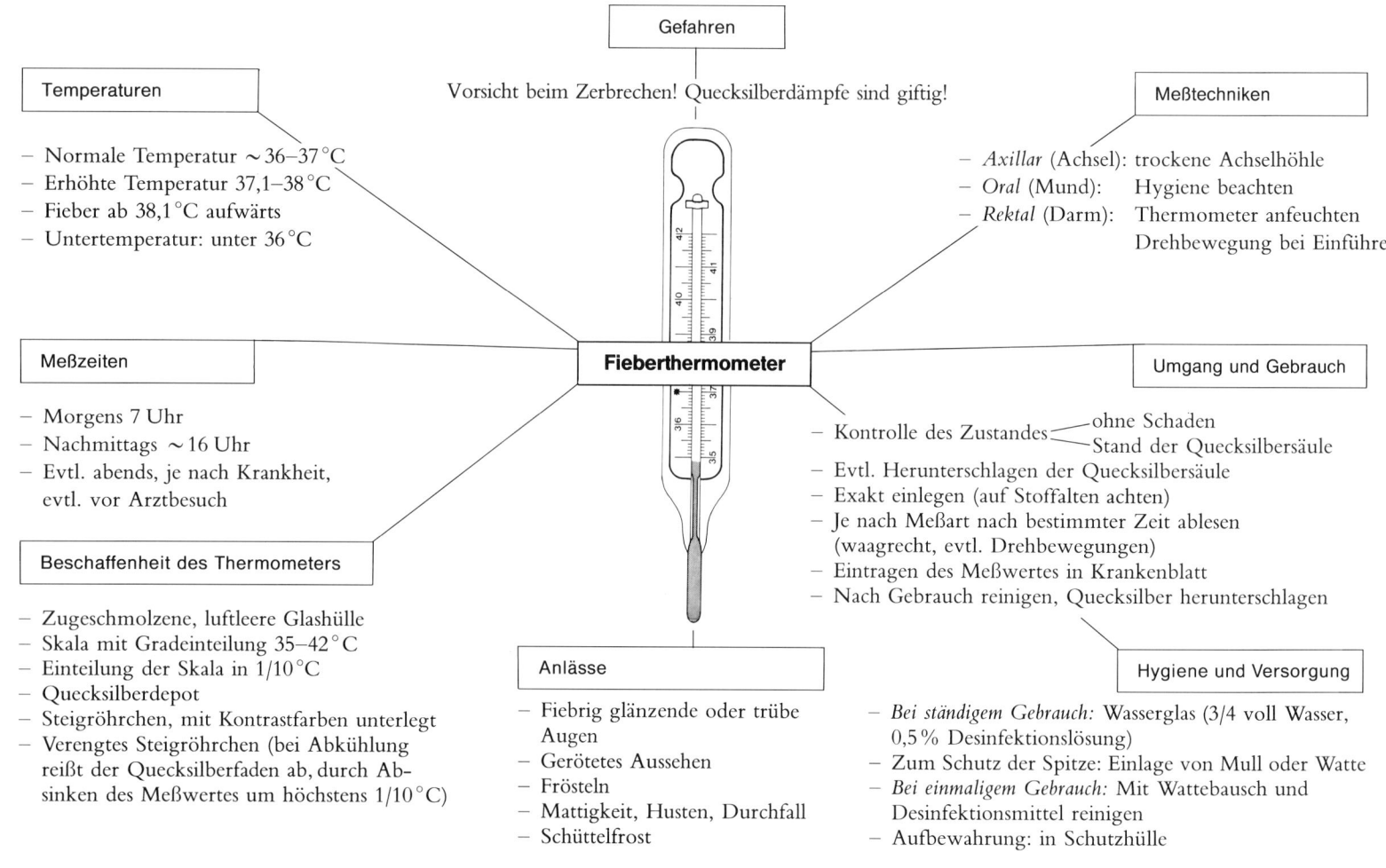

Gefahren

Vorsicht beim Zerbrechen! Quecksilberdämpfe sind giftig!

Temperaturen

– Normale Temperatur ∼ 36–37 °C
– Erhöhte Temperatur 37,1–38 °C
– Fieber ab 38,1 °C aufwärts
– Untertemperatur: unter 36 °C

Meßtechniken

– *Axillar* (Achsel): trockene Achselhöhle
– *Oral* (Mund): Hygiene beachten
– *Rektal* (Darm): Thermometer anfeuchten
  Drehbewegung bei Einführen

Meßzeiten

– Morgens 7 Uhr
– Nachmittags ∼ 16 Uhr
– Evtl. abends, je nach Krankheit,
  evtl. vor Arztbesuch

Fieberthermometer

Umgang und Gebrauch

– Kontrolle des Zustandes ⟨ ohne Schaden / Stand der Quecksilbersäule
– Evtl. Herunterschlagen der Quecksilbersäule
– Exakt einlegen (auf Stoffalten achten)
– Je nach Meßart nach bestimmter Zeit ablesen
  (waagrecht, evtl. Drehbewegungen)
– Eintragen des Meßwertes in Krankenblatt
– Nach Gebrauch reinigen, Quecksilber herunterschlagen

Beschaffenheit des Thermometers

– Zugeschmolzene, luftleere Glashülle
– Skala mit Gradeinteilung 35–42 °C
– Einteilung der Skala in 1/10 °C
– Quecksilberdepot
– Steigröhrchen, mit Kontrastfarben unterlegt
– Verengtes Steigröhrchen (bei Abkühlung
  reißt der Quecksilberfaden ab, durch Ab-
  sinken des Meßwertes um höchstens 1/10 °C)

Anlässe

– Fiebrig glänzende oder trübe
  Augen
– Gerötetes Aussehen
– Frösteln
– Mattigkeit, Husten, Durchfall
– Schüttelfrost

Hygiene und Versorgung

– *Bei ständigem Gebrauch:* Wasserglas (3/4 voll Wasser,
  0,5 % Desinfektionslösung)
– Zum Schutz der Spitze: Einlage von Mull oder Watte
– *Bei einmaligem Gebrauch:* Mit Wattebausch und
  Desinfektionsmittel reinigen
– Aufbewahrung: in Schutzhülle

Ausscheidungen

Es könnte bisher der Eindruck entstanden sein, daß man sich aufgrund bestimmter Kenntnisse und Techniken immer situationsgerecht am Krankenbett verhalten könnte. Wie wenig in einer konkreten Situation ein solches Wissen tatsächlich genügen kann, zeigt sich immer dann, wenn etwa durch plötzliches Erbrechen oder unkontrollierte Stuhlentleerung die Pflegeperson so in ihrem Verhalten beeinträchtigt wird, daß sie anfangs oft unfähig ist, zu beobachten und zu helfen.

Erbrechen

Beispiel: Eine Krankenschwester kommt zu einem Langzeitkranken. Während des Umbettens erbricht der Kranke plötzlich. Ihre erste Reaktion darauf ist ein Gefühl des Ekels. Als sie aber *sieht*, wie der Kranke sich quält,
– reicht sie ihm eine Nierenschale,
– dreht sie den Kopf des Kranken zur Seite oder richtet ihn auf,
– spricht ihm beruhigend zu,
– fordert ihn zum Durchatmen auf und
– spült ihm den Mund aus.

Durch die praktische Hilfe wird die Pflegeperson in dieses für beide unangenehme Geschehen so einbezogen, daß sie ihr anfängliches Ekelgefühl zurückdrängen und den Kranken beobachten kann. Jetzt registriert und vergleicht sie auch Aussehen, Geruch und Menge des Erbrochenen. Später macht sie sich noch Notizen für den Arzt.

Das Beispiel zeigt,
– wie eine in der Krankenpflege erfahrene Person durch Ekel zunächst blockiert wurde,
– wie sie ihren Ekel überwinden konnte, indem sie die Not des Kranken sah und ihren Beobachtungen entsprechend handelte.

Ist man fähig, Erschrecken und Ekelgefühl zu überwinden und Hilfe zu leisten, wird man – wie gezeigt – eher in der Lage sein, beim Erbrechen *gezielter* zu beobachten:
– Häufigkeit und Menge *feststellen*,
– Vorgang des Erbrechens *wahrnehmen* und
– Aussehen des Erbrochenen *sichten* (Erbrochenes evtl. für die Diagnose des Arztes aufbewahren).

Wird ein Hausbesuch des Arztes notwendig, sollte er von Ihren Beobachtungen erfahren, über

Häufigkeit und Menge des Erbrochenen:
ob der Kranke einmal oder mehrmals erbrochen hat,
ob der Kranke nüchtern oder nach der Mahlzeit oder nach bestimmten Speisen erbrochen hat,
ob der Kranke nach einer Aufregung erbrochen hat,
ob dem Kranken vor dem Erbrechen übel war oder er unerwartet erbrach;

die Art, wie der Kranke erbrochen hat:
ob im Schwall,
hervorgewürgt oder
in Stößen.

Farbe und Beschaffenheit des Erbrochenen:

Farbe	Ursache der Verfärbung	Beschaffenheit
Farblos	Nüchternheit	Magensaft, dünnflüssig, schleimig
Gelb/grünlich	Beimischung von Gallensaft	flüssig-schleimig/gallertartig
Rot-bräunlich-schwarz	Beimischung von Blut	kaffeesatzartig

Weitere Farbveränderungen sind auch durch eingenommene Speisen und Medikamente möglich.

Das Erbrochene kann auch
- feine oder grobe Speisebeimengungen enthalten,
- unverdaut oder angedaut sein,
- mit Kot vermengt sein (Koterbrechen, Beimengungen des Darminhalts).

Farbe und Beschaffenheit des Sputums

Farbe	Ursache der Verfärbung	Beschaffenheit
Farblos-weiß		schleimig
Weiß-gelblich-grünlich	Beimengung von Eiter	zähflüssig-glasig
Rostbraun	Beimengung von Blut	eitrig

Merke:

Diese Angaben zu Häufigkeit und Menge von Ausscheidungen, über den Vorgang des Erbrechens und über die Beschaffenheit des Erbrochenen sind für die Diagnose des Arztes wichtig.

Die Merkmale wie Farbe und Beschaffenheit können auf andere Bereiche der Krankenbeobachtung übertragen werden, z. B. auf Auswurf, Urin, Stuhl.

Auswurf (Sputum)

Sputum ist Schleim aus den Bronchien oder eine Absonderung aus dem Rachen oder der Nase. Beim gesunden Menschen wird nur wenig Schleim abgesondert, der kaum belästigt. Kranke und Alte haben eine verstärkte Schleimbildung, die dazu führt, daß mehr Sputum ausgeworfen wird. Ähnlich wie beim Erbrochenen ist beim Sputum vor allen Dingen auf Farbe und Beschaffenheit zu achten. Nachstehend finden Sie dazu eine Übersicht.

Beachte:

Den Kranken auffordern
- das Sputum abzuhusten, nicht hinunterzuschlucken;
- Sputum in einen Becher (evtl. Einwegbecher) mit Desinfektionslösung (s. S. 219) zu spucken.
Besondere Vorsicht bei bewußtseinsgestörten Patienten (evtl. Becher mit Wasserfüllung)!
Mögliche Ansteckungsgefahr vermeiden.
Grundsätzlich Hygiene beachten!

Urin

Die wasserlöslichen Abbauprodukte des Stoffwechsels werden mit dem Urin aus dem Körper ausgeschieden.

Farbe und Beimengungen des Urins

Die Farbe des Urins kann beim gesunden Menschen von hellgelb bis dunkelgelb wechseln. Je geringer die Urinmenge, desto intensiver die Farbe. Bei reichlicher Harnproduktion ist der Urin hell. Diese Farbunterschiede sind normal. Beim Gesunden ist der frisch abgegebene Urin meist klar; eine evtl. Trübung klärt sich rasch auf.

Sind beim Urin andere als obengenannte Farbveränderungen zu erkennen oder liegt eine länger anhaltende Trübung vor, kann eine Krankheit vermutet werden.

	Farbe	Ursache der Verfärbung
Normal-bereich:	hellgelb, verdünnt, dunkelgelb, konzentriert, normale Färbung	z.B. reichliches Trinken, starker Wasserverlust oder geringe Flüssigkeitszufuhr
Krank-hafte Verände-rungen:	bierbraun (mit gelbem Schaum)	z.B. Hinweis auf Leber-schädigung
	fleischwasserfarbig-rotbraun	z.B. Beimengung von Blut
	weißliche Ausflockung	z.B. Beimengung von Eiweiß

Beachte:

Durch Einnehmen von Medikamenten oder Nahrungsmitteln mit besonderen Farbstoffen (Rote Bete, Fruchtsäfte) können ebenfalls farbliche Veränderungen des Urins entstehen.

Neben der Farbe ist auch auf Klarheit oder Trübung des Urins zu achten. Trübung tritt auf durch Beimengungen (z.B. von Blutkörperchen, Eiweiß, Bakterien, ausgeschiedenen Salzen).

Menge und Häufigkeit

Weitere Gesichtspunkte bei der Beobachtung des Urins sind die Feststellung der Menge und Häufigkeit sowie ihre möglichen Veränderungen. Normalbereich: ca. 1,5 l Urin pro Tag. Die Hauptmenge des Urins wird während des Tages ausgeschieden.

Krankhafte Veränderungen sind z.B. ständiger Harndrang, häufiges nächtliches Wasserlassen, unkontrolliertes Wasserlassen.

Vorgang der Urinausscheidung

In der Regel beobachtet der Kranke selbst den Vorgang des Urinlassens. Die Pflegeperson wird den Kranken in besonderen Fällen auffordern, das Wasserlassen regelmäßig zu beobachten und evtl. Veränderungen sogleich zu berichten.

Stuhl

Zur Krankenbeobachtung gehört auch das Beachten des Stuhlgangs. Der Stuhl enthält neben Schlackenstoffen und Wasser auch Bakterien. Seine Farbe wird überwiegend durch den Gallenfarbstoff bestimmt. Veränderungen der Farbe, Form und Festigkeit des Stuhls sowie Häufigkeit und Menge des Stuhlgangs können auf krankhafte Vorgänge hinweisen.

Farbveränderungen

Der Stuhl wird durch den Gallenfarbstoff hell- bis dunkelbraun gefärbt. Verfärbungen können durch Nahrungsmittel und Medikamente oder durch krankhafte Vorgänge im Verdauungsbereich auftreten.

Farbveränderungen durch Nahrungsmittel und Medikamente:

Farbe	Ursache
Gelblich	z.B. Genuß von Milch
Grünlich	z.B. Genuß von Spinat
Rotbraun	z.B. Genuß von Rote Bete
Schwarz	Einnahme von Kohle, eisenhaltigen Medikamenten

Farbveränderungen durch krankhafte Vorgänge

Farbe	Ursache
Grauweiß (lehmfarbig)	z. B. bei Leber- und Gallenleiden fehlt der Gallensaft, der den Gallenfarbstoff enthält.
Schwarz (teerfarbig)	z. B. bei Blutungen, vor allem in Speiseröhre und Magen.

Beschaffenheit des Stuhls und Häufigkeit des Stuhlgangs

Der normale Stuhl ist weich, aber geformt. Der Stuhlgang erfolgt in der Regel täglich oder alle zwei Tage 1–2mal. Verändern sich die Beschaffenheit des Stuhls oder die Regelmäßigkeit des Stuhlgangs, so können Störungen im Verdauungsvorgang vermutet werden.

Formen dieser Störung sind *Durchfall* und *Verstopfung*.
- Treten täglich mehrere dünnflüssige, unter Umständen schmerzhafte Darmentleerungen auf, sprechen wir von Durchfall.
- Tritt eine über mehrere Tage verzögerte Darmentleerung auf, so besteht eine Verstopfung.

Nicht immer muß dabei auf eine ernsthafte Erkrankung geschlossen werden. So können Nahrungssünden oder Nervosität Darmentleerungen oder Verstopfungen bewirken; diese sind in der Regel harmlos.

Durchfall und Verstopfung können aber auch alarmierende Krankheitszeichen sein.
In diesen Fällen sollte der Arzt benachrichtigt werden. Dies vor allem dann, wenn

- Durchfall auftritt in Verbindung mit
  - Fieber,
  - Erbrechen,
  - Beimengung von Schleim und Blut;
- Verstopfung auftritt in Verbindung mit
  - stark geblähtem Bauch,
  - krampfartigen Schmerzen,
  - Erbrechen;
- Durchfälle und Verstopfungen wechselweise auftreten.

Beobachtung von Beimengungen

Besonders ist auf Beimengungen von Blut im Stuhl zu achten. Blutbeimengungen können als hellrotes Blut erkennbar sein – aufgelagert oder beigemengt. Sie können aber auch als Blut nicht mehr erkennbar sein, indem sie eine Schwarzfärbung des Stuhls bewirken (Teerstuhl).

Bei Beobachtung von Blut im Stuhl muß sofort der Arzt aufgesucht bzw. benachrichtigt werden! Stuhlproben (in Glasfläschchen verschlossen) für die ärztliche Diagnose kühl aufbewahren.

Beachte:

Alle Beobachtungen über diese Veränderungen sollen gewissenhaft notiert und dem Arzt unverzüglich zur Kenntnis gebracht werden; nähere Einzelheiten über die Führung von Beobachtungsbögen können Sie von der Gemeindekrankenschwester erfahren.

Überprüfen Sie Ihr Wissen

1. Hilfeleistungen beim Erbrechen (s. S. 99)

Lesen Sie auf S. 92 das Beispiel noch einmal durch und schreiben Sie die einzelnen helfenden Maßnahmen in der genannten Reihenfolge nieder. Nennen Sie auch die Beobachtungen der Schwester, die sie für den Arzt schriftlich bereithalten wird.

_____   _____

_____   _____

_____   _____

_____   _____

2. Subjektive und objektive Krankheitszeichen (s. S. 93f)

Geben Sie je drei subjektive und objektive Krankheitszeichen an.

Subjektive Krankheitszeichen   Objektive Krankheitszeichen

1. _____   1. _____

2. _____   2. _____

3. _____   3. _____

3. Messung der Körpertemperatur (s. S. 95)

– Ordnen Sie die folgenden Meßwerte den Temperaturarten zu und tragen Sie diese in die entsprechende Spalte ein:

37°; 39,8°; 36,2°; 38,5°; 36,7°; 38°; 35,9°; 38,3°; 37,4 °C.

Untertemperatur	Normale Temperatur	Erhöhte Temperatur	Fieber	Hohes Fieber

4. Fieberthermometer (s. S. 98)

Ergänzen Sie auf dem Schema der nächsten Seite die fehlenden Angaben zu: Temperaturen, Meßtechniken, Meßzeiten, Beschaffenheit des Thermometers.

– Worauf achten Sie bei den einzelnen Meßarten?

axillar	oral	rektal

5. Ausscheidungen (s. S. 99–102)

Auf welche Vorgänge soll der Kranke beim Wasserlassen achten?

1. _____

2. _____

3. _____

4. _____

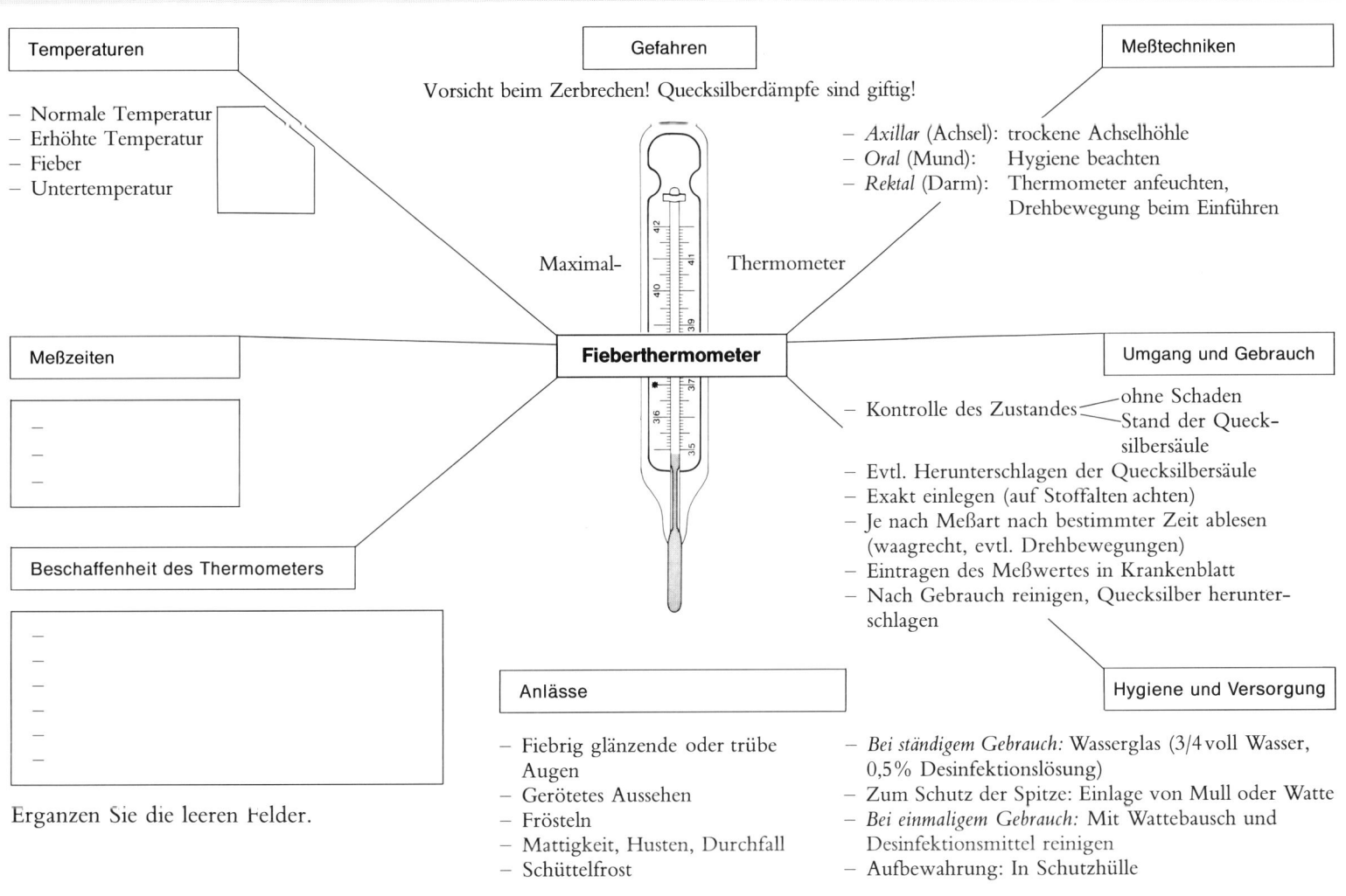

Temperaturen

– Normale Temperatur
– Erhöhte Temperatur
– Fieber
– Untertemperatur

Gefahren

Vorsicht beim Zerbrechen! Quecksilberdämpfe sind giftig!

Meßtechniken

– *Axillar* (Achsel): trockene Achselhöhle
– *Oral* (Mund):   Hygiene beachten
– *Rektal* (Darm):   Thermometer anfeuchten,
                 Drehbewegung beim Einführen

Maximal-   Thermometer

Fieberthermometer

Meßzeiten

–
–
–

Umgang und Gebrauch

– Kontrolle des Zustandes ⎰ ohne Schaden
                        ⎱ Stand der Queck-
                          silbersäule
– Evtl. Herunterschlagen der Quecksilbersäule
– Exakt einlegen (auf Stoffalten achten)
– Je nach Meßart nach bestimmter Zeit ablesen
  (waagrecht, evtl. Drehbewegungen)
– Eintragen des Meßwertes in Krankenblatt
– Nach Gebrauch reinigen, Quecksilber herunter-
  schlagen

Beschaffenheit des Thermometers

–
–
–
–
–
–

Ergänzen Sie die leeren Felder.

Anlässe

– Fiebrig glänzende oder trübe
  Augen
– Gerötetes Aussehen
– Frösteln
– Mattigkeit, Husten, Durchfall
– Schüttelfrost

Hygiene und Versorgung

– *Bei ständigem Gebrauch:* Wasserglas (3/4 voll Wasser,
  0,5% Desinfektionslösung)
– Zum Schutz der Spitze: Einlage von Mull oder Watte
– *Bei einmaligem Gebrauch:* Mit Wattebausch und
  Desinfektionsmittel reinigen
– Aufbewahrung: In Schutzhülle

6 Zweiterkrankungen durch längere Bettruhe

Druckgeschwüre

Lungenentzündung

Thrombose

Gelenkversteifungen

Arbeitsziele

Nach Durcharbeit dieses Abschnitts können Sie
– die vier wichtigsten Gefährdungen, die durch eine längere Bettruhe verursacht werden, nennen.

Im einzelnen können Sie
– über Entstehung von Druckgeschwüren und über vorbeugende Maßnahmen berichten;
– über Entstehung von Lungenentzündung und ihre Verhütung Auskunft geben;
– Entstehung und Verhütung der Thrombose erläutern;
– Entstehung und Verhütung von Gelenkversteifungen erklären.

Einleitung

In den nachfolgenden Abschnitten werden Fragen aufgegriffen, die zunehmend die Pflege selbst in den Vordergrund stellen. Die Pflegeperson muß wissen, daß sie bei der Pflege des Langzeitkranken zwei Gesichtspunkte stets berücksichtigen muß: einmal die Pflege des Grundleidens, zum anderen die vorbeugenden Maßnahmen. Die Beachtung solcher vorbeugender Maßnahmen wird deshalb so wichtig, weil bei einem Kranken, der lange Zeit an das Bett gefesselt ist, zusätzliche Gefährdungen und Erkrankungen hinzukommen können. Man spricht in diesem Zusammenhang von den „Gefahren der Bettruhe". So kann es vorkommen, daß der Kranke nicht durch die eigentliche Krankheit, sondern durch Zweiterkrankungen wie Druckgeschwüre, Lungenentzündung, Thrombose, Gelenkversteifungen ernstlich gefährdet wird.

Druckgeschwüre

Entstehung

Beim liegenden Kranken lastet das Körpergewicht besonders auf bestimmten Körperstellen. Der Druck des Körpergewichts und der Gegendruck der Matratze verursachen eine verringerte Durchblutung von Haut und Muskeln. Durch diese mangelnde Durchblutung wird das Gewebe zu wenig versorgt und kann schließlich absterben. Die Folge ist ein Druckgeschwür.

Bei Rückenlage sind folgende Körperstellen einem Druck besonders ausgesetzt:

- Hinterkopf
- Schulterblätter
- Ellenbogen
- Beckenrand
- Steißbein
- Fersen
- Zehen

Bei Seitenlagerung können Körperstellen wie Ohrläppchen, Schulter, Ellenbogen, Beckenrand, Knie, Knöchel gefährdet werden. Grundsätzlich kann an allen durch Auflagedruck belasteten Körperstellen, die nicht ausreichend durch Muskeln geschützt sind, ein Druckgeschwür entstehen.

Die Entstehung solcher Geschwüre wird zusätzlich begünstigt durch verschiedene Umstände:
- eingeschränkte Bewegungsfreiheit
  (infolge von Verbänden oder Schmerzen),
- starke Abmagerung,
- Übergewicht,
- Feuchtigkeit (Schwitzen, Einnässen),
- besondere Erkrankungen
  (Lähmungen, Gefäßerkrankungen, Zuckerkrankheit).

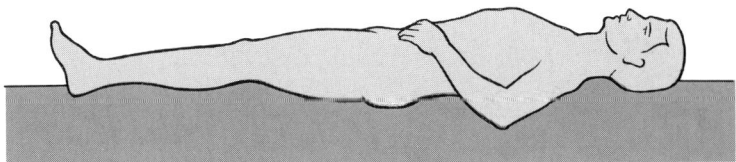

Betrachten Sie noch einmal die Zeichnung mit den auf der Matratze aufliegenden Körperstellen. Untersuchen Sie mit Hilfe der nachstehenden Angaben Entstehung und Wirkung einer Druckstelle am Gesäß des Kranken.

- Das Gesäß liegt mit großem Gewicht auf der Matratze.
- Dadurch entsteht ein Druck auf die Matratze *nach unten*.
- Durch die vom Gesäß belastete Matratze entsteht ein Gegendruck, der *nach oben* gegen den Körper wirkt.
- Der Druck (nach unten) und der Gegendruck (nach oben) bewirken, daß das Gewebe der aufliegenden Körperstelle zusammengedrückt und dadurch weniger durchblutet wird.

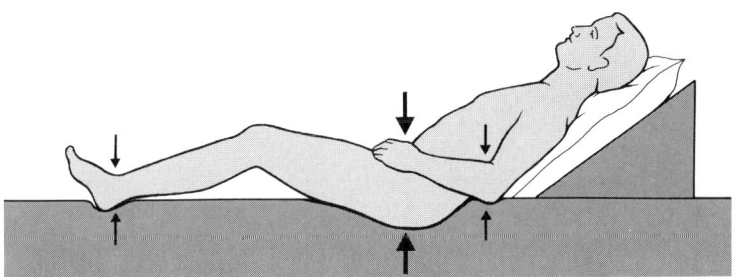

Antidekubitusmatratze

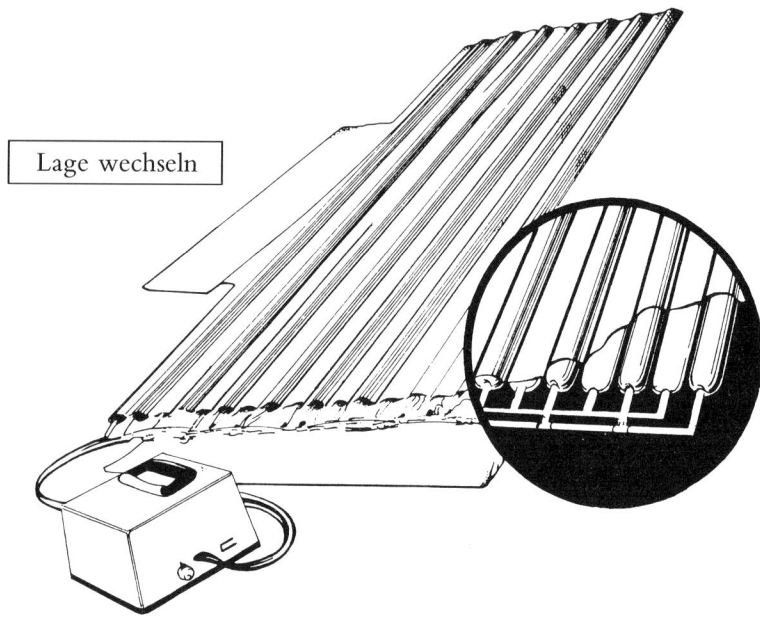

Lage wechseln

Falten und Krümel vermeiden

Vorbeugende Maßnahmen (Prophylaxen)

Der Gefahr der Entstehung eines Druckgeschwürs kann durch eine Reihe von vorbeugenden Maßnahmen begegnet werden.

Druckentlastung

Die Lage des Kranken (Rückenlage, Seitenlage) muß regelmäßig, in schweren Fällen alle zwei Stunden, gewechselt werden, wenn möglich in folgendem Rhythmus:
– Seitenlage,
– Rückenlage,
– Seitenlage,
– Rückenlage usw.

Grundsätzlich soll bei der Lagerung darauf geachtet werden, daß die gefährdeten Stellen druckentlastet werden. Hierfür eignen sich folgende Hilfsmittel: Wasserkissen und Schaumstoffunterlagen, Luftmanschetten (Fersenlagerung), Felle (aus Kunststoff). Bei besonders gefährdeten Patienten ist es empfehlenswert, eine Spezialmatratze (Antidekubitusmatratze) zu verwenden (evtl. beim Sozialamt Beihilfe beantragen, s. S. 210 f).

Vermeiden von Druckstellen

Schon bei der normalen Lagerung des Kranken können Druckstellen entstehen. Diese Gefährdung wird durch Knöpfe, Falten, Nähte oder Krümel vergrößert und kann durch Reiben und Scheuern die Entstehung von Hautreizungen und Druckstellen begünstigen.

Deshalb wird sich die Pflegeperson jedesmal beim Umbetten, Wäschewechsel, Heben und Höherlegen des Kranken vergewissern, daß der Kranke gut liegt.

Sorgfältiges Waschen und Abtrocknen

Intensivpflege der Haut

Eine intensive Pflege der Haut ist täglich, bei Bedarf (Einnässen, Schwitzen) öfter, notwendig. Sie fördert die Durchblutung, härtet die Haut ab und macht sie dadurch widerstandsfähiger.

Zu einer solchen Pflege gehören:

1. sorgfältiges Waschen der gefährdeten Stellen,
2. gründliches Abtrocknen,
3. „abklatschen" (mit hohler Hand),
4. je nach Beschaffenheit der Haut, Behandlung der gefährdeten Stellen mit Franzbranntwein oder ähnlichen Mitteln (Antidekubitusspray),
5. evtl. Pudern der gut abgetrockneten Haut.

Kräftiges Einreiben

Förderung der Hautdurchblutung

Kräftiges Einreiben mit Franzbranntwein oder mit alkoholartigen Mitteln (z.B. Kölnisch Wasser u.ä.). Wechselweise warmes und kaltes Fönen.

Eiweiß- und vitaminreiche Kost

Ernährung

Durch gezielte Ernährung können dem Körper notwendige Aufbaustoffe zugeführt werden. Dadurch wird z.B. einer Abmagerung entgegengewirkt und die Widerstandskraft des Körpers gestärkt.

- Eiweiß- und vitaminreiche Kost (Quark, Käse, Fleisch, Gemüse; vgl. Programm S.140ff). Sie enthält u.a. den Hautschutzstoff Vitamin A, das Zellatmungsvitamin B_2 und das für Stoffwechsel und Zellatmung wichtige Vitamin C.
- Ausreichende Flüssigkeitszufuhr (Frucht- und Gemüsesäfte).

Merke:

Vorbeugungsmaßnahmen:

- tägliche Kontrolle der gefährdeten Körperstellen.
- Hautpflege: Gründlich waschen, exakt abtrocknen, gefährdete Körperstellen einreiben, evtl. Körper abklatschen.
- Lagewechsel öfter vornehmen. Bettlaken glatt und faltenfrei halten, auf trockene Unterlagen achten.
- Lagerungshilfsmittel: Antidekubitusmatratze, Wasserkissen, Schaumstoff, Knierolle, Fersenmanschetten.
- Pflegehilfsmittel: Puder, Franzbranntwein, Einwegunterlagen, Spray.
- Vollwertige Nahrung.

Anzeichen einer möglichen Erkrankung

Selbst bei der besten Pflege können sich bei einem Bettlägerigen über Nacht erste Anzeichen der Entstehung eines Druckgeschwürs zeigen. Schon in diesem Stadium einer Rötung der Haut oder einer Hautabschürfung ist umgehend eine Gemeindekrankenschwester oder der Arzt zu benachrichtigen. Die Wundversorgung erfolgt nach deren Anordnung. Ein Druckgeschwür kann also am besten vermieden werden, wenn bei Auftreten erster Druckstellen diese sofort behandelt werden. Wird dieser beginnende Prozeß nicht genügend beachtet und als geringfügig abgetan, kann es sehr rasch zu einer sehr schmerzhaften und langwierigen Folgeerkrankung kommen. Solche fortgeschrittenen Stadien reichen von einer Blasenbildung über offene Wundgeschwüre bis zum Gewebszerfall.

Überprüfen Sie anhand des nachstehenden Strukturnetzes die gegebenen Informationen.

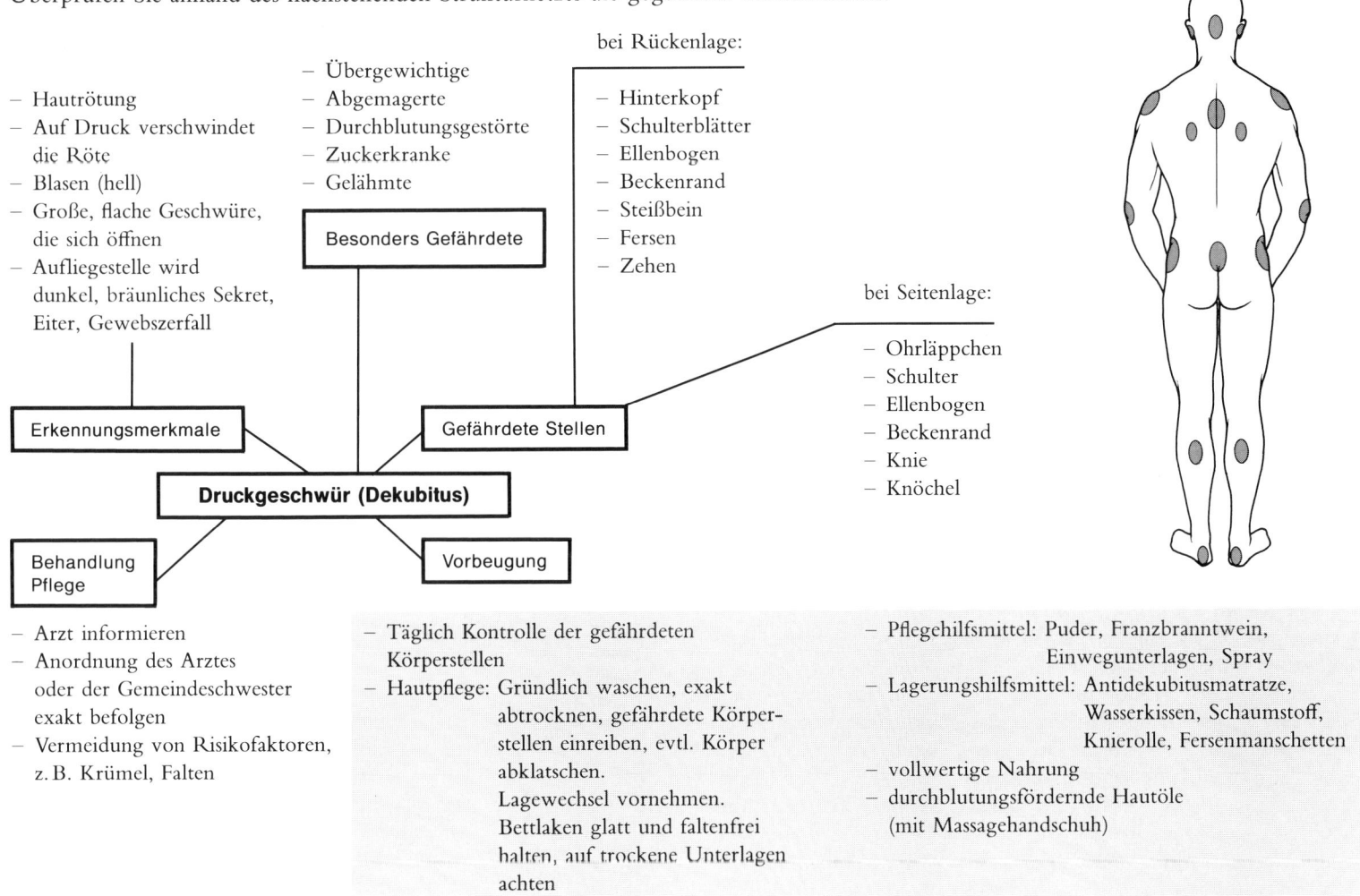

bei Rückenlage:

- Hinterkopf
- Schulterblätter
- Ellenbogen
- Beckenrand
- Steißbein
- Fersen
- Zehen

– Übergewichtige
– Abgemagerte
– Durchblutungsgestörte
– Zuckerkranke
– Gelähmte

Besonders Gefährdete

- Hautrötung
- Auf Druck verschwindet
  die Röte
- Blasen (hell)
- Große, flache Geschwüre,
  die sich öffnen
- Aufliegestelle wird
  dunkel, bräunliches Sekret,
  Eiter, Gewebszerfall

Erkennungsmerkmale

Gefährdete Stellen

bei Seitenlage:

- Ohrläppchen
- Schulter
- Ellenbogen
- Beckenrand
- Knie
- Knöchel

Druckgeschwür (Dekubitus)

Behandlung Pflege

Vorbeugung

- Arzt informieren
- Anordnung des Arztes
  oder der Gemeindeschwester
  exakt befolgen
- Vermeidung von Risikofaktoren,
  z.B. Krümel, Falten

– Täglich Kontrolle der gefährdeten
  Körperstellen
– Hautpflege: Gründlich waschen, exakt
  abtrocknen, gefährdete Körperstellen einreiben, evtl. Körper
  abklatschen.
  Lagewechsel vornehmen.
  Bettlaken glatt und faltenfrei
  halten, auf trockene Unterlagen
  achten

– Pflegehilfsmittel: Puder, Franzbranntwein,
  Einwegunterlagen, Spray
– Lagerungshilfsmittel: Antidekubitusmatratze,
  Wasserkissen, Schaumstoff,
  Knierolle, Fersenmanschetten
– vollwertige Nahrung
– durchblutungsfördernde Hautöle
  (mit Massagehandschuh)

Lungenentzündung

Entstehung

Beim Liegen im Bett kann es zu einer oberflächlichen Atmung und damit zu einer ungenügenden Durchlüftung der tieferliegenden Lungenbezirke kommen. Diese unzureichende Atmung von Bettlägerigen, Schwerkranken und alten Menschen führt zu einer Ansammlung von Schleim (Sekreten) in den Atemwegen und Lungen und begünstigt dadurch eine Infektion des Lungengewebes.

In der Hauskrankenpflege, aber auch im Krankenhaus, kann zu einer bereits bestehenden Erkrankung (z. B. Bronchitis oder Grippe) eine Lungenentzündung, die sog. „Bettlungenentzündung", als zusätzliche Komplikation hinzutreten. In nicht wenigen Fällen kommt es sogar vor, daß ein Bettlägeriger nicht an seinem Grundleiden, sondern an einer Folgeerkrankung, z. B. an einer Lungenentzündung, stirbt.

Vorbeugende Maßnahmen (Prophylaxen)

Durch gezielte Maßnahmen kann dieser Gefährdung wirksam vorgebeugt werden. Solche vorbeugende Maßnahmen sind im einzelnen:
– Den Bettlägerigen mehrmals am Tage auffordern, bewußt **tief durchzuatmen**. Das Krankenzimmer sollte **sehr gut durchgelüftet** sein (Zugluft vermeiden).
– Den Patienten zum „Abhusten" auffordern, dies sollte **in erhöhter Lagerung**, bei evtl. Unterstützung des Rückens und Kopfes, geschehen.
– Den Kranken während des Tages zu einem **mehrmaligen Aufstehen** ermuntern und ihn – wenn möglich – zu einem Hin- und

Hergehen veranlassen (auf exakte Anwendung des Stützgriffes achten, s. Programm 3, S. 42 und 44).
– Bei Kranken, die nicht aufstehen können, sollen wenigstens Arme und Beine mehrmals bewegt werden.
– Den Rücken des Kranken zur Förderung der Durchblutung mit Franzbranntwein einreiben, die Wirkung kann durch **Abklatschen** mit der hohlen Hand oder einem Tuch erhöht werden. Das Abklatschen unterhalb der Schulterblätter beginnen und bis zur Schulterhöhe fortführen, Wirbelsäule auslassen. Vorsicht bei Herzkranken!
– Es ist darauf zu achten, daß **bei starkem Schwitzen** ein **wiederholter Wäschewechsel** vorgenommen wird; die Wäsche soll leicht angewärmt sein.
– Vorsicht beim Trinken (Gefahr des Verschluckens).

Anzeichen einer möglichen Erkrankung

Für die Pflegeperson in der Hauskrankenpflege ist es wichtig, daß sie über möglichst viele Erkennungzeichen einer beginnenden Lungenentzündung Bescheid weiß. Erst dann wird sie auch fähig sein, möglichst zeitig den Arzt zu benachrichtigen und ihm präzise berichten zu können. Solche Erkennungzeichen sind:
– Mattigkeit,
– trockene Lippen,
– oberflächliche Atmung,
– trockener Husten,
– Verschleimung,
– Sputum,
– stechende Schmerzen in der Brust,
– Atemnot,
– langsam ansteigendes Fieber.

Merke:

Treten mehrere der genannten Krankheitszeichen zusammen bei einem Kranken auf, so besteht der Verdacht auf Bettlungenentzündung. Verständigen Sie sofort Ihren Arzt!

Überblicken Sie zusammenfassend das Strukturnetz und beachten Sie dabei die Hauptgesichtspunkte.

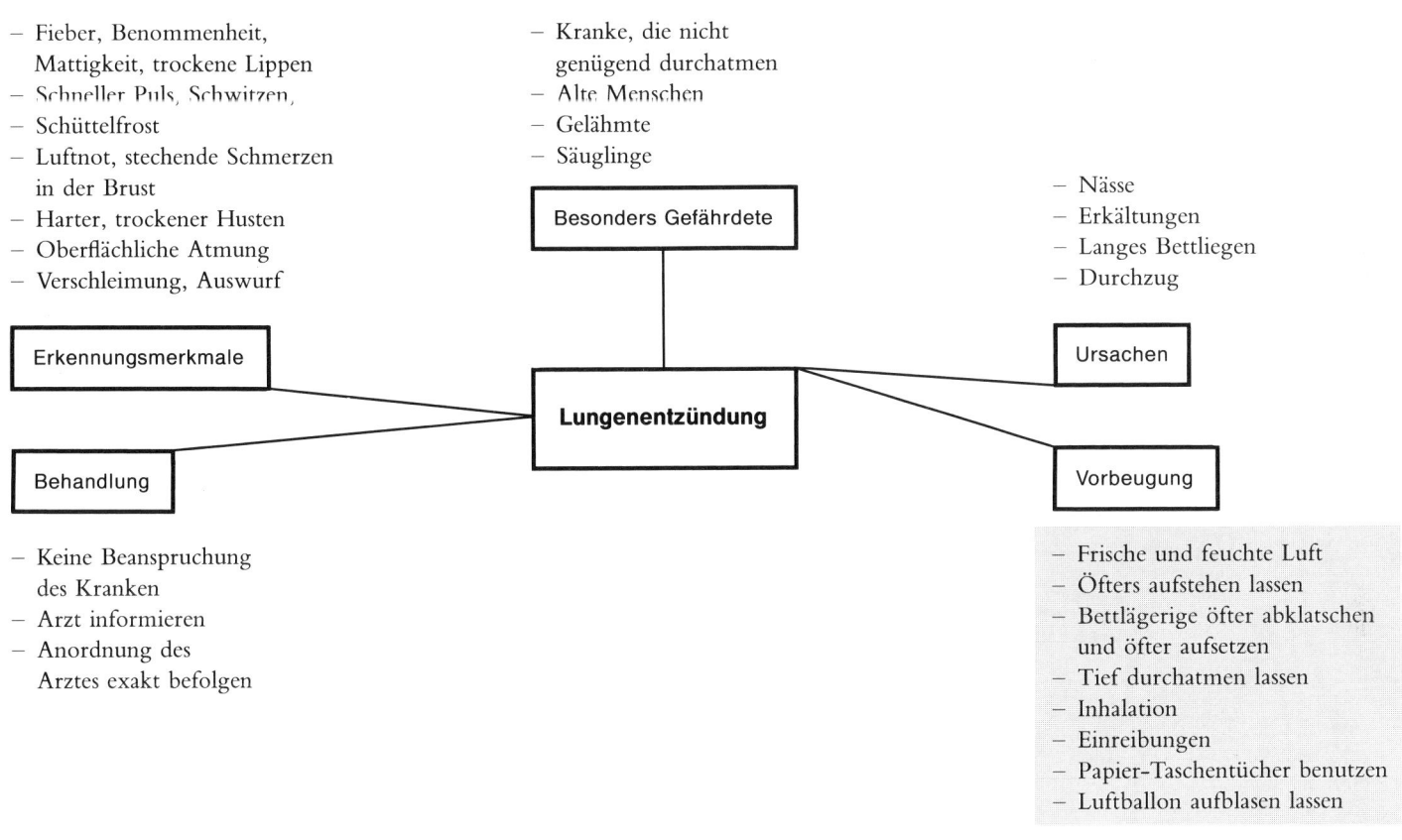

– Fieber, Benommenheit,
  Mattigkeit, trockene Lippen
– Schneller Puls, Schwitzen,
– Schüttelfrost
– Luftnot, stechende Schmerzen
  in der Brust
– Harter, trockener Husten
– Oberflächliche Atmung
– Verschleimung, Auswurf

– Kranke, die nicht
  genügend durchatmen
– Alte Menschen
– Gelähmte
– Säuglinge

– Nässe
– Erkältungen
– Langes Bettliegen
– Durchzug

Besonders Gefährdete

Erkennungsmerkmale

Ursachen

Lungenentzündung

Behandlung

Vorbeugung

– Keine Beanspruchung
  des Kranken
– Arzt informieren
– Anordnung des
  Arztes exakt befolgen

– Frische und feuchte Luft
– Öfters aufstehen lassen
– Bettlägerige öfter abklatschen
  und öfter aufsetzen
– Tief durchatmen lassen
– Inhalation
– Einreibungen
– Papier-Taschentücher benutzen
– Luftballon aufblasen lassen

Thrombose

Blutströmung in der Vene

Beim gesunden Menschen wechseln im Laufe eines Tages Zeiten der Ruhe und Bewegung mehrmals. Sie bewirken auch eine Verlangsamung oder eine Beschleunigung der Blutströmung. Durch Arbeit und Bewegung wird die Verlangsamung immer wieder aufgehoben.

Bei kranken Menschen, die längere Zeit im Bett liegen müssen, ist dieser natürliche Wechsel von Ruhe und Bewegung nicht mehr gewährleistet. Ruhe und Bettlägerigkeit werden oft zum Dauerzustand. Die Folge ist, daß der Blutstrom über längere Zeit verlangsamt.

Besondere Bedeutung hat in diesem Zusammenhang der Rückstrom des Blutes. Wie Sie wissen, strömt verbrauchtes Blut von den Körperzellen, beladen mit Schlacken, durch Venen zum Herzen.

Gesunde Vene

Die obere Abbildung zeigt den Blutstrom in einer gesunden Vene. Wie Sie wissen, hat die Vene selbst keine Muskulatur. Sie ist vielmehr von Muskeln umgeben (eingebettet); dadurch erhält sie ihre Form, d.h.
- sie ist straff,
- die Venenklappen schließen vollständig,
- diese verhindern dadurch ein Rückströmen des Blutes.

Ausgeweitete Vene (als Folge von Muskelschwäche)

Bei einem Kranken, der längere Zeit im Bett liegt und sich kaum bewegt, wird allmählich die Muskulatur, in die die Vene eingebettet ist, schwächer. Dadurch verliert die Vene die ihr bisher von außen gegebene Stütze und verändert ihre Form, d.h.
- sie weitet sich aus, die Gefäßwand bleibt in der Regel aber weiterhin glatt,

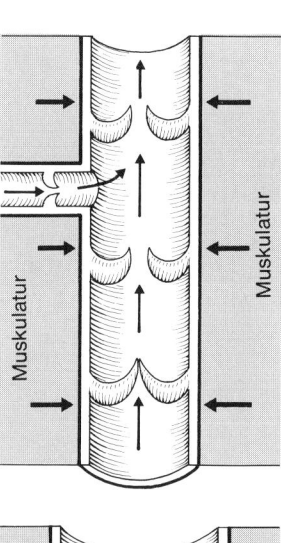

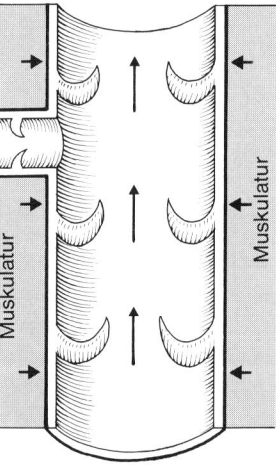

– die Erweiterung der Venen bewirkt eine Verlangsamung der Blutströmung,
– die Venenklappen schließen nicht mehr,
– sie verhindern nicht mehr ein Zurückströmen des Blutes,
– dadurch entsteht möglicherweise ein Blutstau.

Ausgebuchtete Vene

Die Blutströmung in einer ausgeweiteten Vene wird zusätzlich durch eine Schwäche der Gefäßwand beeinträchtigt. Sie zeigt sich als Ausbuchtungen (Krampfadern), d.h.

– die Blutströmung wird nicht nur verlangsamt, sondern durch die Ausbuchtungen sogar in entgegengesetzte Richtungen geleitet (Wirbelbildung),
– eine verstärkte Ablagerung von Schlacken wird möglich,
– dadurch wird die Gefahr einer Entzündung der Venenwand vergrößert (Venenentzündung).

Merke:

Verbrauchtes Blut strömt von den Körperzellen durch Venen zum Herzen.

Bei Bettlägerigen, die sich wenig bewegen, besteht die *Gefahr*, daß der Rückstrom des Blutes zum Herzen stark verlangsamt wird. Eine besondere Gefährdung besteht dann, wenn eine geschwächte, ausgeweitete oder ausgebuchtete Venenwand vorliegt.

Entstehung einer Thrombose

Durch eine Strömungsverlangsamung und andere Ursachen kann ein Blutpfropf (Thrombus) entstehen, der an der Venenwand festsitzt (s. untere Abbildung). Eine Thrombose entsteht also durch ein Blutgerinnsel, das sich an der Venenwand festgesetzt hat.

Wird ein Thrombus mit dem strömenden Blut abgeschwemmt, nennt man ihn Embolus.

Verschließt der Embolus ein Blutgefäß, so sprechen wir von einer Embolie, die tödlich sein kann (z. B. große Lungenembolie).

Es ist einzusehen, daß bei einem Kranken durch längere Bettruhe die Gefahr der Entstehung einer Thrombose gegeben ist. In der Hauskrankenpflege sollte alles getan werden, eine derartige Erkrankung gar nicht erst entstehen zu lassen.

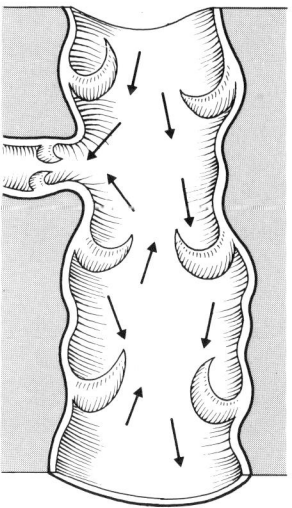

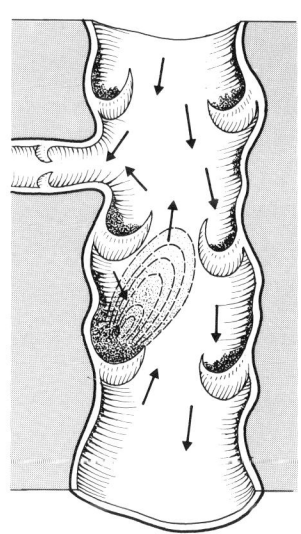

Vorbeugende Maßnahmen (Prophylaxen)

Die Entstehung einer Thrombose kann vermieden werden, wenn der Helfer bei der Pflege von derart gefährdeten bettlägerigen Kranken vorbeugende Maßnahmen rechtzeitig durchführt. Nachstehend finden Sie eine Übersicht, in der

– Bedingungen für die Entstehung einer Thrombose (Spalte I) und
– Maßnahmen, die der Entstehung einer Thrombose entgegenwirken (Spalte II), beschrieben werden.

Tragen Sie Ihre Vorschläge zur Verhütung der Thrombose in Spalte III ein.

I	II	III
Sie haben erfahren, daß	Deshalb ist es notwendig, daß	Man sollte
● bei Bettlägerigen, die sich wenig bewegen, der Rückstrom des Blutes zum Herzen stark verlangsamt ist,	● der Rückstrom des Blutes beschleunigt wird,	_____
● durch eine geschwächte und ausgeweitete Vene der Blutstrom verlangsamt wird,	● eine solche Vene gestützt wird,	_____
● eine Stauung entstehen kann,	● eine Stauung verhindert wird,	_____
● diese die Entwicklung eines Blutpfropfens begünstigen kann.	● eine Thrombose nicht so schnell entsteht.	_____

Überprüfen Sie auf der nächsten Seite unter „Ergebnis" die Richtigkeit Ihrer Vorschläge.

Ergebnis:

I	II	III
Sie haben erfahren, daß	Deshalb ist es notwendig, daß	Man sollte
● bei Bettlägerigen, die sich wenig bewegen, der Rückstrom des Blutes zum Herzen stark verlangsamt ist,	● der Rückstrom des Blutes beschleunigt wird,	für Bewegung sorgen,
● durch eine geschwächte und ausgeweitete Vene der Blutstrom verlangsamt wird,	● eine solche Vene gestützt wird,	einen Stützverband anlegen,
● eine Stauung entstehen kann,	● eine Stauung verhindert wird,	für Hochlagerung sorgen,
● diese die Entwicklung eines Blutpfropfens begünstigen kann.	● eine Thrombose nicht so schnell entsteht.	für Bewegung sorgen.

Nachfolgend werden Maßnahmen im einzelnen aufgeführt, die sich als thrombosevorbeugend anbieten und in der Praxis bewährt haben.

Muskeltraining (Isometrische Übungen)

Durchführung allein oder mit Hilfe der Pflegeperson (vgl. Programm 8, S. 156 ff).

Bewegungstraining (Isotonische Übungen)

Durchführung allein oder mit Hilfe der Pflegeperson (vgl. Programm 8, S. 153 f); Gymnastik auf Anordnung des Arztes!

Massage (Bürste)

Fuß- und Beinmassage mit einer Bürste; stets in Richtung des Herzens bürsten. Die vorliegende Venenentzündung darf nicht massiert werden.

Durchblutungsfördernde Einreibungen

Hochlagerung

Grundsätzlich ist das Hochlegen der Gliedmaßen (entstauende Lagerung) zu empfehlen.

Stützverbände

Zu den wichtigsten Vorbeugungsmaßnahmen bei sog. Beinleiden zählt auch die Anwendung von Verbänden. Wie Sie schon wissen, ist die Ursache für diese Art von Erkrankungen in den meisten Fällen die Erschlaffung der Venenwände. Damit geht eine Schwäche der Venenklappen einher, wodurch wesentlich der Blutrückfluß verlangsamt wird. Daraus ergeben sich oft venöse Stauungen. Durch die Wirkung, die ein Stützverband auf das Bein ausübt, wird das Venenvolumen verringert und werden die Strömungsverhältnisse im Gefäßsystem wieder hergestellt. Der Stützverband übernimmt die Aufgabe der Muskulatur, welche die Vene stützt.

Elastische Binden

Für den Stützverband werden elastische Binden verwendet, z. B. Durelast-Binden, Eloflex-Binden, Transelast-Binden, Elastoplast (klebende Binden), Dauerbinden.
Keine Baumwollbinden verwenden, da diese keine Elastizität haben und daher zwecklos sind.

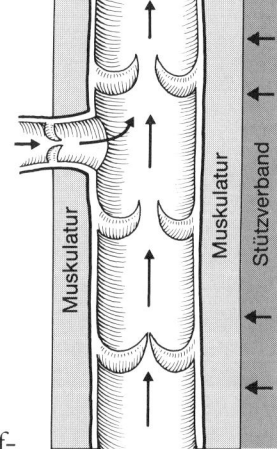

Funktion des Stützverbandes:

Der Stützverband übernimmt die Aufgabe der (geschwächten) Muskulatur.

Anlegen eines Stützverbandes

Beachte:

Die Technik des Anlegens kann von jedem erlernt werden, doch ist dringend zu empfehlen, sich von einer Fachkraft z.B. in einem Kurs für Hauskrankenpflege anleiten zu lassen.

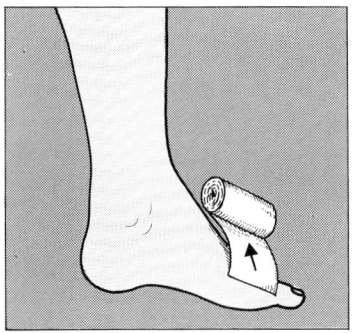

Beginn an den Zehengrundgelenken

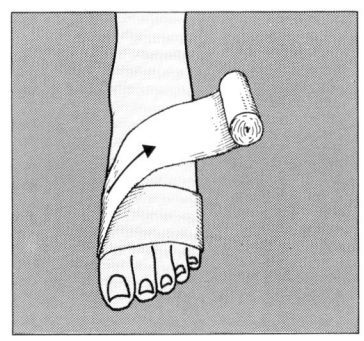

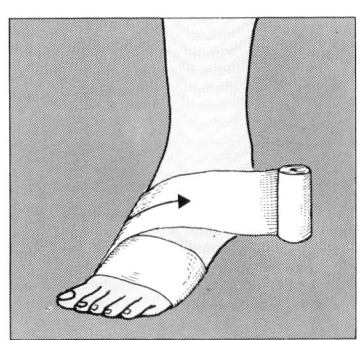

Wichtig ist der Einschluß der Ferse

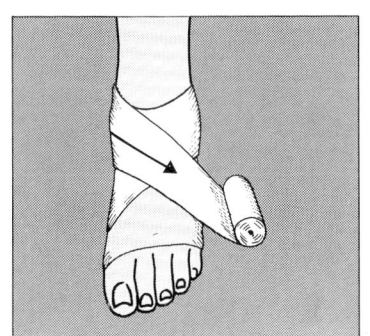

Mit Achtertouren decken; keinen „Spitzfuß" einwickeln

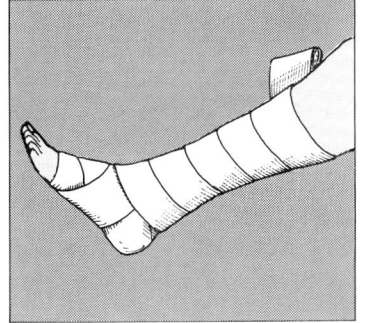

Schraubenförmige Wickelung bis zum Kniegelenk; nach Möglichkeit bis über das Knie wickeln

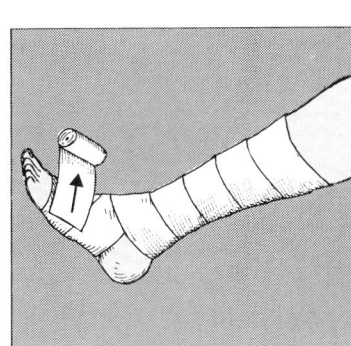

Zweite Binde gleichartig in entgegengesetzter Richtung wickeln

Überblicken Sie zusammenfassend das Strukturnetz und beachten Sie dabei die Hauptgesichtspunkte.

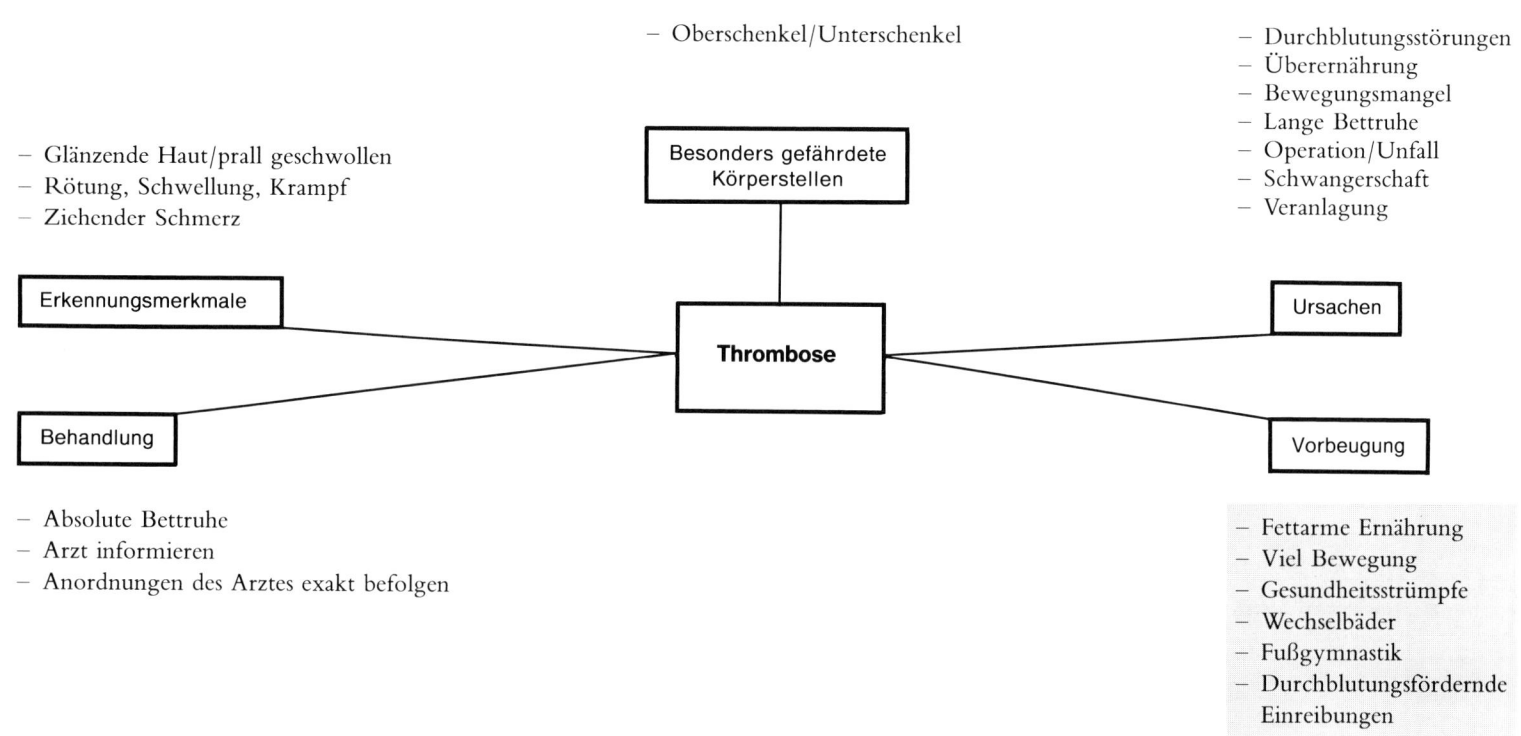

– Oberschenkel/Unterschenkel

– Durchblutungsstörungen
– Überernährung
– Bewegungsmangel
– Lange Bettruhe
– Operation/Unfall
– Schwangerschaft
– Veranlagung

– Glänzende Haut/prall geschwollen
– Rötung, Schwellung, Krampf
– Ziehender Schmerz

Besonders gefährdete Körperstellen

Erkennungsmerkmale

Thrombose

Ursachen

Behandlung

Vorbeugung

– Absolute Bettruhe
– Arzt informieren
– Anordnungen des Arztes exakt befolgen

– Fettarme Ernährung
– Viel Bewegung
– Gesundheitsstrümpfe
– Wechselbäder
– Fußgymnastik
– Durchblutungsfördernde Einreibungen

Gelenkversteifungen

Entstehung

Wer verstehen will, wie Versteifungen zustande kommen, der muß zuerst wissen, worauf die Bewegungen der Gliedmaßen beruhen.

Solche Bewegungen werden erst durch das Zusammenspiel von Muskeln, Bändern und Gelenken möglich. Aufgabe der Muskeln ist es hierbei, die Gelenke zu bewegen. Diese arbeiten nach dem *Zug-* und *Gegenzugsystem*.

Zieht sich z. B. eine Muskelgruppe zusammen, dann wird dadurch die andere Muskelgruppe gedehnt. Nach diesem Zug- und Gegenzugsystem werden alle Gelenke des Körpers bewegt: Hüftgelenk, Kniegelenk, Fußgelenk. Am deutlichsten kann man den Vorgang an Ellenbogengelenk veranschaulichen (s. Abbildung).

Die Beugung des Unterarms geschieht durch das Zusammenziehen des Beugemuskels (Bizeps). Zieht sich der Bizeps zusammen, dann wird der Strecker (Trizeps) zugleich gedehnt.

Erfühlen und beschreiben Sie mit Hilfe der Abbildungen den umgekehrten Vorgang der Streckung:

Bei der Streckung des Unterarms wird der Trizeps_____und der_____gedehnt.

> Bizeps und Trizeps sind *Gegenspieler* und arbeiten im Zug- und Gegenzug-System.

Wird dieses Zusammenspiel von Muskeln nicht ständig geübt, so werden sie funktionsuntüchtig. Bei einer dauernden Untüchtigkeit der Muskeln, wie z. B. bei Lähmungen, schrumpfen diese. Durch die Verkürzung der Muskeln und die Verklebung der Gelenkkapseln wird auch die Bewegung der Gelenke eingeschränkt, wobei es zu einer völligen Versteifung von Gelenken kommen kann.

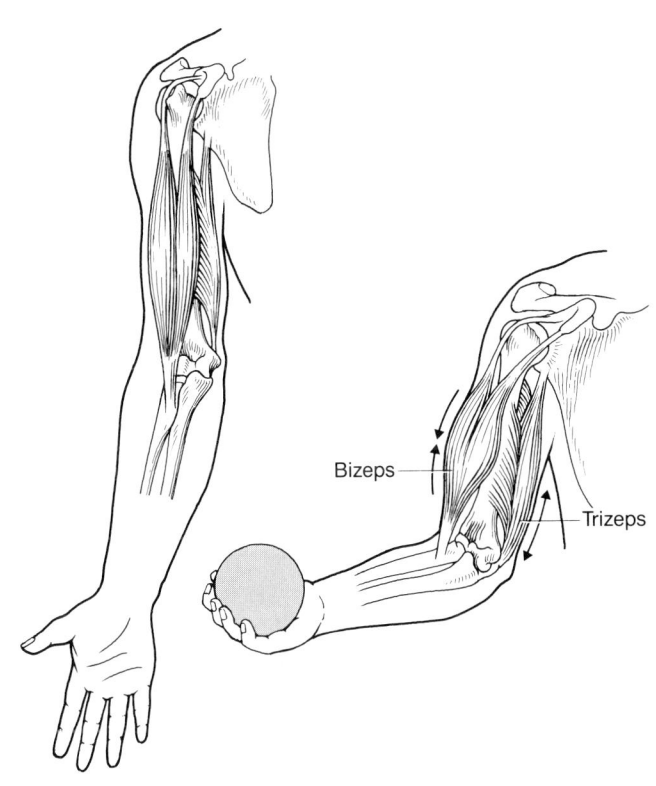

Bizeps

Trizeps

Die Gefahr einer Versteifung besteht überall dort, wo Gliedmaßen über eine längere Zeit ruhiggestellt werden (Gipsverband) oder wo das Zusammenspiel der Muskeln durch eine Erkrankung (z. B. Schlaganfall) teilweise oder ganz aufgehoben ist.

In der Hauskrankenpflege werden vor allem zwei Versteifungsarten besonders bedeutsam:

1. Schultergelenkversteifung

Ein Kranker ist halbseitig gelähmt. Oberarm und Unterarm der behinderten Seite ruhen kraftlos auf seinem Körper. Wird das Schultergelenk nicht bewegt und der Oberarm nicht durch ein Kissen oder einen Sandsack (vgl. Programm 2, S. 30f) unterstützt, besteht die Gefahr einer Versteifung des Schultergelenks.

2. Fußgelenkversteifung

Eine besondere Art von Gelenkversteifung stellt der sog. Spitzfuß dar, der bei Langzeitkranken durch den Druck der Bettdecke auf die Zehen entstehen kann.

Die Gefahr einer Versteifung von Gelenken besteht auch bei anderen Arten von Bewegungsbehinderungen (Gelenksentzündungen, multiple Sklerose).

Entstehung eines „Spitzfußes":

Aufliegen der Bettdecke
Eigengewicht des Fußes und
Inaktivität des Fußgelenkes

verursachen Muskelschwund und die Versteifung des Fußgelenkes (Sprunggelenk, Zehengelenk).

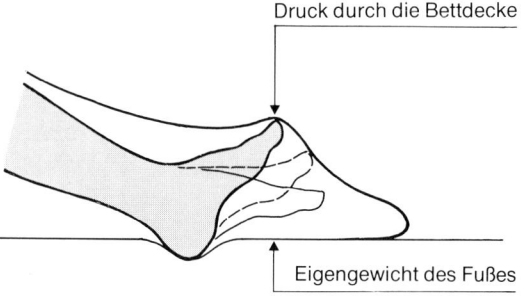

Druck durch die Bettdecke

Eigengewicht des Fußes

123

Vorbeugende Maßnahmen (Prophylaxen)

Wie Sie an den beiden vorausgegangenen Versteifungsarten erkennen konnten, sind folgende prophylaktische Maßnahmen möglich:

● Bewegen der Gelenke

Beugen, Strecken und Drehen, z. B. Fingergelenk (Schaumstoffball greifen, drücken), Handgelenk (drehen, stützen).

● Wechsel der Lagerung

Orientieren Sie sich dazu am Programm 2, S. 29 f.

● Gezielter Einsatz von Hilfsmitteln

Durch den gezielten Einsatz von Hilfsmitteln kann der Gefahr einer Versteifung des Fußgelenks (Spitzfuß) entgegengewirkt werden. Orientieren Sie sich am Text der Seite 33 und schreiben Sie dort für diesen Zweck angegebene Hilfsmittel heraus:

1. _____
2. _____
3. _____

● Anwendung bestimmter Lagerungen

Schultergelenk: Spreizstellung des Armes im 30°-Winkel auf Kissen.

Ellenbogen: Hochlagerung des Unterarms in Beugestellung 80°.

Hand: Handrücken nach oben.
Hüfte: Flachlagerung.
Knie: Durchgestreckt liegen; Flachdrücken durch Überspannen eines Tuches über die Knie.
Fuß: Fußkiste, bewegliche Fußstütze (s. S. 33).

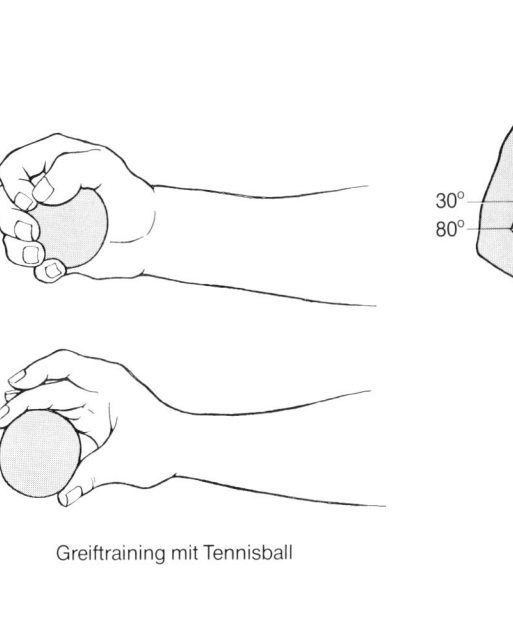

Greiftraining mit Tennisball

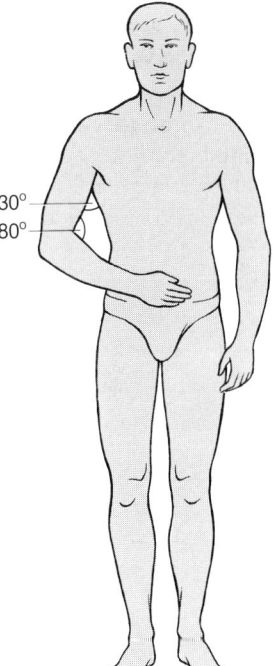

● Spezielle Lagerung, z. B. bei Kranken nach Schlaganfall

Diese Maßnahmen müssen je nach dem Zustand des Kranken intensiviert werden. Das Ziel der Prophylaxe ist es, Muskeln, Gelenke und Bänder des Kranken in angemessener Weise funktionstüchtig zu erhalten; wo bereits erkennbare Versteifungen vorliegen, sollten auf Anordnung des Arztes Massagen oder gezielte Trainingsübungen durch eine Fachkraft vorgenommen werden.

Überblicken Sie zusammenfassend das Strukturnetz und beachten Sie dabei die Hauptgesichtspunkte.

– Stellung des Vorfußes
– Versteifung

– Angeboren
– Erworben durch Bettlägerigkeit
  (z. B. schlechte Fußlagerung,
  schwere Bettdecke)

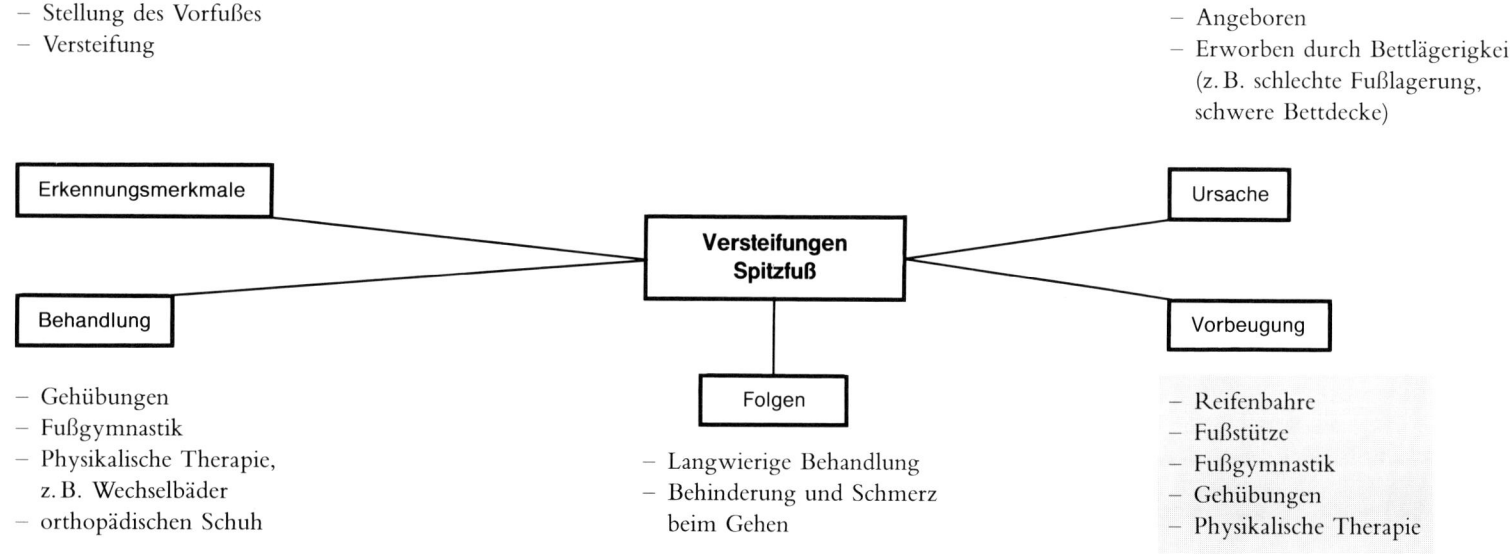

Erkennungsmerkmale

Ursache

Versteifungen
Spitzfuß

Behandlung

Vorbeugung

Folgen

– Gehübungen
– Fußgymnastik
– Physikalische Therapie,
  z. B. Wechselbäder
– orthopädischen Schuh

– Langwierige Behandlung
– Behinderung und Schmerz
  beim Gehen

– Reifenbahre
– Fußstütze
– Fußgymnastik
– Gehübungen
– Physikalische Therapie

In diesem Abschnitt haben Sie vier mögliche Gefahren der Langzeitbettruhe kennengelernt. Diese Gefahren können vermieden werden, wenn die vorbeugenden Maßnahmen durchgeführt werden.

Lesen Sie noch einmal die prophylaktischen Maßnahmen durch, die bei Druckgeschwüren, Lungenentzündung, Thrombose und Gelenkversteifungen genannt wurden, und notieren Sie die Ihnen am wichtigsten erscheinenden Maßnahmen.

Gefährdungen	Vorbeugende Maßnahmen
Druckgeschwüre	
Lungenentzündung	
Thrombose	
Gelenkversteifungen	

Überprüfen Sie Ihr Wissen

1. Verhütung von Druckgeschwüren (s. S. 108/109)

– Nachstehend finden Sie die Rückansicht eines Kranken. Tragen Sie bei den angegebenen Feldern die Bezeichnung der gefährdeten Körperstellen ein.

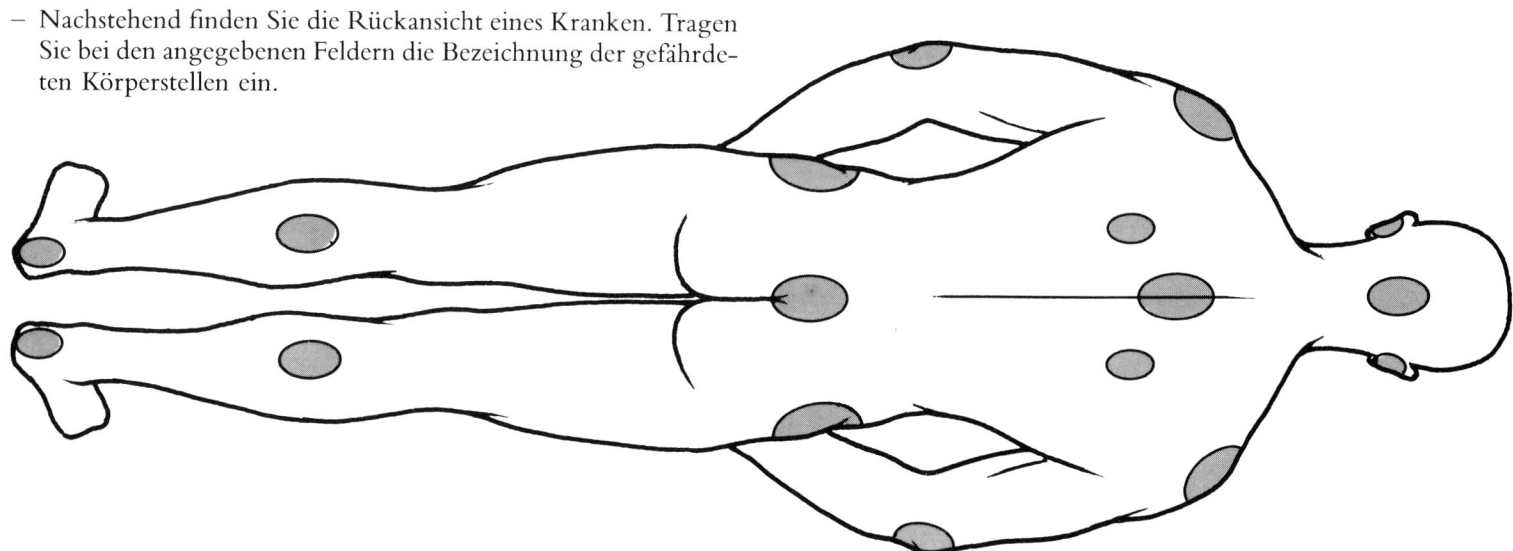

– Nennen Sie die vorbeugenden Maßnahmen, die eine Entstehung von Druckgeschwüren verhindern.

1. _____

2. _____

3. _____

4. _____

5. _____

2. Verhütung der Lungenentzündung (s. S. 112/113)

– Überprüfen Sie anhand des nachstehenden Strukturnetzes die gegebenen Informationen. Finden Sie die fehlenden Angaben und ergänzen Sie jeweils die Leerstellen durch Ihre Antworten.

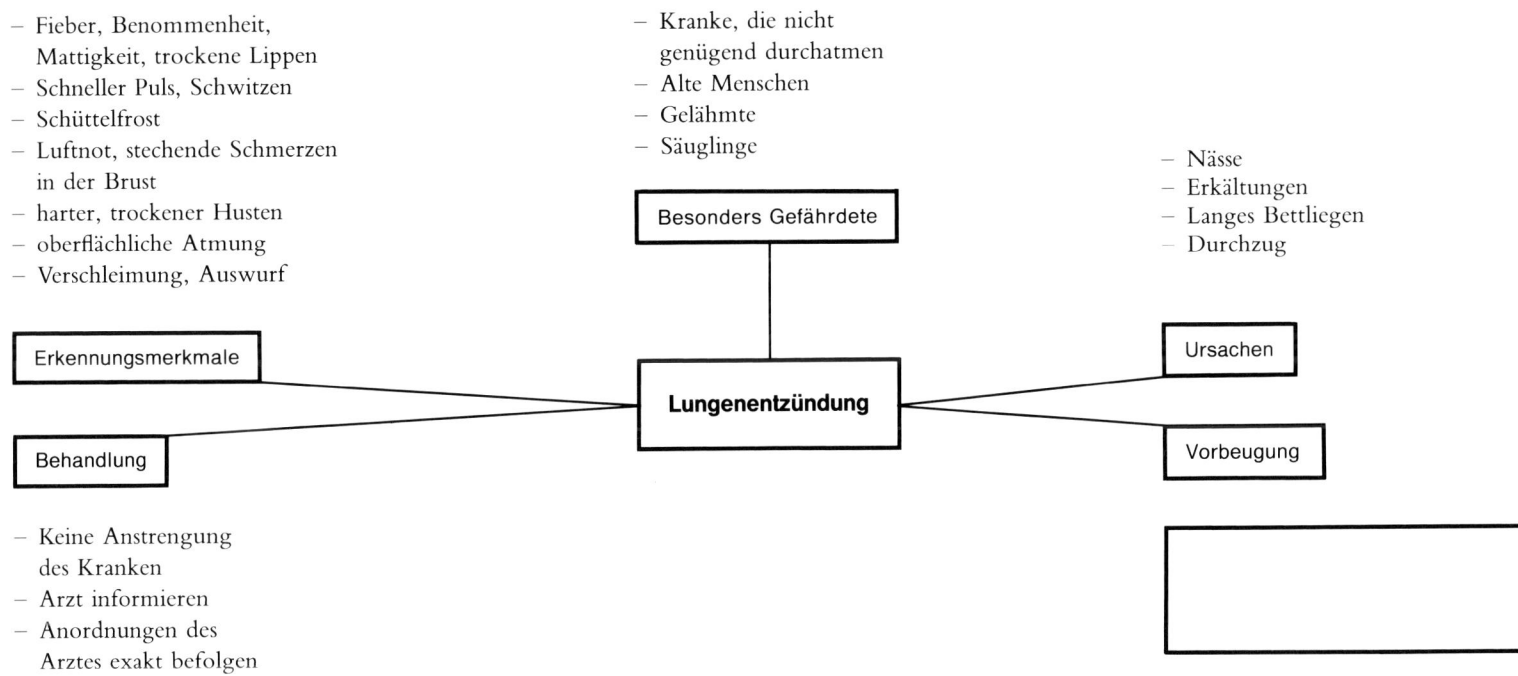

– Fieber, Benommenheit,
  Mattigkeit, trockene Lippen
– Schneller Puls, Schwitzen
– Schüttelfrost
– Luftnot, stechende Schmerzen
  in der Brust
– harter, trockener Husten
– oberflächliche Atmung
– Verschleimung, Auswurf

– Kranke, die nicht
  genügend durchatmen
– Alte Menschen
– Gelähmte
– Säuglinge

– Nässe
– Erkältungen
– Langes Bettliegen
– Durchzug

Besonders Gefährdete

Erkennungsmerkmale

Behandlung

Lungenentzündung

Ursachen

Vorbeugung

– Keine Anstrengung
  des Kranken
– Arzt informieren
– Anordnungen des
  Arztes exakt befolgen

– Nennen Sie fünf typische Erkennungszeichen für eine Lungenentzündung:

1. _____

2. _____

3. _____

4. _____

5. _____

3. Verhütung der Thrombose (s. S. 114–118)

– Tragen Sie in die Abbildungen „normale Vene", „geschädigte Vene" und „durch eine elastische Binde gestützte Vene" jeweils mit Pfeilen
die Strömungsrichtung des Blutes ein.

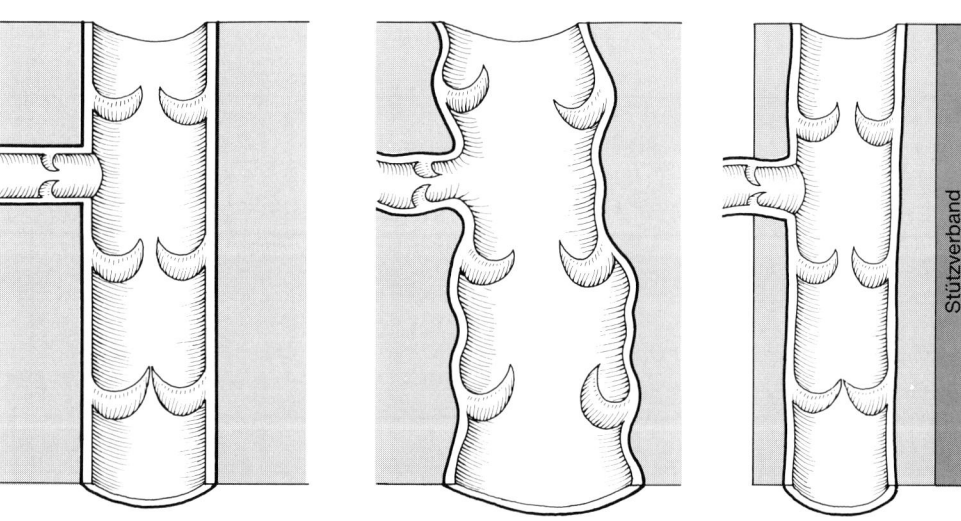

– Überprüfen Sie anhand des nachstehenden Strukturnetzes die gegebenen Informationen. Finden Sie die fehlenden Angaben und ergänzen Sie jeweils die Leerstellen durch Ihre Antworten (s. S. 120).

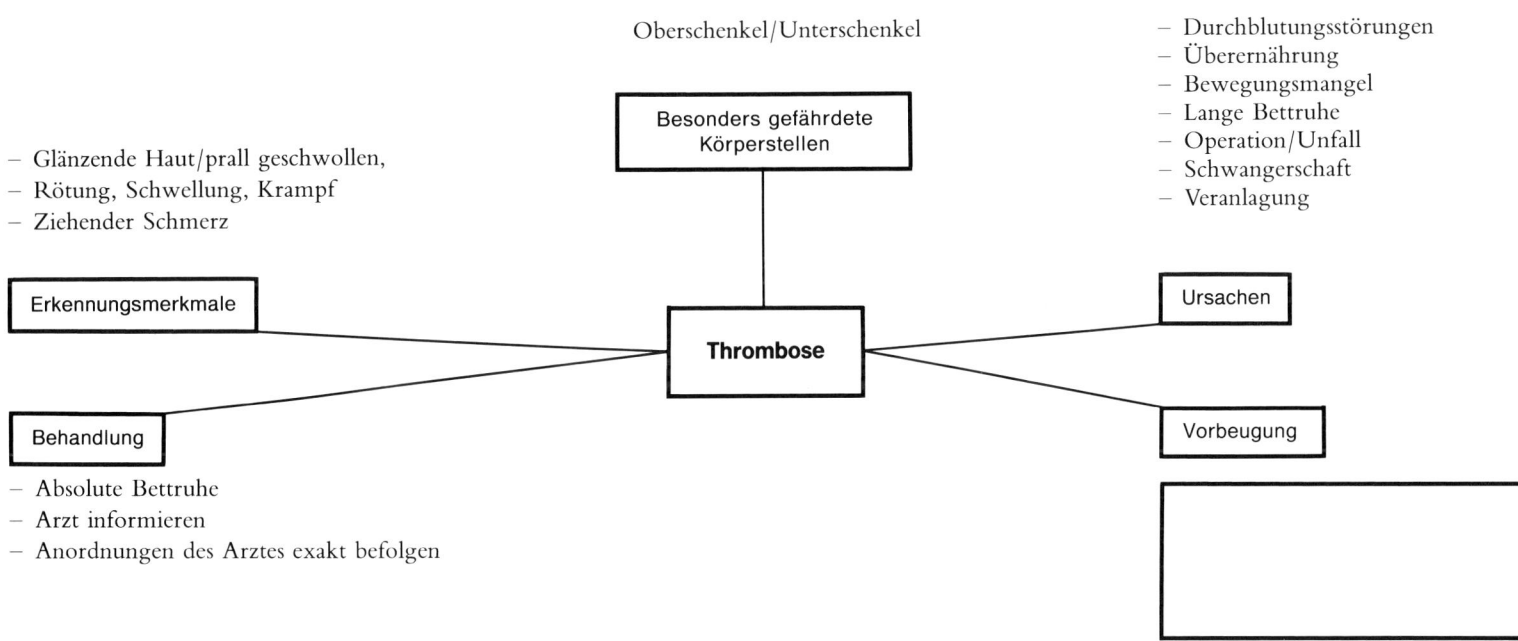

Oberschenkel/Unterschenkel

– Durchblutungsstörungen
– Überernährung
– Bewegungsmangel
– Lange Bettruhe
– Operation/Unfall
– Schwangerschaft
– Veranlagung

Besonders gefährdete
Körperstellen

– Glänzende Haut/prall geschwollen,
– Rötung, Schwellung, Krampf
– Ziehender Schmerz

Erkennungsmerkmale

Ursachen

Thrombose

Behandlung

Vorbeugung

– Absolute Bettruhe
– Arzt informieren
– Anordnungen des Arztes exakt befolgen

4. Verhütung von Gelenkversteifungen (s. S. 121–124)

– Aufgabe der Muskeln ist es, die Gelenke zu bewegen. Dies geschieht nach dem Zug-und-Gegenzug-System.

Ergänzen Sie die Lücken im folgenden Text:

Die Beugung des Unterarms geschieht durch das _____
des Beugemuskels. Zieht sich der Bizeps zusammen, dann wird
der Strecker zugleich _____ . Bei der
Streckung des Unterarms wird der _____
zusammengezogen und der _____ gedehnt.

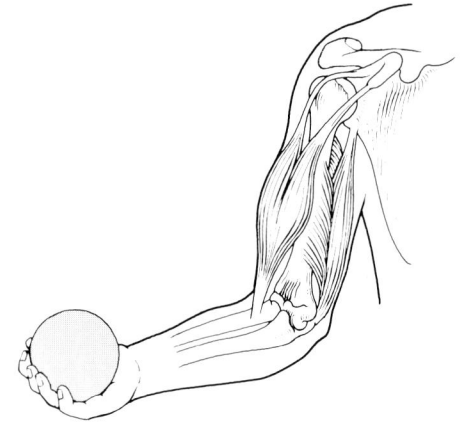

– Überprüfen Sie anhand des nachstehenden Strukturnetzes die gegebenen Informationen. Finden Sie die fehlenden Angaben und ergänzen Sie jeweils die Leerstellen durch Ihre Antworten (s. S. 124).

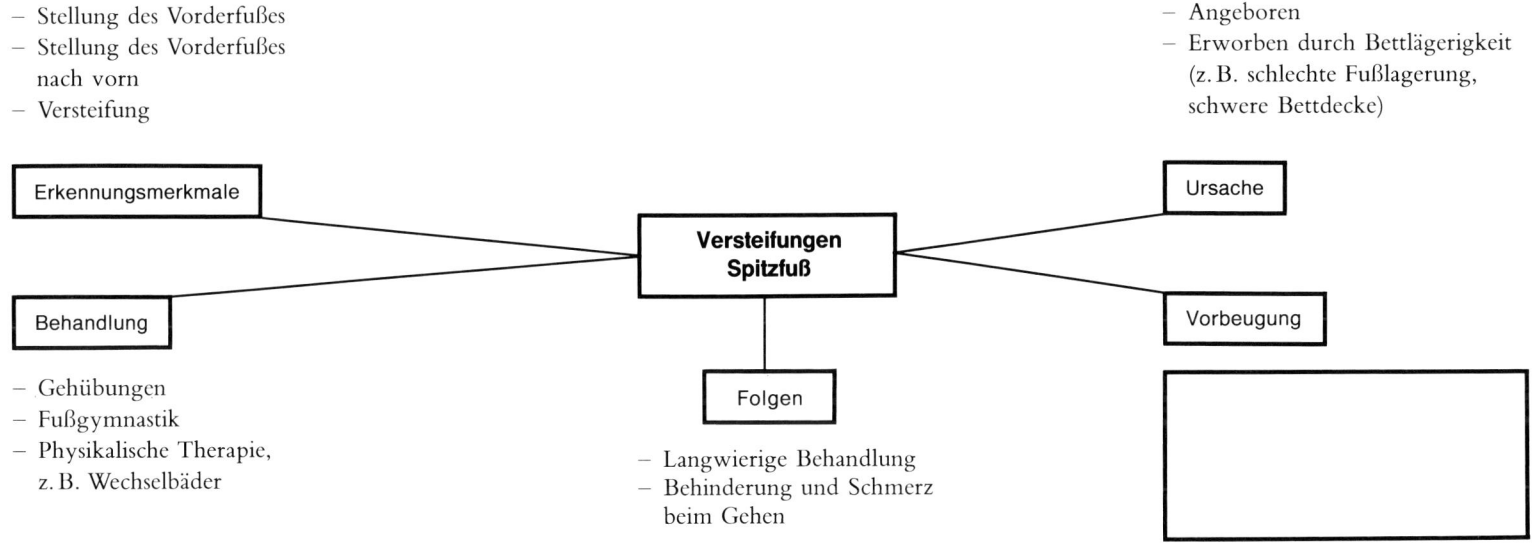

– Stellung des Vorderfußes
– Stellung des Vorderfußes
  nach vorn
– Versteifung

– Angeboren
– Erworben durch Bettlägerigkeit
  (z. B. schlechte Fußlagerung,
  schwere Bettdecke)

Erkennungsmerkmale

Behandlung

Versteifungen Spitzfuß

Ursache

Vorbeugung

Folgen

– Gehübungen
– Fußgymnastik
– Physikalische Therapie,
  z. B. Wechselbäder

– Langwierige Behandlung
– Behinderung und Schmerz
  beim Gehen

7

Medikamente und Ernährung

Umgang mit Medikamenten

Hausapotheke

Ernährung des kranken Menschen

Arbeitsziele

Teilziele: Umgang mit Medikamenten

Nach Durcharbeit dieses Abschnitts können Sie
- die Zuständigkeit des Arztes bei Verordnung von Medikamenten aufzeigen;
- medizinische Teesorten nennen;
- die Notwendigkeit des gründlichen Lesens der Gebrauchsanweisungen von Medikamenten einsehen;
- die Haltbarkeit von Medikamenten überprüfen;
- die Gefahren eines Tablettenmißbrauchs erläutern.

Teilziele: Hausapotheke

Nach Durcharbeit dieses Abschnitts können Sie
- für die Aufbewahrung von Medikamenten Vorschläge machen;
- die Notwendigkeit von Übersichtlichkeit und Sicherheit in der Hausapotheke begründen;
- Aufbau und Inhalt der Hausapotheke beschreiben.

Teilziele: Ernährung des kranken Menschen

Nach Durcharbeit dieses Abschnitts können Sie
- die wichtigsten Nährstoffe in den tierischen und pflanzlichen Nahrungsmitteln nennen;
- die Begriffe Kalorie/Joule und Brennwert erklären;
- anhand einer Tabelle Nahrungsmittel im Hinblick auf Zusammensetzung der Nährstoffe und Vitamine sowie den jeweiligen Brennwert bestimmen;
- den Grundumsatz eines ruhenden Menschen angeben;
- Normalkost, Schonkost und Diät unterscheiden;
- wichtige Maßnahmen bei der Ernährung des Kranken vor, während und nach der Mahlzeit durchführen;
- die Notwendigkeit der Zuwendung zum Kranken während der Mahlzeit einsehen.

Umgang mit Medikamenten

Das Programm brachte bisher zahlreiche Hinweise und Anleitungen, um den Kranken helfen zu können. In zahlreichen Fällen kommen zu solchen Pflegemaßnahmen die notwendige Beachtung ärztlicher Verordnungen und der angemessene Umgang mit Medikamenten hinzu.

Lesen Sie nachstehende Übersicht und bestimmen Sie diejenigen Tätigkeiten oder Verhaltensweisen der Pflegeperson, die sie selbständig durchführen kann, oder auf die der Arzt in jedem Fall Einfluß nehmen wird.

Tätigkeiten oder Verhaltensweisen der Pflegeperson

1. Kissen aufschütteln
2. Beachten ärztlicher Verordnungen
3. Wäsche wechseln
4. Umbetten
5. Pflegemittel bereitstellen
6. Diagnose stellen
7. Krankheitszeichen beobachten
8. die täglichen Hygienemaßnahmen durchführen
9. bei der Lagerung Hilfsmittel anwenden
10. Heben und Höherlegen
11. Darreichen von Medikamenten
12. beim Gespräch zuhören

Ordnen Sie diese Verhaltensweisen durch Einsetzen der entsprechenden Ziffern aus der Übersicht den beiden folgenden Spalten zu.

Selbständig	In jedem Fall Einflußnahme des Arztes
Nr.	Nr.

Ergebnis:

Selbständig	In jedem Fall Einflußnahme des Arztes
1, 3, 4, 5, 7, 8, 9, 10, 11, 12	2, 6

Merke:

1. Viele Verhaltensweisen fallen in den Aufgabenbereich der Pflegeperson; in bestimmten Fällen wird der Arzt besondere Anordnungen erteilen.

2. Die Verordnung von Medikamenten erfolgt grundsätzlich durch den Arzt.

3. Eine Ausnahme bilden die medizinischen Teesorten, die auch ohne ärztliche Verordnung angewendet werden können. Aber auch hier ist eine Rücksprache mit einem Arzt, einem Apotheker oder einer Gemeindekrankenschwester empfehlenswert.

Aus der bisherigen Darstellung wird deutlich, daß man zwischen natürlichen Heilkräutern als medizinischen Teesorten und künstlichen Erzeugnissen der Arzneimittelindustrie unterscheiden kann.

Heilkräuter

Von altersher kennen wir eine Vielzahl von Arzneimitteln, die auf natürlichen Wirkstoffen von Heilkräutern beruhen. Sie finden heute wieder verstärkte Anwendung in Form von medizinischen Teezubereitungen. In der nachfolgenden Übersicht sind die in der Hauskrankenpflege wichtigsten Heilkräuter, ihr Anwendungsbereich und die Dosierung zusammengestellt.

Die wichtigsten Heilkräuter in der Krankenpflege

Pflanze	Anwendbar	Dosierung	Bemerkung
Pfefferminze	Krampflösend, appetitanregend, gegen Übelkeit und Brechreiz	1–2 Teelöffel pro Tasse, heiß überbrühen, 10 Min. ziehen lassen	Mit Melisse ein guter Mischtee, besonders wirksam ist Tee von frischen oder eingefrorenen Blättern
Kamille	Magen- und Darmkrämpfe, Magenverstimmung, Dämpfe gegen Schnupfen und Nasen-nebenhöhlenkatarrh	2 Teelöffel getrocknete Blüten auf 1 Tasse siedendes Wasser	Auch zum Gurgeln bei Hals-entzündungen
Baldrianwurzel	Nervosität, Schlafstörungen	Kaltauszug: 2 Teelöffel zer-kleinerte Wurzeln in 1/4 l Wasser 12 Std. ziehen lassen, oder 10 g Wurzeln auf 1/4 l siedendes Wasser (stärker)	Der Tee ist manchmal der Tinktur überlegen, wenn sie auch schneller zur Hand ist
Holunderblüten Fliederblüten	Fieber, Grippe, Erkältungskrankheiten	1 Eßlöffel auf 1/4 l Wasser, ab-kochen, 1–2 Tassen zum Schwitzen	Holunderfrüchte sind kein schweißtreibendes Mittel
Lindenblüten	Schweißtreibend, bei Fieber	1 Teelöffel auf 1/4 l siedendes Wasser, 10 Min. ziehen lassen	Nicht mehr als drei Tassen täglich
Malve (wilde)	Husten, Bronchitis, Magen-Darm-Katarrh	1 Eßlöffel auf 1 Tasse kurz aufkochen	Für Gurgelwasser nimmt man die doppelte Menge
Melisse	Nervenberuhigend, krampf-stillend bei nervösen Magen-beschwerden	1 gehäufter Teelöffel auf 1/4 l siedendes Wasser	Zweckmäßig als Mischtee mit Pfeffer-minztee, besonders wirksam ist Tee von frischen oder eingefrorenen Blättern
Wermut	Appetitanregend, gallefördernd, gegen Mundgeruch	2 Teelöffel auf 1/4 l siedendes Wasser	Auch zur Schnupfenvorbeugung, sehr gut als erste Hilfe bei Gallen-beschwerden
Salbei	Magen-Darm-Katarrh, Halsschmerzen	1 Teelöffel auf 1/4 l siedendes Wasser, 1/2 Std. ziehen lassen	Bei Halsentzündungen nur zum Gurgeln, ebenso bei Beschwerden in der Mundhöhle

Medikamente

In früheren Zeiten wurden die Medikamente vom Apotheker selbst aus pflanzlichen und tierischen Bestandteilen hergestellt, z. B. in Form von Säften, Pillen und Salben. Heute produziert die pharmazeutische Industrie eine Vielzahl von Medikamenten, die selbst vom Apotheker oder Arzt nur schwer überblickt werden kann. Sie werden in verschiedenen Formen angeboten als:

Tabletten, Dragees, Kapseln, Zäpfchen, Mixturen, Säfte, Puder, Salben, Pasten, Gel.

Beachten der Gebrauchsanweisung und Haltbarkeitsdauer

Die Möglichkeit der falschen Anwendung von Medikamenten kann von der gelegentlichen Unachtsamkeit bis zum Mißbrauch reichen. Die Gebrauchsanweisung, die der Hersteller oder Apotheker dem Medikament beigibt, wird leider nicht immer gewissenhaft vom Patienten bzw. von der Pflegeperson befolgt.

Beispiel 1: Auf einer Gebrauchsanweisung steht: Das Dragee ist unzerkaut einzunehmen. Die Absicht ist, die Substanz nicht schon im Magen, sondern erst im Dünndarm wirksam werden zu lassen. Aber der Patient zerkleinert das Dragee, um es besser einnehmen zu können. Das Ergebnis könnte sein, daß die Arznei bereits durch die Magensäfte unwirksam gemacht wird, ehe sie im Dünndarm ihre Wirkung haben kann.

Beispiel 2: Ein Arzt gibt in einem Rezept eine genaue Dosierung vor: 3×2 Kapseln sind 10 Tage lang einzunehmen. Der Patient nimmt zunächst gewissenhaft die vorgeschriebene Dosis ein. Nach einigen Tagen bessert sich sein Zustand entscheidend. Er glaubt, die Krankheit sei bereits überwunden und setzt das Medikament ab. Tatsächlich sind die meisten Krankheitserreger durch das Medikament vernichtet worden. Einige können aber noch überdauert ha-

ben. Hätte der Kranke das Medikament weiter genommen, so wären sie alle vernichtet worden. So aber sind einige Krankheitskeime noch am Leben und können gegen dieses Medikament unempfindlich (d. h. resistent) sein. Vermehren sich die resistenten Krankheitserreger, so kann dies zu erneuten Erkrankungen führen, die nicht mehr mit demselben Medikament geheilt werden können.

Ähnliche Beispiele ließen sich auch bei anderen Verstößen gegen die Gebrauchsanweisung nennen. Um folgenschwere Wirkungen zu vermeiden, sind auch andere Vorschriften strengstens einzuhalten.

Zum Zeitpunkt der Einnahme ⟶ nüchtern oder nach dem Essen

Zur Häufigkeit der Einnahme ⟶ 3mal täglich 1 Tablette

Zur Art der Einnahme ⟶ mit oder ohne Flüssigkeit, wenig oder viel Flüssigkeit, Vorsicht: Alkohol

Zur Haltbarkeit von Medikamenten → Verfalldatum: z. B. bis 30. 12. 1986

Haltbarkeitsmerkmale

Hier einige *Merkmale*, die zeigen, ob ein Arznei-, Heil-, Verband- oder Hilfsmittel noch brauchbar ist:

- Pflaster prüft man auf Klebekraft, Sauberkeit und Elastizität.
- Dragees und Tabletten zeigen durch Risse, Sprünge, Flecken oder Zerfall ihre Überalterung an.
- Wenn Salben eingetrocknet oder aus dem Verschluß der Tube ausgetreten sind, taugen sie nichts mehr. Dasselbe gilt, wenn sie sich in ihre Bestandteile zersetzt haben, was man beim Verreiben einer kleinen Probe auf der Hand gleich feststellen kann.
- Flüssige Zubereitungen dürfen nicht ausgelaufen, verdunstet oder ausgeflockt sein.

– Rostflecken an Scheren, Sicherheitsnadeln oder ähnlichen Dingen dürfen nicht geduldet werden. Solche Geräte müssen ersetzt werden. Fleckige oder verstaubte Verbandmittel kann man nicht gebrauchen, die Verpackung muß stets geschlossen sein.
– Gummigewebe nützen nur, solange sie voll elastisch sind.

Am einfachsten ist es, wenn Sie sich zwei- bis dreimal im Jahr Ihre Hausapotheke vornehmen und den Bestand überprüfen. Wenn Sie dabei irgendwelche Fragen haben, wird Sie Ihr Apotheker beraten.

Merke:

Die Vorschriften der Gebrauchsanweisung bzw. der ärztlichen Verordnung sind gewissenhaft einzuhalten.

Arzneimittelmißbrauch

Der Langzeitkranke, der unter seinen Schmerzen oder unter Schlaflosigkeit leidet, ist in Gefahr, unkontrolliert und zu häufig schmerzstillende und schlaffördernde Arzneimittel zu nehmen. Die Aufgabe der Pflegeperson ist es, nach Verordnung des Arztes mit Hilfe von Medikamenten dem Kranken Beschwerden zu lindern, andererseits auch darauf zu achten, daß durch die Gewöhnung an ein Medikament keine Abhängigkeit oder gar eine Sucht entsteht.

Viele *schmerzstillende Medikamente* sind rezeptfrei. Werden sie in Maßen und nur dann verwendet, wenn es wirklich nötig ist, so ist nichts dagegen zu sagen. Wer sich aber daran gewöhnt, bei jedem Anflug von Kopfschmerz bedenkenlos zur Tablette zu greifen, wer statt zum Zahnarzt in die Apotheke geht, schadet seiner Gesundheit, strapaziert seinen Geldbeutel und läuft außerdem Gefahr, medikamentenabhängig oder gar süchtig zu werden.

Auch bei *Schlafmitteln* führt unkontrollierter Gebrauch bei manchen Menschen zur Sucht. Sie sind keineswegs ungefährlich, weil es bei Überdosierung zu Bewußtlosigkeit und lebensgefährlichen Zuständen kommen kann. Für manch einen werden Schlafmittel wegen einer sog. paradoxen Wirkung unentbehrlich, d. h. er reagiert darauf nicht mit Schlafbedürfnis, sondern mit gesteigerter Munterkeit, er benutzt sie als Aufputschmittel.

Tablettenmißbrauch ist heute ein echtes Übel für die Gesundheit großer Bevölkerungsgruppen. Jeder einzelne sollte versuchen, ihm entgegenzuwirken, indem er sich vor dem Griff zur Tablette fragt: „Brauche ich sie wirklich? Ist es sinnvoll, eine Aufregung oder die augenblicklichen Schmerzen chemisch zu ,überlisten', ist das Problem damit gelöst?"

Aus einer schlechten Gewohnheit kann Schlimmeres werden. Rezeptfrei ist nicht gleichbedeutend mit absolut gefahrlos.

Merke:

Oft greifen Menschen bei Schmerzen zur Selbsthilfe und nehmen eines der vielen rezeptfreien Medikamente. Rezeptfreiheit ist jedoch nicht gleichzusetzen mit Gefahrlosigkeit. Die Früherkennung einer Krankheit wird oft durch Einnehmen solcher Mittel erschwert oder gar verhindert.

Hausapotheke

Große Bedeutung hatte die Hausapotheke, solange die ärztliche Versorgung noch nicht so dicht und zuverlässig war wie heute. Die Hausapotheke besaß damals häufig sogar lebensrettende Eigenschaften, wenn durch ungünstige Witterung oder große Entfernungen ein Arzt oder Krankenhaus nicht in der notwendigen Zeit erreicht werden konnten. Auch heute ist trotz des dichten Ärztenetzes eine Hausapotheke aus keinem Haushalt wegzudenken, weil nicht nur viele Erkrankungen des Alltags, sondern auch schwerwiegende Vergiftungen oder Unfälle dazu zwingen, schnell zu helfen.

Aufbewahrung von Medikamenten

Häufig werden aber Medikamente aus Bequemlichkeit oder mangelnder Gewissenhaftigkeit unsachgemäß aufbewahrt. Daß diese Unachtsamkeit nicht harmlos ist, zeigt eine Erhebung, nach der sich in der Bundesrepublik alljährlich etwa 6000 Kinder mit achtlos herumliegenden Arzneimitteln vergiften. Die notwendige Folgerung daraus ist die sachgemäße Aufbewahrung von Arzneimitteln.

Sachgemäß bedeutet hier
– Aufbewahrung aller Medikamente an einem sicheren Ort,
– übersichtliche Anordnung der Medikamente,
– trockene Aufbewahrung der Medikamente,
– kühle Lagerung bestimmter Medikamente, evtl. im Kühlschrank (Gebrauchsanweisung beachten),
– leichte Zugänglichkeit für die Pflegeperson,
– Sicherheit durch erschwerte Zugänglichkeit für Kinder.

Ordnung und Übersichtlichkeit

Eine Hausapotheke sollte in der Regel drei Abteilungen haben:
– eine für die „Erste Hilfe",
– ein verschließbares Fach für Arzneimittel und
– ein Fach für Krankenpflegemittel.

Medikamente, die regelmäßig und mehrmals täglich gebraucht werden, sollen griffbereit aufbewahrt werden. Pflegehilfsmittel, die mehr Platz beanspruchen, können zweckmäßigerweise auch in einem Schrank untergebracht werden.

Zugänglichkeit und Sicherheit

Die Hausapotheke muß leicht zugänglich sein. Am besten eignet sich ein kühler, trockener Platz. Die Aufbewahrung im Schlafzimmer ist also noch günstiger als im Badezimmer oder in der Küche. Ein hübsches Schränkchen aus Kunststoff oder aus Holz wird gern als Hausapotheke eingerichtet.

Ausstattung der Hausapotheke

Eine gut ausgestattete Hausapotheke sollte im einzelnen enthalten (Grundausstattung):

1. Verbandmittel für Erste Hilfe

2 Mullbinden 6 cm breit	1 Preßrolle Verbandwatte 25 g
2 Mullbinden 8 cm breit	12 Sicherheitsnadeln
1 Verbandpäckchen klein	2 Verbandklammern
2 Verbandpäckchen mittel	1 Splitterpinzette
1 Verbandpäckchen groß	1 Verbandschere
1 Rolle Heftpflaster $1 m \times 2\frac{1}{2}$ cm	1 Dreiecktuch, rohweiß
1 Wundschnellverband 10×4 cm	2 Dreiecktücher (auch als Arterienabbinder)
1 Wundschnellverband 10×6 cm	
1 Wundschnellverband 10×8 cm	1 Verbandschiene, zweiteilig

2. Medikamente und Flüssigkeiten

Brandgel
Wunddesinfektionsmittel
Antiseptischer Wundpuder
Mittel gegen Insektenstiche
Mittel gegen Durchfall
   oder Verstopfung
Mittel gegen Erkältungskrank-
   heiten

Mittel gegen Halsschmerzen
Schmerztabletten
evtl. vom Arzt verordnete
   Medikamente

3. Krankenpflegemittel

Fieberthermometer
Mundspatel
Lederschutz für verletzten Finger
Feindesinfektionsmittel

Beachte:

● Keine Vorräte ansammeln (Veränderung der Qualität der
Arznei, unnötige Kosten für die Krankenkasse und sich selbst.
Im Nachlaß Verstorbener fand man z. B. bis zu 20 Packungen
eines Medikaments!).

● Vernichtung von Medikamenten: Nicht in die Toilette oder
in den Mülleimer werfen, sondern in der Apotheke abgeben.

● Die vom Arzt einem Kranken verordneten Medikamente
dürfen nicht von einer anderen Person verwendet werden.

● Medikamente sind trocken zu lagern.

● Für eine gute Beleuchtung ist zu sorgen (Gefahr der Ver-
wechslung der Medikamente).

● Verbandmaterial kann auch außerhalb der Hausapotheke gelagert werden.

● Täglich benötigte (und ungefährliche) Medikamente müssen
nicht unbedingt in der Hausapotheke aufbewahrt werden.

● Arzneimittel gehören niemals in Kinderhand.

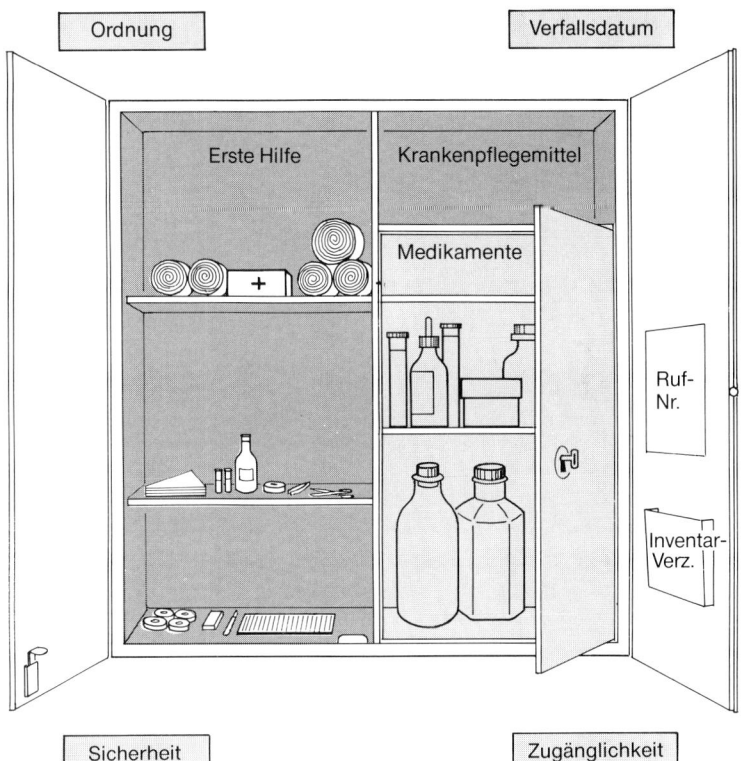

Merke:

Die „7 Richtigen" im Umgang mit Medikamenten:

● Der richtige Kranke
● Der richtige Zeitpunkt
● Die richtige Dosierung
● Die richtige Aufbewahrung

● Das richtige Medikament
● Die richtige Form
● Die richtige Ordnung

Ernährung des kranken Menschen

Eiweiße, Fette und Kohlenhydrate

In der Regel ißt der Mensch Brot, Kartoffeln, Gemüse, Obst, aber auch Butter und Fleisch. Er nimmt also seine Nahrungsstoffe von Pflanzen und Tieren, d.h. eine gemischte Kost zu sich. In ihr sind alle diejenigen Stoffe enthalten, die der menschliche Körper zum Leben benötigt. Durch eine chemische Untersuchung kann man die einzelnen Nährstoffe bestimmen:
– Eiweiße,
– Fette,
– Kohlenhydrate.
Hinzu kommen noch Vitamine, Wasser und Mineralstoffe (Salze).

Eiweiße

Auch Eiweiße werden in tierisches (enthalten in Fleisch, Schinken, Hühnereiweiß, Milch, Quark, Käse) und pflanzliches (enthalten in Mehl, Hülsenfrüchten usw.) eingeteilt.

Tierisches Eiweiß ist vollwertiger als pflanzliches Eiweiß und wird vom menschlichen Körper besser verwertet. Eiweiße enthalten außer Kohlenstoff, Sauerstoff und Wasserstoff auch Stickstoff und Schwefel. Der menschliche Körper besteht zu 20% aus Eiweißen.

Fette

Bei den Fetten unterscheiden wir zwischen tierischen Fetten (z.B. Milchfett, Butter, Schmalz, Speck, Fett in Fleisch- und Wurstwaren) und pflanzlichen Fetten (z.B. Speiseöle aus Oliven, Sonnenblumenkernen, Leinsamen, Kokosnuß).

Auch Fette bestehen aus Kohlenstoff, Sauerstoff und Wasserstoff, nur in anderer Zusammensetzung. Sie dienen dazu, den Körper „in Betrieb zu halten" und „zu heizen". Fette haben einen sehr hohen Brennwert. Kaltgeschlagene Fette verwenden.

Kohlenhydrate

Zu den Kohlenhydraten zählen: Zucker, Stärke und Zellstoff (Zellulose). Sie sind zumeist in pflanzlicher Nahrung enthalten, z.B. in Brot, Kartoffeln, Back- und Teigwaren sowie in Früchten.

Kohlenhydrate bestehen aus Kohlenstoff, Sauerstoff und Wasserstoff.

Der tägliche Grundbedarf eines bettlägerigen Menschen beträgt
– an Eiweißen   je Kilogramm Körpergewicht 1–2 g, davon etwa die Hälfte tierische Eiweiße,
– an Fetten   55 g,
– an Kohlenhydraten   400 g.

Verbrennung – Kalorienwert

Der größte Teil der Nahrung, vor allem Kohlenhydrate und Fette, dient dazu, im Körper Wärme zu erzeugen und Leistung zu erbringen. Deshalb wird die Menge der Nahrungsmittel nach ihrem „Brennwert", d.h. nach Wärmeeinheiten (Kilojoule, früher *Kilokalorien*) gemessen.

Eine Kilokalorie (1 kcal) ist die Wärmemenge, welche nötig ist, um die Temperatur von 1 kg chemisch reinen Wassers um 1°C, von 14 auf 15°C, zu erhöhen:

1 kcal = 4,186 Kilojoule (kJ – gesprochen Kilodschul)
1 kJ   = 0,24 kcal

Beispiele: 1 g Eiweiß erbringt 4,1 kcal (17 kJ)
1 g Fett liefert 9,3 kcal (38 kJ)
1 g Kohlenhydrat erzeugt 4,1 kcal (17 kJ)

Aus den Beispielen können Sie ersehen, daß Fette einen hohen Kalorienwert haben. Das Fett ist besonders reich an Energie. Es kann durch vermehrte Aufnahme von Kohlenhydraten ersetzt werden, da sie aus denselben Brennstoffen bestehen (s. S. 140). Also können auch Kohlenhydrate durch Fett ersetzt werden.

Kohlenhydrate und **Fette** dienen überwiegend als Verbrennungs- und Betriebsstoffe. Im Gegensatz dazu wird das Eiweiß zum Aufbau des Körpers und als Ersatz der sich ständig abnutzenden Körpergewebe verwertet. **Eiweiße** sind Baustoffe, die zur Bildung von neuen Zellen, Knorpel, Nägeln, Haaren und Haut notwendig sind. Eiweiß kann weder durch Kohlenhydrate noch durch Fette ersetzt werden.

Merke:

Der menschliche Körper benötigt
– Eiweiße als Baustoffe zum Aufbau des Körpers und
– Kohlenhydrate und Fette als Betriebsstoffe zur Verbrennung.

Der Brennwert der drei Energielieferanten wurde bisher in Kilokalorien (kcal) und wird jetzt in Kilojoule (kJ) angegeben.

Vitamine, Mineralstoffe und Wasser

Der Nährwert einer Mahlzeit wird aber nicht nur durch Kohlenhydrate, Fette und Eiweiße bestimmt, sondern auch durch Vitamine und Mineralstoffe.

Vitamine

Vitamine haben keinen Nährwert und sind in der Nahrung oft nur in Spuren vorhanden; dennoch sind sie lebensnotwendig (vita = Leben).

Wichtige Vitaminträger sind:
Frisches Obst, frisches Gemüse, Vollkornbrot, Milch, Lebertran und, zur Aufwertung der Mahlzeiten mit vitaminreichen Naturstoffen, Weizenkeime (B-Vitamine), Sanddornsaft, Hagebuttensaft, schwarzer Johannisbeersaft, Orangen- und Grapefruitsaft (C-Vitamine).

Der menschliche Körper kann Vitamine selbst nicht aufbauen (Ausnahme: Vitamin D). Diese müssen deshalb dem Körper mit der Nahrung oder gesondert zugeführt werden.

Mineralstoffe (Salze)

Zum Aufbau der Knochen und Zähne, zur Bildung des Blutes und für die Tätigkeit der Organe benötigt der menschliche Körper auch Mineralstoffe. Sie sind in vielen tierischen und pflanzlichen Nahrungsstoffen enthalten und deshalb in einer normalen gemischten Kost in ausreichendem Maße vorhanden.

Mineralstoffe haben keinen Nährwert. Für den Aufbau des Körpers und für den normalen Ablauf aller Lebensvorgänge sind sie aber notwendig.

Wasser

Das Wasser ist ein Hauptbestandteil der Körperzellen und der Körperflüssigkeiten (Blut, Verdauungssäfte). Es dient auch als Lösungs- und Transportmittel. Normalerweise braucht der Körper täglich 2,5 l Wasser. Rund 1 l Wasser ist in täglichen Speisen, etwa 1,2 l in den Getränken enthalten; der Rest (0,3 l) entsteht beim Stoffwechsel.

Bestandteile wichtiger Lebensmittel

Um eine genaue Auskunft über die Zusammensetzung wichtiger Lebensmittel zu erhalten, wurde die Zusammensetzung einzelner Nahrungsstoffe bestimmt und zusammengefaßt.

Nebenstehende Tabelle geht von einer Grundmenge (100 g) aus und nennt
– die Nährstoffe (in g),
– die Kalorien (in kcal) und
– die Vitamine.

Beachte:

1 kcal = ∼ 4 kJ

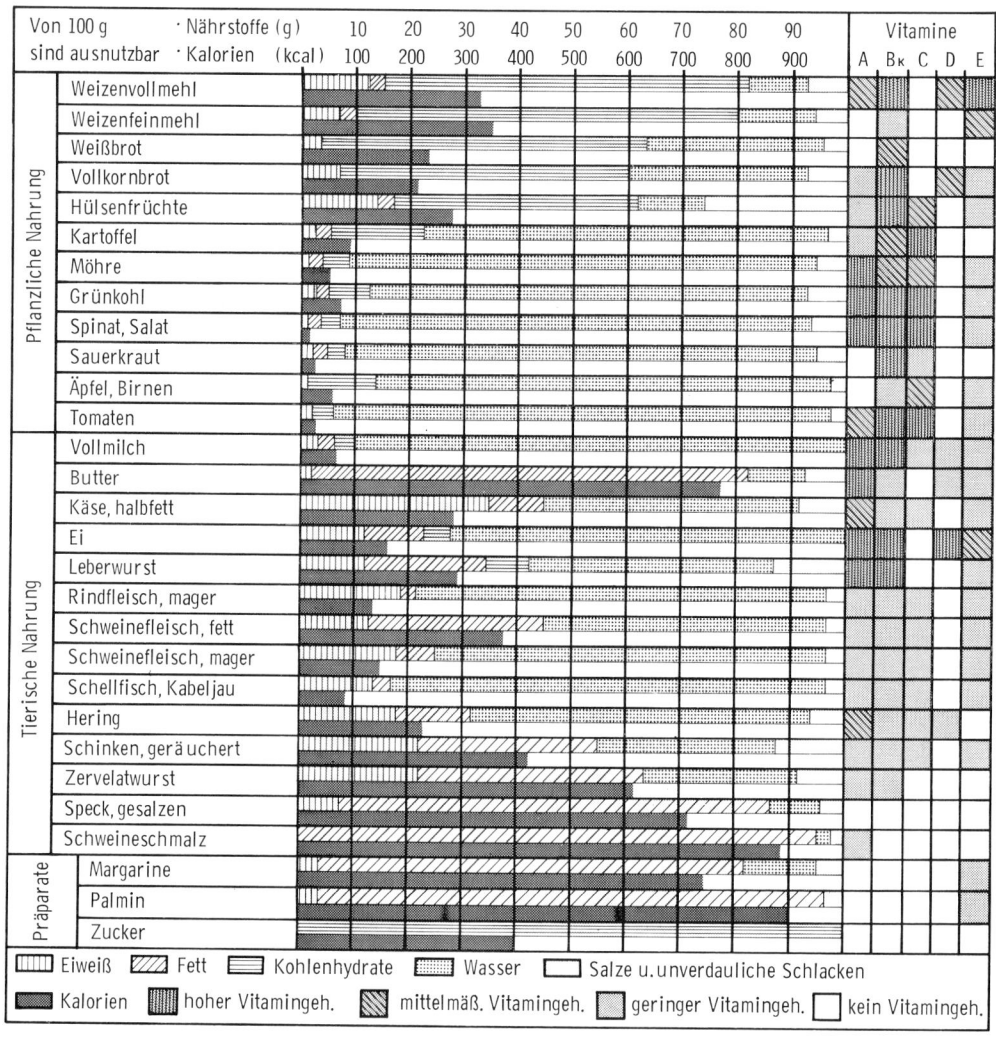

Zusammensetzung der Lebensmittel	100 g Hülsenfrüchte (als Beispiel) enthalten	100 g Butter	100 g Rindfleisch (mager)
Nährstoffe			
Eiweiß	14 g	— — — — — — g	— — — — — — g
Fett	3 g	— — — — — — g	— — — — — — g
Kohlenhydrate	44 g	— — — — — — g	— — — — — — g
Wasser	12 g	— — — — — — g	— — — — — g
Salze und unver- dauliche Schlacken	27 g	— — — — — — g	— — — — — — g
	100 g	100 g	100 g
Vitamine			
A	x	— — — — — —	— — — — — —
B (-Komplex)	x	— — — — — —	— — — — — —
C	x	— — — — — —	— — — — — —
D	—	— — — — — —	— — — — — —
E	x	— — — — — —	— — — — — —
Kalorien	280 kcal =	kcal =	kcal =
Joule	1172,08 kJ	kJ	kJ

Bestimmen Sie, wie in der ersten Spalte der Übersicht an dem Beispiel Hülsenfrüchte gezeigt, die Zusammensetzung von je 100 g Butter und magerem Rindfleisch.

● Tragen Sie in den oberen Teil der Tabelle die gefundenen Werte in Gramm (g) ein.

● Geben Sie dazu durch Ankreuzen die einzelnen Vitamine an.

Vergleichen Sie Ihre Antworten mit den Angaben auf der nächsten Seite.

144

Ergebnis:

Zusammensetzung der Lebensmittel	100 g Hülsenfrüchte (als Beispiel) enthalten	100 g Butter	100 g Rindfleisch (mager)
Nährstoffe			
Eiweiß	14 g	2 g	19 g
Fett	3 g	80 g	2 g
Kohlenhydrate	44 g	–	–
Wasser	12 g	10 g	75 g
Salze und unver- dauliche Schlacken	27 g	8 g	4 g
	100 g	100 g	100 g
Vitamine			
A	x	x	x
B (-Komplex)	x	x	x
C	x	–	x
D	–	x	–
E	x	x	x
Kalorien	280 kcal =	780 kcal =	130 kcal =
Joule	1172,08 kJ	3260,40 kJ	553,40 kJ

Leitregeln für eine richtige Ernährung

- Nahrungsmenge begrenzen und jede Überernährung vermeiden.
- Tägliche Gesamtfettmenge auf maximal 80 g festlegen. Als Fett hochwertige Pflanzenfette bevorzugen.
- Täglich genug Eiweiß, vor allem in Form von Milch und Magerquark, verzehren.
- Reichlich Fruchtsäfte, Salate und Gemüse in die tägliche Kost einbauen. Durch Aufwertung mit Weizenkeimen, Hefe und Vitamin-C-reichen Fruchtsäften optimale Vitaminversorgung sichern.

Ernährung für kranke und alte Menschen

Energieverbrauch

Wie Sie erfahren haben, wird für alle Lebensvorgänge Energie benötigt. So verbraucht auch jeder Körper täglich Kalorien. Eine Hausfrau benötigt z. B. bei ihrer Arbeit in Küche und Garten ca. 2500 kcal (ca. 10 470 kJ) pro Tag. Ein Mensch ohne körperliche Arbeit verbraucht ca. 2000 kcal (ca. 8375 kJ) täglich. Der kranke Mensch kann durch Fieber, Toxine (Giftstoffe) u. a. weitaus mehr Kalorien verbrauchen.

Selbst bei völliger Ruhe, wie sie beim bettlägerigen Kranken in der Regel gegeben ist, kommt ein bestimmter Energieverbrauch in Betracht:

- zur Aufrechterhaltung der Körpertemperatur von ca. 37 °C,
- für Atmung und Herztätigkeit,
- für Verdauungsarbeit und Stoffwechsel und
- für die Arbeit der Zellen, die selbst im Schlaf weitergeht.

> Der Energieverbrauch eines Körpers bei völliger Ruhe wird **Grundbedarf** genannt. Er ist vor allem abhängig von der Umgebungstemperatur, der Größe des Menschen, seinem Alter und Gewicht. Er liegt bei ca. 1500 kcal (6280 kJ) täglich.

Normalkost, Schonkost und Diät

Bei der Zubereitung von Mahlzeiten sind drei Kostarten zu unterscheiden: Normalkost, Schonkost und Diät.

Normalkost

Sie bietet viel Abwechslung in den Gerichten und in den Zubereitungsarten. Sie wird von allen Familienangehörigen gegessen und braucht nicht besonders für den Kranken zubereitet werden.

Schonkost

Für viele Kranke ist eine leicht verdauliche Kost besser geeignet, da einige Nahrungsmittel Beschwerden hervorrufen, z. B. Blähungen, Druck- oder Völlegefühl. Nachstehend genannte Speisen sind schwer verdaulich und deshalb zu vermeiden.

Fleisch:	Schweine- und Hammelfleisch, fettes Rindfleisch
Fisch:	Aal, Lachs, geräucherte und marinierte Fische
Eier:	hartgekochte Eier
Fette:	Schmalz, Talg, Öl
Obst:	rohes Steinobst, Weintrauben
Gemüse:	Kraut, Kohl, Hülsenfrüchte, Pilze, Rettich; auch zubereitete Speisen wie Bratkartoffeln
Gewürze:	schwarzer Pfeffer, Paprika, Peperoni
Getränke:	Alkohol (Schnaps)

Diese Kostform will gezielt bestimmte Organe und ihre Funktion schonen. Hat ein Mensch z. B. einen Überschuß an Magensäure, so sollte er deshalb alle panierten und gebratenen Speisen meiden und auf scharfe Suppen und Soßen verzichten. Auch starke Gewürze und pikante Speisen, scharfen Käse und Zitronen sowie Alkohol, Bohnenkaffee und ähnliches sollte er nicht zu sich nehmen.

Diät

Eine Diät wird in der Regel, weil sie immer eine einschneidende Maßnahme darstellt, vom Arzt verordnet. Er kennt das Zusammenspiel von chemischen Vorgängen und Organgeschehen. Die Zusammenstellung der Diät (Aufstellung eines Diätplans) sollte nur von einer ernährungswissenschaftlich geschulten Fachkraft (z. B. Diätassistentin) vorgenommen werden. Die Zubereitung kann nach einem solchen Plan auch von der Hausfrau vorgenommen werden.

Voraussetzung für den Erfolg einer Diät ist eine gezielte, konsequent eingehaltene und über eine längere Zeit dauernde Durchführung.

Gemeinhin werden unter Diät leider auch heute noch eine sehr einseitige Ernährung und eine unangenehm empfundene Verringerung von Mahlzeiten verstanden. Darüber hinaus verliert der Kranke oft das Interesse an der Diät und den Mut zum Einhalten der Anordnungen, weil er oft nur darüber informiert wird, was er *nicht* essen darf, aber keine Hinweise erhält darüber, *was er essen darf* und wie Diätmahlzeiten schmackhaft zubereitet werden können.

Zubereitung der Mahlzeiten

Bei der Zubereitung der Mahlzeiten beachten Sie folgende Empfehlungen des wissenschaftlichen Archivs für Ernährung und Diätetik (Bernau/Chiemsee) zur Vollwertnahrung in der zweiten Lebenshälfte:

„Zu jeder Hauptmahlzeit eine Frischkost geben. Besonders günstig sind pikante Gemüsesäfte und bekömmliche Salate.

Naturbelassene Pflanzenöle vor allem für die Zubereitung von Salaten und Rohkostgerichten verwenden und in pikante Quarkzubereitungen einrühren.

Gemüse in Pflanzenöl und mit wenig Wasser im eigenen Saft dünsten und erst nach dem Garen würzen und abschmecken. Hin und wieder Gemüsegerichte mit Käse gratinieren (= überbacken).

Mahlzeiten ohne Fleisch- oder Fischbeilage regelmäßig mit einer Quarkspeise ausstatten (wichtig wegen ausreichender Eiweißversorgung).

Wird Fleisch oder Fisch gegeben, so ist es zu kochen oder zu grillen. Am besten nicht mit Soßen, sondern mit Salat zu servieren.

Milchfruchtgetränke jeweils mit etwas magerem Quark anreichern (Zubereitung im Mixer), wichtig wegen ausreichender Eiweißversorgung.

Gröbere Rohkost und gröbere Vollkornprodukte und faserreiche Gemüsesorten dürfen nur verwendet werden, wenn sie gut gekaut werden und keine Blähungen oder Völlegefühle erzeugen (sonst Beeinträchtigung der Herz- und Kreislauffunktionen).

Ältere Menschen mit herabgesetztem Kauvermögen und schlechter Verdauungsleistung dürfen als Vollkornnahrung nur die bekömmlichsten Formen verwenden: z. B. aufgeschlossene Vollkornhaferflocken in Milch oder Fruchtsäfte eingerührt, Flachbrote aus Vollkornmehl, Vollkornknäckebrot und besonders leichte Vollkornbrote.

Früchte oder Fruchtsäfte, gegen die hier und da wegen ihres oft säuerlichen Geschmackes Empfindlichkeit besteht, mit Quark zu Quarkfruchtspeisen oder mit Milch zu Milchfruchtgetränken verarbeiten. Fruchtsäfte evtl. mit Hafer- oder Leinsaatschleim verbinden."

Bei Schonkost und Diät wird zudem bedeutsam, daß die Mahlzeiten in einer gefälligen Anordnung und mit einer persönlichen Note angeboten werden.

Denken Sie daran, daß	Achten Sie deshalb auf
– Kranke mit „den Augen essen",	– eine entsprechende Anordnung,
– Abwechslung erwartet wird,	– vielfältige Auswahl,
– der Appetitlosigkeit entgegengewirkt werden soll,	– Zuspruch und Ermunterung,
– Tageszeit und Menge eine Rolle spielen können.	– mehrere Mahlzeiten in kleineren Portionen.

Maßnahmen vor, während und nach dem Essen

Beim Auftragen des Essens sind folgende Vorbereitungen zu beachten:

– Vorbereitung der Pflegeperson:
saubere Kleidung (frische Schürze),
Hände waschen,
Ruhe ausstrahlen.
– Vorbereitung im Zimmer:
Kranken aufsetzen und Hände waschen lassen,
Bett-Tisch bereitstellen,
Serviette umlegen,
Medikamente zurechtlegen.
– Vorbereitung des Essens auf dem Tablett:
Richtiges Geschirr wählen,
vollständiges Besteck auflegen,
bei Tellergerichten: keine gehäuft vollen Teller servieren, evtl.
Wärmeteller herrichten.

Während des Essens und unmittelbar danach achten Sie auf folgende Maßnahmen und Einstellungen:

– In der Regel vor den Augen des Kranken die Speisen auf Teller oder Schüssel auflegen,
– wenn nötig, Speisen zerkleinern (Fleisch schneiden, Fisch entgräten),
– „Guten Appetit" wünschen,
– Getränke während des Essens anbieten.

– Individuelle Essensgewohnheiten berücksichtigen,
– Zeit nehmen für den Kranken,
– den Eindruck des „Fütterns" (bei Schwerkranken) nicht aufkommen lassen,
– evtl. zum Selbstessen ermuntern.

Nach dem Essen achten Sie auf folgendes:

– nicht zu hastiges Abräumen des Geschirrs,
– Hände und evtl. Gesicht des Kranken waschen,
– Kranken bequem lagern,
– Zimmer aufräumen und lüften.

Merke:

Essen und Trinken spielen für einen Kranken oft eine bedeutsame Rolle, denn sie sind möglicherweise die einzige Unterbrechung seines monotonen Krankentages.

Überprüfen Sie Ihr Wissen

1. Umgang mit Medikamenten (s. S. 136 f)

– Nennen Sie Merkmale, die zeigen, ob ein Medikament noch brauchbar ist.

_____

_____

_____

_____

_____

2. Hausapotheke (s. S. 138/139)

– Welche Grundsätze beachten Sie bei der Aufbewahrung von Medikamenten?

_____

_____

_____

_____

– Ordnen Sie die untenstehenden Begriffe durch Einsetzen der Leitzahlen in die Abbildung den jeweiligen Fächern in der Hausapotheke zu (vgl. S. 139)
– Tragen Sie in die leeren Kästchen die Gesichtspunkte ein, die für den Gebrauch der Hausapotheke notwendig sind.

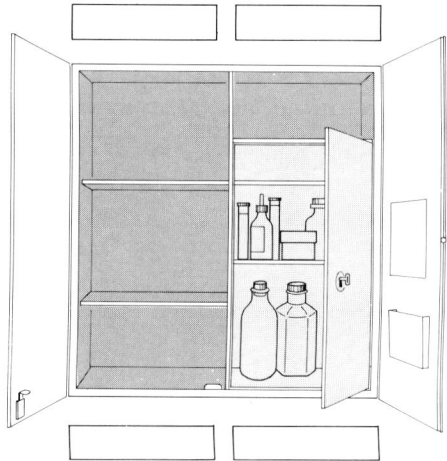

1 Wundschnellverband
2 Mittel gegen Erkältungskrankheiten
3 Feindesinfektionsmittel (Sagrotan, Lysoform, Baktol)
4 Fieberthermometer
5 Verbandschere
6 Antiseptischer Wundpuder
7 Dreiecktuch
8 Rufnummern (Arzt, Erste Hilfe, Gemeindekrankenschwester)
9 Brandgel
10 Inhaltsverzeichnis der Hausapotheke

3. Ernährung (s. S. 140–144)

Bestimmen Sie die Zusammensetzung von je 100 g Kartoffeln, Käse und geräuchertem Schinken mit Hilfe der Tabelle auf der nächsten Seite.

Zusammensetzung der Nahrungsmittel	100 g Kartoffeln	100 g Käse (halbfett)	100 g geräucherter Schinken
Nährstoffe			
Eiweiß	_____g	_____g	_____g
Fett	_____g	_____g	_____g
Kohlenhydrate	_____g	_____g	_____g
Wasser	_____g	_____g	_____g
Salze und unverdauliche Schlacken	_____g	_____g	_____g
	100 g	100 g	100 g
Vitamine			
A	_____	_____	_____
B (-Komplex)	_____	_____	_____
C	_____	_____	_____
D	_____	_____	_____
E	_____	_____	_____
Kalorien Joule	kcal = kJ	kcal = kJ	kcal = kJ

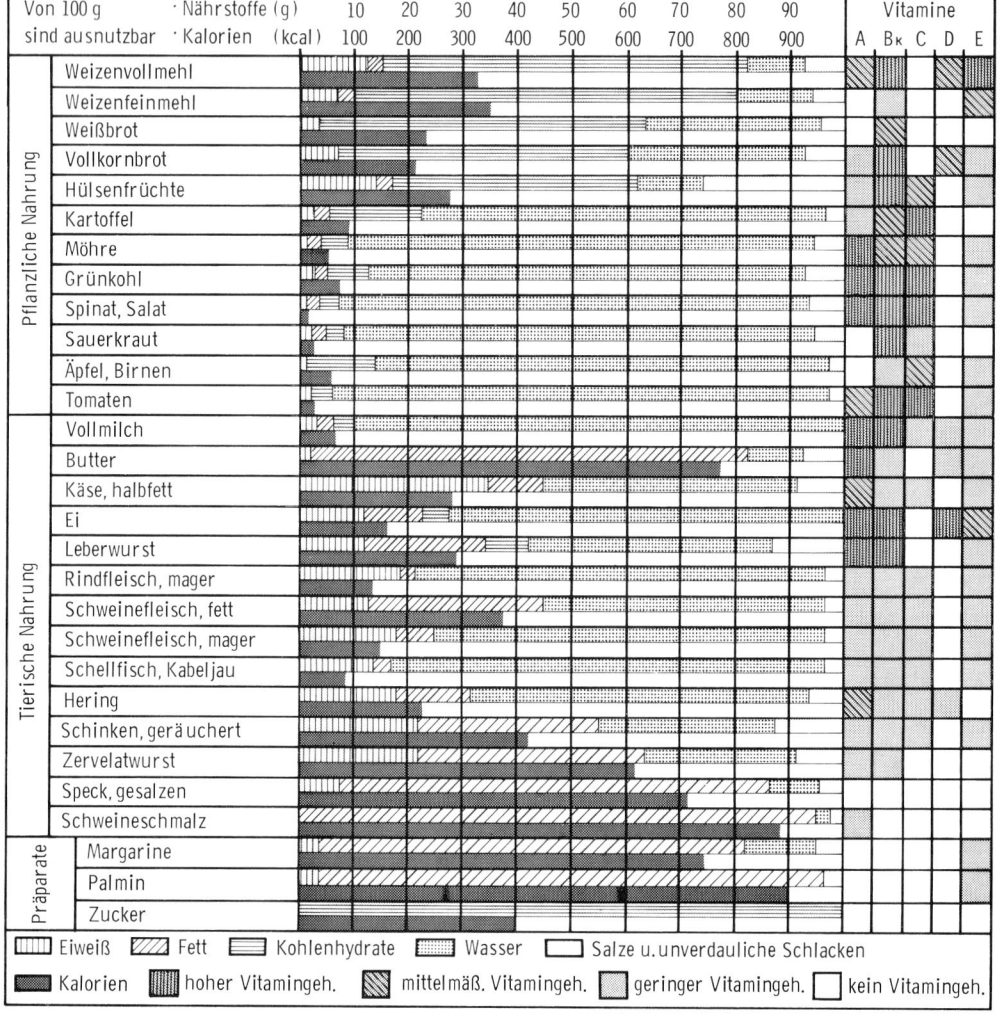

4. Ernährung für kranke und alte Menschen (s. S. 145)

– Ergänzen Sie folgenden Satz:
Der Energieverbrauch eines Körpers bei völliger Ruhe wird _____ genannt. Er ist vor allem abhängig von der Umgebungstemperatur, der Größe des Menschen, seinem _____ _____ und _____ _____ . Er liegt bei ca. _____ kcal täglich.

– Nennen Sie fünf schwer verdauliche Nahrungsmittel

1. _____

2. _____

3. _____

4. _____

5. _____

– Was tun Sie, wenn vom Kranken folgende Wünsche und Forderungen an Sie herangetragen werden? (s. S. 146 f)

1. Der Kranke will auch „mit den Augen essen". _____

2. Der Kranke erwartet Abwechslung in der Speisenfolge: _____

3. Der Appetitlosigkeit des Kranken soll entgegengewirkt werden: _____

4. Tageszeit und Menge der Speisen sollen berücksichtigt werden: _____

– Sie achten *während des Essens und unmittelbar davor* besonders auf folgende Maßnahmen und Einstellungen (s. S. 147):

Maßnahmen:

1. _____

2. _____

3. _____

4. _____

Einstellungen:

1. _____

2. _____

3. _____

4. _____

8
Muskeltraining für Langzeitkranke

Isometrische Übungen für Langzeitkranke
Isometrisches Trainingsprogramm

Arbeitsziele

Nach Durcharbeit dieses Abschnitts können Sie
- isometrische und isotonische Übungen aufgrund von Selbsterfahrung unterscheiden;
- begründen, wie die Muskelkraft eines Langzeitkranken wenigstens teilweise erhalten werden kann;
- die Notwendigkeit der Durchführung von isometrischen Übungen einsehen;
- den Langzeitkranken anleiten, selbständig Übungen zur Erhaltung seiner Muskelkraft auszuführen;
- gemeinsam mit dem Kranken bestimmte Übungsformen gezielt anwenden;
- einsehen, daß durch ein derartiges gezieltes Training bestimmter erschlaffter Muskelgruppen der Allgemeinzustand des Langzeitkranken günstig beeinflußt werden kann.

Isometrische Übungen für Langzeitkranke

Prophylaktischer Wert

Im Programm 6 haben Sie unter „Gelenkversteifungen" (s. S. 118) gelernt, daß Muskeln nach dem Zug- und Gegenzugsystem arbeiten, d.h.: zieht sich eine Muskelgruppe zusammen, wird die andere gedehnt.

Wird dieses Zusammenspiel nicht ständig geübt, so können die Muskelgruppen funktionsuntüchtig werden; durch lange Untätigkeit des Muskels, z. B. infolge Bettlägerigkeit oder Gipsverband, stellt sich ein Muskelschwund (Inaktivitätsatrophie) ein, bei dem sich Masse und Funktionsfähigkeit des Muskels verringern. Wenn Muskeln nicht bewegt oder trainiert werden, mindert sich ihre Spannung (Tonus) und sie werden schließlich dünner und schwächer. Die Gliedmaßen nehmen an Umfang ab und die Durchblutungsgröße wird verringert. Der Körper gerät dadurch in einen Zustand der Kraftlosigkeit, welcher die Genesung nach überstandener Krankheit verzögert oder bei chronischer Erkrankung zu fortschreitender Schwächung und Hilflosigkeit führt. Die Hauskrankenpflege will verhindern, daß der Kranke in einen derart geschwächten Zustand gerät: Ein vielseitiges und gezieltes Training kann bestimmte Muskelgruppen durch sogenannte isometrische Übungen in Tätigkeit halten, ohne daß es zu einer Bewegungsleistung des Kranken kommt. Bei dieser Art von Übungen erfolgt ein Zusammenziehen der Muskeln gegen einen Widerstand.

Vergleichende Versuche

Versuch 1

Zählen Sie eine Viertelminute lang Ihren Puls (s. S. 184).

Legen Sie beide Handflächen leicht an die Seitenkanten Ihres Stuhls.

Versuchen Sie, den Stuhl mit beiden Handflächen zunehmend stärker zusammenzudrücken.

Messen Sie sich anschließend den Puls und vergleichen Sie diesen mit dem Ruhepuls.

Überlegen Sie, welche Feststellung und Beobachtung Sie gemacht haben.

Notieren Sie Ihr Ergebnis:

_____

_____

_____

Versuch 2

Zählen Sie eine Viertelminute lang Ihren Puls (s. S. 184).

Steigen Sie dreimal nacheinander auf den Stuhl und von ihm wieder herab oder machen Sie drei Kniebeugen.

Messen Sie sich anschließend den Puls und vergleichen Sie diesen mit dem Ruhepuls.

Überlegen Sie, welche Feststellung und Beobachtung Sie gemacht haben.

Notieren Sie Ihr Ergebnis:

_____

_____

_____

Ergebnis:

Versuch 1	Versuch 2
Durch den Druck der Hände gegen den Stuhl	Im Gegensatz zum Versuch 1 werden hier
● werden keine Bewegungen ausgeführt,	● Bewegungen vollzogen,
● werden bestimmte Muskelgruppen gespannt,	● Herztätigkeit beschleunigt, Atmung verstärkt, Gelenke und Bänder beansprucht.
● wird Widerstand verspürt.	

Wenn Sie noch einmal die gemachten Erfahrungen unter besonderer Berücksichtigung von Atmung und Puls überblicken, so können Sie folgende Ergebnisse feststellen:

Versuch 1	*Versuch 2*
Druck gegen Widerstand ohne Bewegung, normale Atemaktivität, normaler Puls, keine Beanspruchung von Herz und Kreislauf, „passive Aktivität".	Druck gegen Widerstand mit Bewegung, erhöhte Atemaktivität, erhöhter Puls, Beanspruchung von Herz und Kreislauf, Beanspruchung des Bewegungsapparates.

Merke:

Übungen, bei denen die obengenannten Merkmale auftreten, werden **isometrische Übungen** genannt.

Merke:

Übungen, bei denen die obengenannten Merkmale auftreten, werden **isotonische Übungen** genannt.

Dr. med. H. Cooper, Sportmediziner und Astronautentrainer, bestätigt in seinem empfehlenswerten Buch „Bewegungstraining" (Fischer Taschenbuchverlag, Frankfurt 1970) die besondere Bedeutung des isometrischen Muskeltrainings für bettlägerige Patienten: „Der Hauptwert der Isometrik zeigt sich jedoch nach wie vor in ihrer Verwendbarkeit zur vorbeugenden Bekämpfung von Muskelschwund bei bettlägerigen Patienten."

Er weist auch darauf hin, daß isometrische Übungen Umfang und Stärke der einzelnen Skelettmuskelpartien vermehren, ohne Lunge und Herz-Kreislauf-System zu belasten.

Für uns bedeutet die Ausklammerung der Belastung von Lunge, Herz und Kreislauf einen besonderen Vorteil: Ohne ärztliche Anordnung kann mit den meisten Langzeitkranken ein schonendes Muskeltraining im Bett durchgeführt werden.

Wichtig bei diesen Übungen ist es, daß die Pflegeperson den Kranken anleitet und anhält, die Übungen exakt durchzuführen. Werden die Übungen in ihrem Ablauf erst einmal gründlich beherrscht, kann der Kranke – je nach Gegebenheit – bestimmte Übungen selbst durchführen.

Im folgenden werden Sie durch Bild und Text die einzelnen Übungen kennen und ausführen lernen, um später einen Kranken anleiten zu können.

Grundinformation für alle Übungen

Für jede Übung gelten die Regeln, die Prof. Dr. med. Th. Hettinger in seinem Buch „Fit sein – fit bleiben, Isometrisches Muskeltraining für den Alltag" anführt (7. Aufl., Thieme Verlag, Stuttgart 1980):

1. Die einzelnen Muskelgruppen müssen gegen den jeweiligen Widerstand maximal angespannt und diese Anspannung etwa für 2–3 Sekunden aufrechterhalten werden.

2. Die Muskulatur soll nie ruckartig angespannt werden. Bei der Anspannung der Kraft jedoch zügig steigern.

3. Bei der Muskelspannung darf keine Bewegung ausgeführt werden. Der Widerstand muß daher so groß sein, daß eine Bewegung verhindert wird.

4. Während der einzelnen Übungen keine Preßatmung durchführen. Den notwendigen Trainingsreiz für die einzelnen Muskelgruppen erhält man auch, wenn man während der Übungen ganz normal atmet.

5. Nach jeder Übung eine kurze Pause von einigen Sekunden einlegen. Die einzelne Übung bringt kaum eine Belastung des Kreislaufes. Durch mehrere Übungen, die hintereinander ohne Pause durchgeführt werden, kann es naturgemäß, vor allem bei Personen mit nicht völlig intaktem Kreislauf, zu einer stärkeren Beeinflussung des Kreislaufes kommen. Herzkranke müssen daher längere Pausen zwischen die einzelnen Übungen legen und möglichst keine Übungen ausführen, bei denen gleichzeitig größere Muskelmassen aktiviert werden.

6. Man sollte nicht mehr als etwa 15 Übungen während einer Übungsperiode durchführen. Das ist einschließlich der Pausen ein Zeitaufwand von etwa 2 Minuten.

Isometrisches Trainingsprogramm

Einzeltraining

Übung 1

Betrachten Sie das nebenstehende Bild und nehmen Sie die entsprechende Ausgangsstellung ein.

1. Legen Sie die Fingerkuppen dachförmig gegeneinander und spreizen Sie dabei die gestreckten Finger.
2. Ihre Oberarme dürfen den Körper nicht berühren.
3. Ihre Finger sollen etwa 30 cm von der Brust entfernt sein.

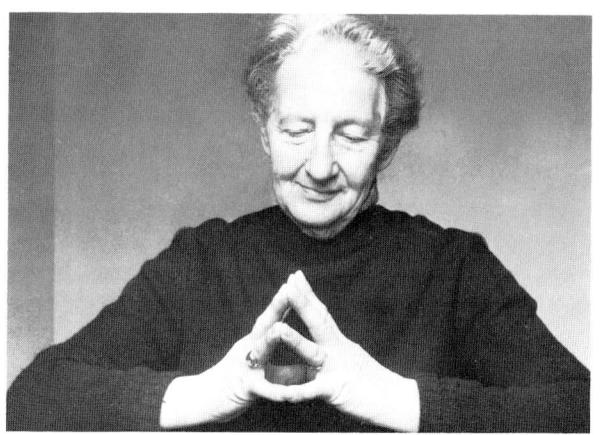

Versuche

● Drücken Sie die gespreizten Fingerkuppen gegeneinander.
● Überprüfen Sie nun, welche der in der Skizze angegebenen Muskelpartien auch bei Ihnen beansprucht wurden.
● Führen Sie die Übung noch einige Male durch und achten Sie auf regelmäßige Atmung.

Während der Übung ist darauf zu achten, daß beim Gegeneinanderdrücken der Finger Widerstand und Atmung zunehmend koordiniert werden. Dieses Zusammenspiel von Widerstand und Atmung wird nicht sogleich gelingen, sondern erst durch mehrmaliges Üben möglich werden.

Die Übung „Drücken der gespreizten Finger gegeneinander" kann auch in anderen Variationen durchgeführt werden, um andere Muskelpartien zu aktivieren. Weiter ist zu empfehlen, die Ausgangsstellung der vorgeschlagenen Übungen zu wechseln.

Varianten

Die Übung läßt sich in verschiedener Weise durchführen:
in Brusthöhe, in Augenhöhe, über dem Kopf.

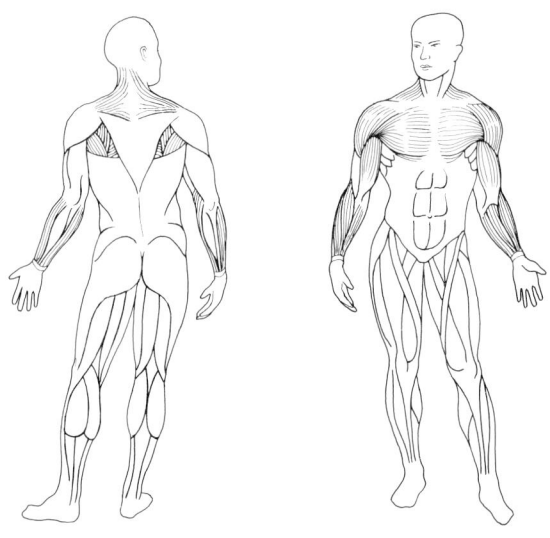

Übung 2

Betrachten Sie das nebenstehende Bild und nehmen Sie die entsprechende Ausgangsstellung ein.

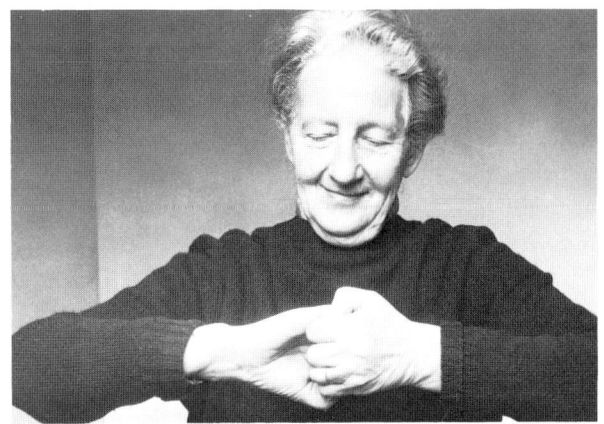

1. Verhaken Sie Ihre Finger wie Haken und Öse (Hakengriff).
2. Die Oberarme dürfen den Körper nicht berühren.
3. Die Hände befinden sich in Brusthöhe.

Versuche

● Lassen Sie Ihre Finger fest verhakt und versuchen Sie mit aller Kraft die Finger auseinanderzuziehen, ohne die Verklammerung zu lösen.

● Überprüfen Sie, welche der in der Skizze angegebenen Muskelpartien auch bei Ihnen beansprucht wurden.

● Führen Sie die Übung mehrere Male durch und achten Sie auf regelmäßige Atmung.

Varianten

Auch diese Übung läßt sich in verschiedener Weise durchführen:
– in Brusthöhe,
– in Augenhöhe,
– über dem Kopf.

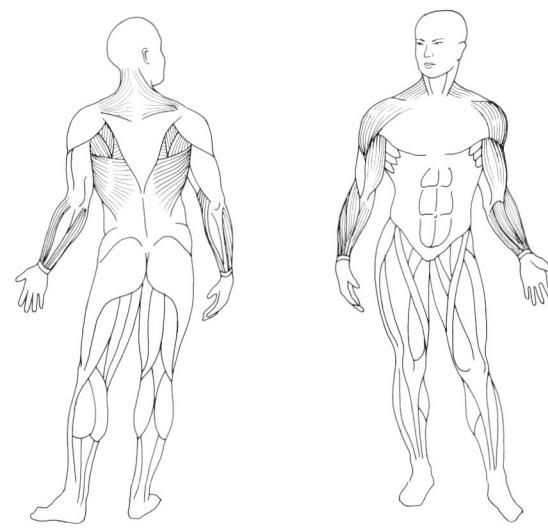

Übung 3

Betrachten Sie das nebenstehende Bild und nehmen Sie die entsprechende Ausgangsstellung ein

1. Strecken Sie Ihre Knie.
2. Legen Sie die linke Fußsohle auf den rechten Fußrücken.

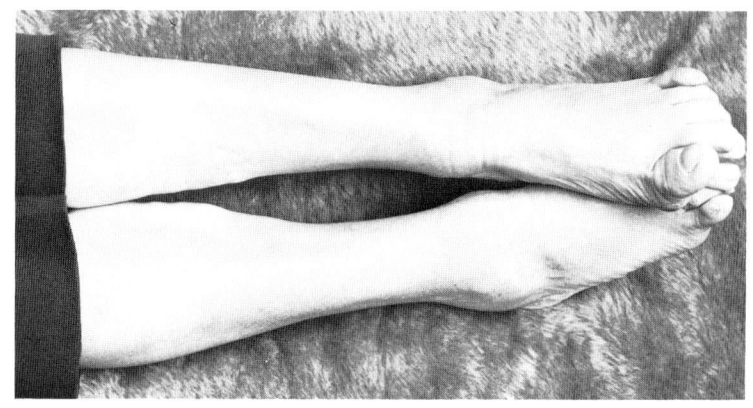

Versuche

● Drücken Sie gleichzeitig Fußrücken und Fußsohle gegeneinander.

● Überprüfen Sie wieder, welche der in der Skizze angegebenen Muskelpartien auch bei Ihnen beansprucht wurden.

● Führen Sie die Übung noch einige Male durch, wobei die Ausgangsstellung verändert wird.

Bisher: Druck der linken Fußsohle auf den rechten Fußrücken, jetzt: Druck der rechten Fußsohle auf den linken Fußrücken.

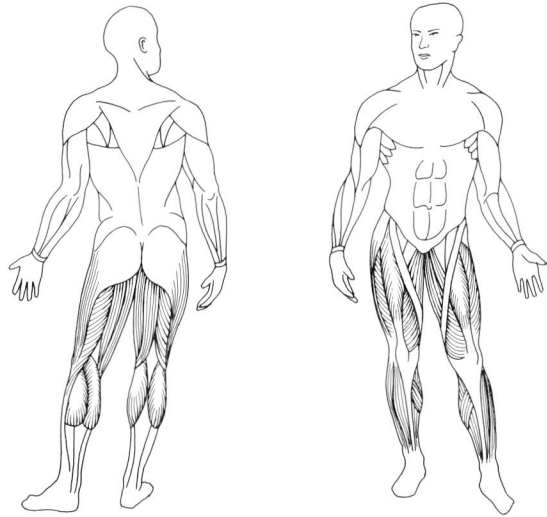

Die vorausgegangenen Übungen zeigen eindeutig, daß beim isometrischen Training auf Druck und Gegendruck sowie auf eine regelmäßige Atmung zu achten ist:

– Exakte Ausgangsstellung beobachten,
– ziehen oder drücken mit größtmöglicher Kraft,
– Muskelanspannung langsam und nicht ruckartig vollziehen,
– regelmäßig und normal durchatmen,
– Atempressen vermeiden.

Merke:

Bei den Muskelkraftübungen ist darauf zu achten, daß Widerstand und Atmung koordiniert werden. Eine Kräftigung der Muskeln wird erst durch das Zusammenwirken von Zug oder Druck gegen Widerstand (ohne Vollzug von Bewegungen) und regelmäßiges Ein- und Ausatmen ermöglicht.

Die volle Wirkung wird bereits bei einer einmaligen Übung mit einer Dauer von 2–3 Sekunden (einmal tief ein- und ausatmen) erreicht.

Partnertraining

Bisher wurden Übungen empfohlen, die der Kranke ohne fremde Hilfe durchführen kann. Es gibt aber zahlreiche Kranke, insbesondere Langzeitkranke, die infolge ihres geschwächten Zustandes isometrische Übungen nur noch mit Hilfe einer Pflegeperson ausführen können. Die Pflegeperson erfühlt bei den Übungen den Druck, der vom Kranken ausgeht, und gibt entsprechend Widerstand. Bei allen nachfolgenden Übungen trainieren Pflegeperson und Kranker zusammen.

Um diese Übungen möglichst praxisnah zu erlernen, ist es notwendig, einen Partner, der die Rolle des Kranken übernimmt, hinzuzuziehen.

– Sie übernehmen die Rolle der Pflegeperson, der Übungspartner die des Kranken.
– Beachten Sie die jeweilige Lage des Kranken, wie sie aus dem Bild bzw. aus der Textbeschreibung hervorgeht.
– Geben Sie genaue Anweisungen zur Muskelanspannung des Kranken.
– Erfühlen Sie den Druck des Kranken und erwidern Sie mit entsprechendem Gegendruck.

Beachte:

Für alle folgenden Übungen gilt: Falls der Kranke nicht selbständig die geforderte Ausgangsstellung einnehmen kann, hilft die Pflegeperson mit.

Übung 4

Betrachten Sie gemeinsam mit Ihrem Partner das nebenstehende Bild, nehmen Sie beide die entsprechende Ausgangsstellung ein und üben Sie *nach Anweisung der Pflegeperson.*

Beschreibung der Übung

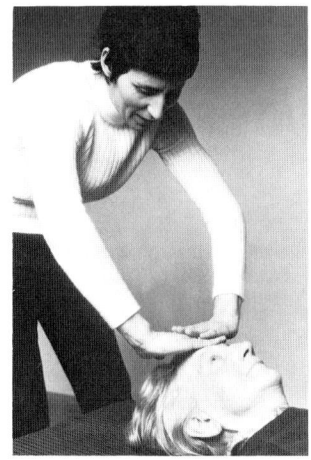

Kranker	Pflegeperson
Ausgangsstellung ● Er nimmt Rückenlage ein.	*Ausgangsstellung* ● Sie stellt sich an das Kopfende des Bettes oder in Kopfhöhe neben das Bett, ● legt beide Handflächen auf die Stirn des Kranken.
	Anweisung „Versuchen Sie mit Ihrer Stirn meine Hände nach oben wegzudrücken!"
Vorgang ● Kranker drückt bei Aufforderung kräftig gegen die Hände der Pflegeperson.	*Vorgang* ● Pflegeperson erfühlt den Druck des Kranken gegen ihre Hände, ● dosiert ihren Gegendruck.

Durchführung der Übung

● Führen Sie die Übung in der vorgegebenen Weise durch.
● Überprüfen Sie, welche der in der Skizze angegebenen Muskelpartien auch bei Ihnen beansprucht wurden.
● Führen Sie die Übung noch einmal durch und achten Sie auf regelmäßige Atmung.

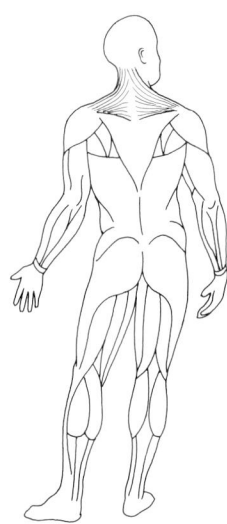

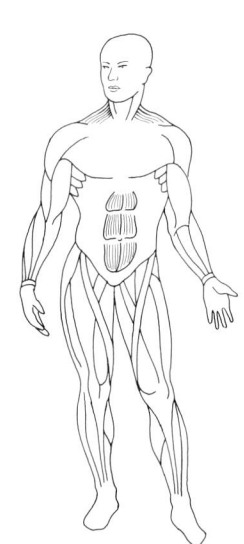

Übung 5

Betrachten Sie gemeinsam mit Ihrem Partner das nebenstehende Bild, nehmen Sie beide die entsprechende Ausgangsstellung ein und üben Sie *nach Anweisung der Pflegeperson.*

Beschreibung der Übung

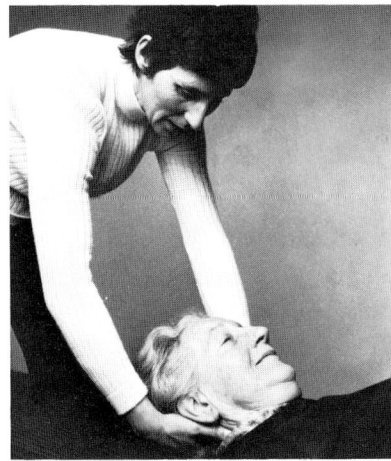

Kranker	Pflegeperson
Ausgangsstellung	*Ausgangsstellung*
● Er nimmt Rückenlage ein.	● Sie stellt sich an das Kopfende des Bettes oder in Kopfhöhe neben das Bett,
	● legt beide Handflächen unter den Hinterkopf des Kranken.
	Anweisung
	„Versuchen Sie mit Ihrem Kopf meine Hände nach unten gegen das Bett zu drücken!"
Vorgang	*Vorgang*
● Kranker drückt kräftig gegen die Hände der Pflegeperson.	● Pflegeperson erfühlt den Druck des Kranken gegen ihre Hände,
	● dosiert Ihren Gegendruck.

Durchführung der Übung

● Führen Sie die Übung in der vorgegebenen Weise durch.
● Überprüfen Sie, welche in der Skizze angegebenen Muskelpartien auch bei Ihnen beansprucht wurden.
● Führen Sie die Übung noch einmal durch und achten Sie auf regelmäßige Atmung.

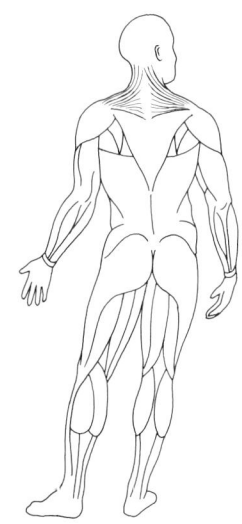
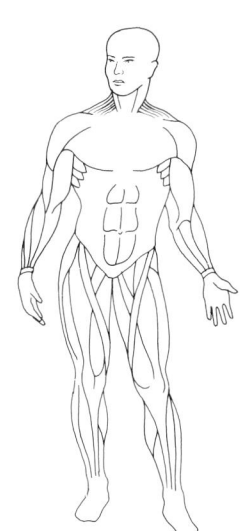

Übung 6

Betrachten Sie gemeinsam mit Ihrem Partner das nebenstehende Bild, nehmen Sie beide die entsprechende Ausgangsstellung ein und üben Sie *nach Anweisung der Pflegeperson.*

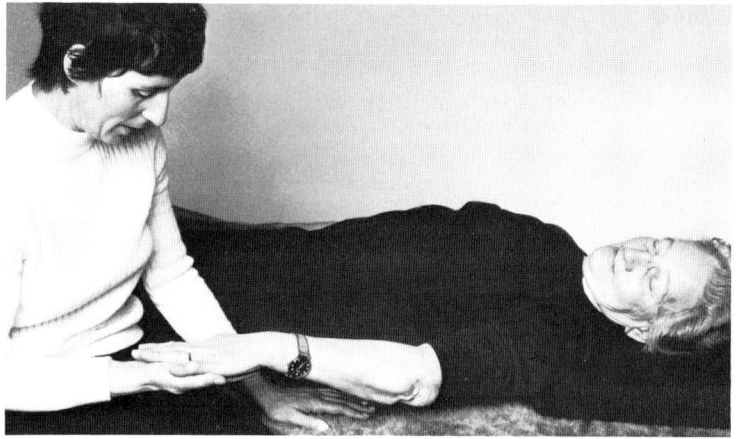

Beschreibung der Übung

Kranker	Pflegeperson
Ausgangsstellung ● Er nimmt Rückenlage ein, ● Arm liegt gestreckt und vom Körper etwas abgespreizt auf der Hand der Pflegeperson.	*Ausgangsstellung* ● Sie steht auf der einen Seite des Bettes oder sitzt auf dem Bettrand, ● legt ihre Handfläche unter die Hand des Kranken.
	Anweisung „Drücken Sie meine Hand nach unten!"
Vorgang ● Kranker drückt kräftig seine Hand auf die Handfläche der Pflegeperson.	*Vorgang* ● Pflegeperson erfühlt den Druck des Kranken gegen ihre Hand, ● dosiert ihren Gegendruck.

Durchführung der Übung

● Führen Sie die Übung in der vorgegebenen Weise durch.
● Überprüfen Sie, welche in der Skizze angegebenen Muskelpartien auch bei Ihnen beansprucht wurden.
● Führen Sie die Übung noch einmal durch und achten Sie auf regelmäßige Atmung.
● Üben Sie auch mit dem anderen Arm.

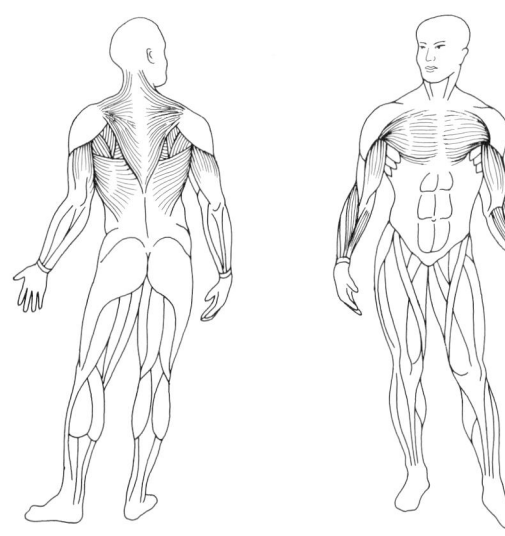

Übung 7

Betrachten Sie gemeinsam mit Ihrem Partner das nebenstehende Bild, nehmen Sie beide die entsprechende Ausgangsstellung ein und üben Sie *nach Anweisung der Pflegeperson.*

Beschreibung der Übung

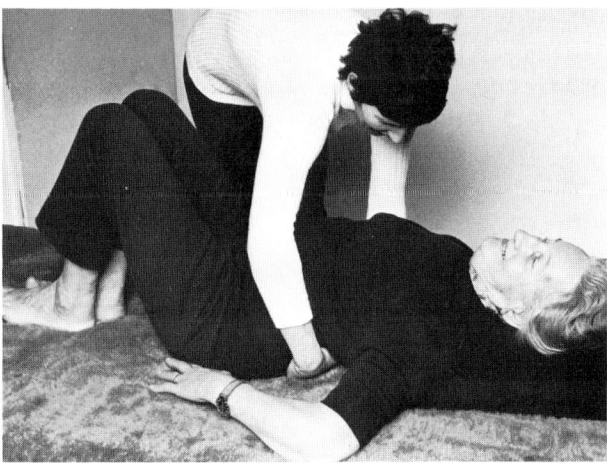

Kranker	Pflegeperson
Ausgangsstellung	*Ausgangsstellung*
● Er nimmt Rückenlage ein,	● Sie stellt sich auf eine Seite des Bettes,
● beugt Knie und stellt die Füße auf die Unterlage.	● umfaßt von oben her den Rumpf des Kranken so, daß ihre Hände unter den Rükken des Kranken kommen.
	Anweisung
	„Drücken Sie mit aller Kraft meine Hände nach unten gegen das Bett!"
Vorgang	*Vorgang*
● Kranker drückt kräftig gegen die Hände der Pflegeperson.	● Pflegeperson erfühlt den Druck des Kranken gegen ihre Hände,
	● dosiert ihren Gegendruck.

Durchführung der Übung

● Führen Sie die Übung in der vorgegebenen Weise durch.
● Überprüfen Sie, welche der in der Skizze angegebenen Muskelpartien auch bei Ihnen beansprucht wurden.
● Führen Sie die Übung noch einmal durch und achten Sie auf regelmäßige Atmung.

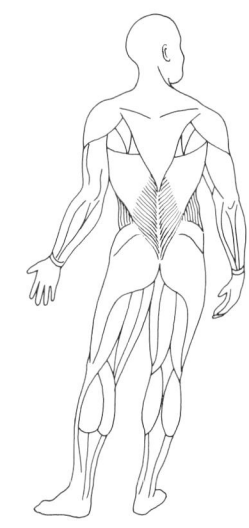
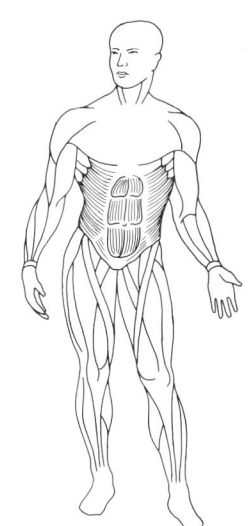

Übung 8

Betrachten Sie gemeinsam mit Ihrem Partner das nebenstehende Bild, nehmen Sie beide die entsprechende Ausgangsstellung ein und üben Sie *nach Anweisung der Pflegeperson.*

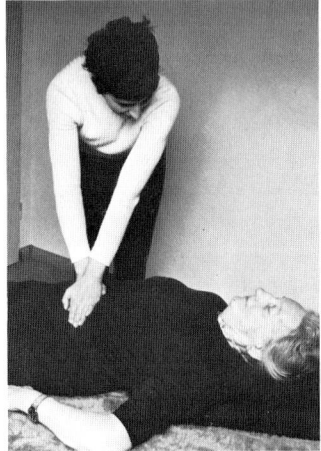

Beschreibung der Übung

Kranker	Pflegeperson
Ausgangsstellung ● Er nimmt Rückenlage ein, ● beugt Knie und stellt die Füße auf die Unterlage (Ausgangsstellung wie bei Übung 7, s. Abb. S. 163)	*Ausgangsstellung* ● Sie stellt sich auf eine Seite des Bettes, ● legt beide Hände auf die Bauchmuskulatur des Kranken. *Anweisung* „Versuchen Sie meine Hände nach oben wegzudrücken!"
Vorgang ● Kranker drückt kräftig gegen die Hände der Pflegeperson und atmet normal weiter (Preßatmung!).	*Vorgang* ● Pflegeperson erfühlt den Druck des Kranken gegen ihre Hände, ● dosiert ihren Gegendruck.

Durchführung der Übung

● Führen Sie die Übung in der vorgegebenen Weise durch.
● Überprüfen Sie, welche der in der Skizze angegebenen Muskelpartien auch bei Ihnen beansprucht wurden.
● Führen Sie die Übung noch einmal durch und achten Sie auf regelmäßige Atmung.

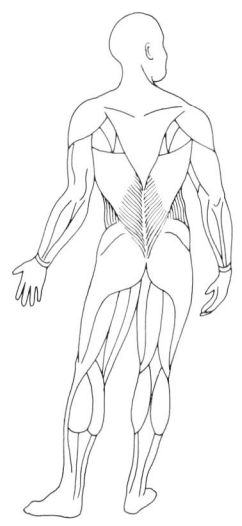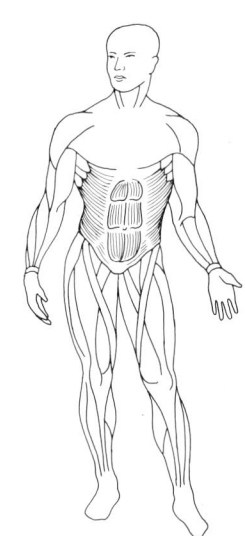

Übung 9

Betrachten Sie gemeinsam mit Ihrem Partner das nebenstehende Bild, nehmen Sie beide die entsprechende Ausgangsstellung ein und üben Sie *nach Anweisung der Pflegeperson*.

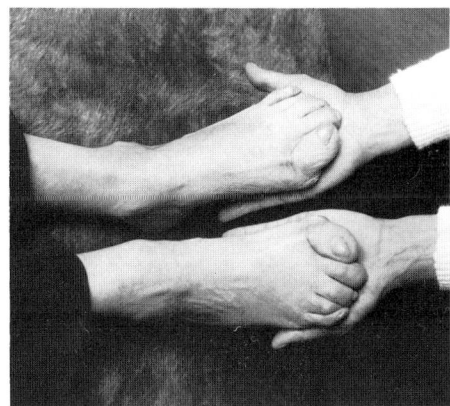

Beschreibung der Übung

Kranker	Pflegeperson
Ausgangsstellung ● Er nimmt Rückenlage ein, ● Beine sind gestreckt.	*Ausgangsstellung* ● Sie stellt sich an das Fußende des Bettes, ● legt ihre Handflächen gegen die Fußsohlen des Kranken.
	Anweisung „Versuchen Sie mit Ihren Fußsohlen meine Hände wegzudrücken!"
Vorgang ● Kranker drückt kräftig gegen die Hände der Pflegeperson.	*Vorgang* ● Pflegeperson erfühlt den Druck des Kranken gegen ihre Hände, ● dosiert ihren Gegendruck.

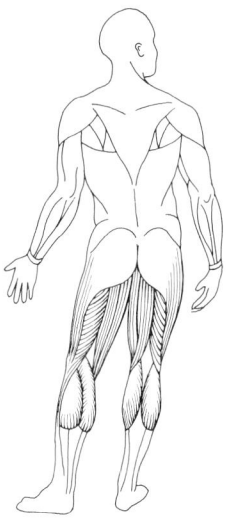
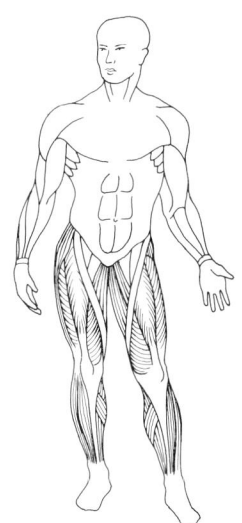

Durchführung der Übung

● Führen Sie die Übung in der vorgegebenen Weise durch.
● Überprüfen Sie, welche der in der Skizze angegebenen Muskel-partien auch bei Ihnen beansprucht wurden.
● Führen Sie die Übung noch einmal durch und achten Sie auf regelmäßige Atmung.

Übung 10

Betrachten Sie gemeinsam mit Ihrem Partner das nebenstehende Bild, nehmen Sie beide die entsprechende Ausgangsstellung ein und üben Sie *nach Anweisung der Pflegeperson.*

Beschreibung der Übung

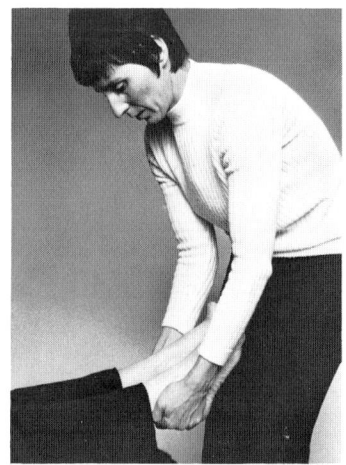

Kranker	Pflegeperson
Ausgangsstellung ● Er nimmt Rückenlage ein, ● Beine sind gestreckt.	*Ausgangsstellung* ● Sie stellt sich an das Fußende des Bettes, ● untergreift mit beiden Händen die Fußgelenke des Kranken und hebt dessen gestreckte Beine etwas an (etwa 30 cm). *Anweisung* „Versuchen Sie meine Hände nach unten gegen das Bett zu drücken!"
Vorgang ● Kranker drückt kräftig gegen die Hände der Pflegeperson	*Vorgang* ● Pflegeperson erfühlt den Druck des Kranken gegen ihre Hände, ● dosiert ihren Gegendruck.

Durchführung der Übung

● Führen Sie die Übung in der vorgegebenen Weise durch.
● Überprüfen Sie, welche der in der Skizze angegebenen Muskelpartien auch bei Ihnen beansprucht wurden.
● Führen Sie die Übung noch einmal durch und achten Sie auf regelmäßige Atmung.

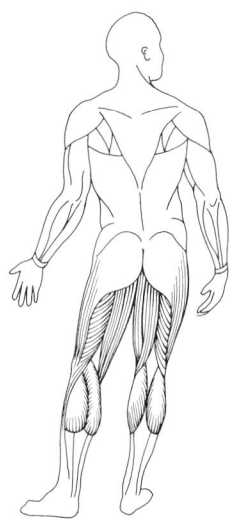
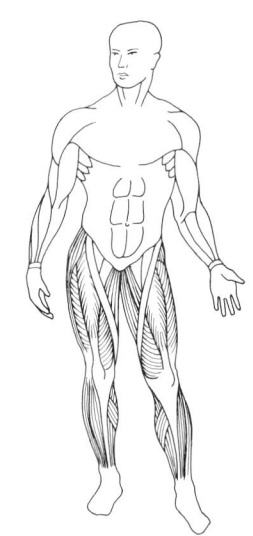

Übung 11

Betrachten Sie gemeinsam mit Ihrem Partner das nebenstehende Bild, nehmen Sie beide die entsprechende Ausgangsstellung ein und üben Sie *nach Anweisung der Pflegeperson.*

Beschreibung der Übung

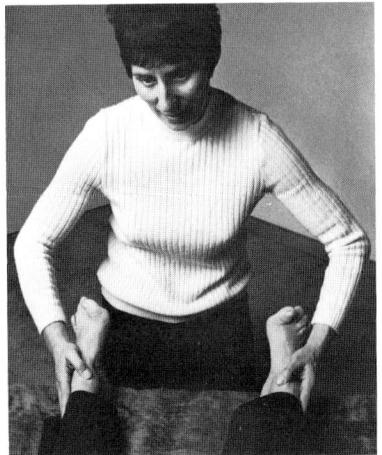

Kranker	Pflegeperson
Ausgangsstellung ● Er nimmt Rückenlage ein, ● Beine werden gestreckt und leicht gegrätscht auf die Unterlage gelegt.	*Ausgangsstellung* ● Sie steht am Fußende des Bettes, ● legt beide Handflächen gegen die Außenseite der Knöchel des Kranken.
	Anweisung „Versuchen Sie mit aller Kraft meine Hände nach außen wegzudrücken!"
Vorgang ● Kranker drückt kräftig gegen die Hände der Pflegeperson.	*Vorgang* ● Pflegeperson erfüllt den Druck des Kranken gegen ihre Hände, ● dosiert ihren Gegendruck.

Durchführung der Übung

● Führen Sie die Übung in der vorgegebenen Weise durch.
● Überprüfen Sie, welche der in der Skizze angegebenen Muskelpartien auch bei Ihnen beansprucht wurden.
● Führen Sie die Übung noch einmal durch und achten Sie auf regelmäßige Atmung.

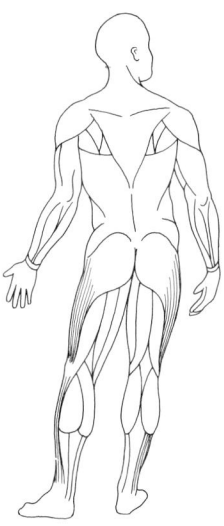
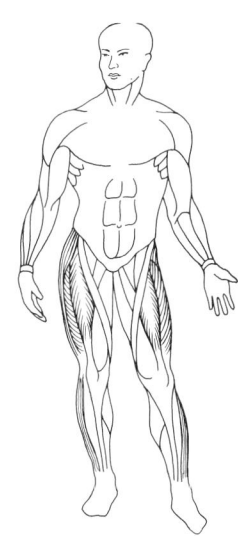

Übung 12

Betrachten Sie gemeinsam mit Ihrem Partner das nebenstehende Bild, nehmen Sie beide die entsprechende Ausgangsstellung ein und üben Sie *nach Anweisung der Pflegeperson*.

Beschreibung der Übung

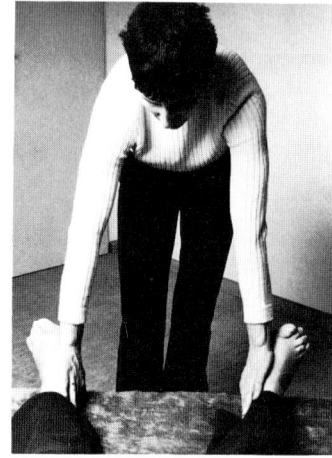

Kranker	Pflegeperson
Ausgangsstellung ● Er nimmt Rückenlage ein, ● Beine werden gestreckt und leicht gegrätscht auf die Unterlage gelegt.	*Ausgangsstellung* ● Sie steht am Fußende des Bettes, ● legt beide Handflächen gegen die Innenseite der Knöchel des Kranken. *Anweisung* „Versuchen Sie mit aller Kraft meine Hände nach innen zu drücken!"
Vorgang ● Kranker drückt kräftig gegen die Hände der Pflegeperson.	*Vorgang* ● Pflegeperson erfühlt den Druck des Kranken gegen ihre Hände, ● dosiert ihren Gegendruck.

Durchführung der Übung

● Führen Sie die Übung in der vorgegebenen Weise durch.
● Überprüfen Sie, welche der in der Skizze angegebenen Muskelpartien auch bei Ihnen beansprucht wurden.
● Führen Sie die Übung noch einmal durch und achten Sie auf regelmäßige Atmung.

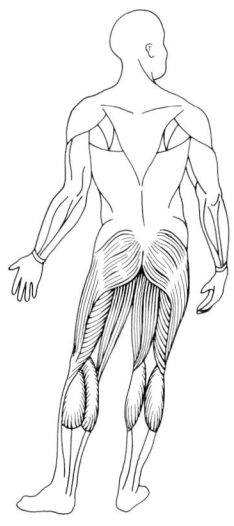

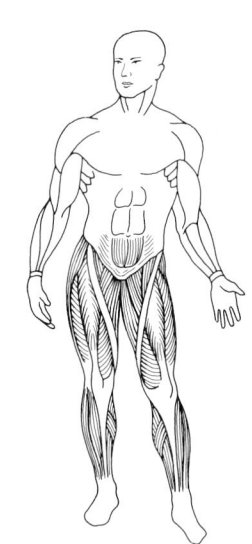

Zusammenfassung

In diesem Trainingsprogramm haben Sie erfahren, daß die Muskulatur einzelner Körperpartien durch bestimmte isometrische Übungen gestärkt werden kann, ohne Herz und Kreislauf des Langzeitkranken zu belasten. Bei der Durchführung der Übungen ergibt sich darüber hinaus die Möglichkeit, täglich und über einen längeren Zeitraum hinweg mit dem Kranken in einer persönlichen und zugleich abwechslungsreichen Weise in Kontakt zu bleiben.

Indem der Kranke solche Übungen selbst ausführen oder mitvollziehen kann, bekommt er mehr Selbstvertrauen, Hoffnung auf Wiederherstellung seiner körperlichen Tüchtigkeit und damit allmählich wieder das Gefühl der Sicherheit, nicht mehr auf fremde Hilfe allein angewiesen zu sein. Er fühlt, daß er auch etwas für sich selbst tun kann. Zugleich aber muß die Pflegeperson dem Kranken mit viel Geschick und Einfühlungsvermögen das Gefühl vermitteln, ihm nicht nur helfen zu *wollen*, sondern auch helfen zu *können*.

9

Pflege des Schwer- und Langzeitkranken

Formen der Zuwendung

Pflegemaßnahmen

Handreichungen

Grundsätze

Arbeitsziele

Teilziele: Formen der Zuwendung

Nach Durcharbeit dieses Abschnitts können Sie
- Formen der Zuwendung zum Kranken nennen und das entsprechende Verhalten der Pflegeperson beschreiben;
- sich in die besondere seelische Situation eines Kranken einfühlen und entsprechendes Verhalten begründen;
- angemessene Verhaltensweisen bestimmten Pflegesituationen zuordnen.

Teilziele: Pflegemaßnahmen

Nach Durcharbeit dieses Abschnitts können Sie
- die vier wichtigsten Pflegemaßnahmen aufzählen;
- die Vorbereitungen zu diesen Pflegemaßnahmen in ihrer Anordnung exakt beschreiben;
- die Abfolge der Pflegemaßnahmen nach einzelnen Schritten gliedern und auf eine andere Pflegesituation übertragen.

Teilziele: Handreichungen

Nach Durcharbeit dieses Abschnitts können Sie
- einige Pflegegeräte für Schwer- und Langzeitkranke nennen;
- über den Gebrauch der Schnabeltasse Auskunft geben;
- die wichtigsten Handgriffe beim Unterschieben und Entfernen eines Steckbeckens erläutern.

Teilziele: Pflegegrundsätze

Nach Durcharbeit dieses Abschnitts können Sie
- die wichtigsten Grundsätze bei den jeweiligen Pflegemaßnahmen berücksichtigen;
- aus einem Pflegebeispiel einen Grundsatz der Pflege ableiten.

Formen der Zuwendung

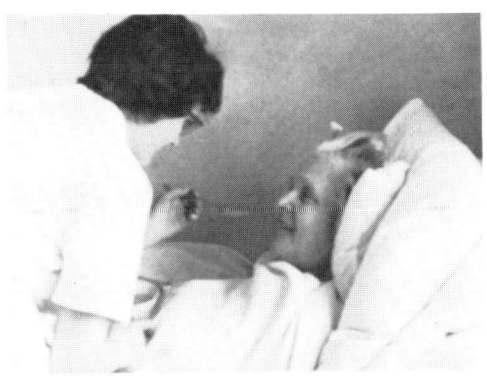

Sie sehen auf den beiden Abbildungen typische Situationen in der Hauskrankenpflege. Oben ist eine Pflegeperson gerade dabei, einer Kranken beim Essen behilflich zu sein; das untere Bild zeigt eine Pflegeperson in einem Gespräch mit einem Kranken. Sie können daran Form und Maß der Zuwendung der Pflegeperson beobachten.

Man kann oft die Klage hören: „Keiner hat mehr Zeit für den andern!" – „Wie selten findet man jemanden, der sich wirklich einmal die Zeit nimmt, ruhig zuzuhören und mitzuempfinden!" Diese Klagen sind sicher berechtigt. Die Beziehungen zwischen Menschen sind häufiger rein sachlich, weniger herzlich und persönlich. Auch die Krankenpflege ist von dieser unpersönlichen Versachlichung der Beziehungen bedroht; jeder kennt Beispiele von gut funktionierenden Krankenhäusern, in denen alles perfekt eingerichtet ist und ebenso perfekt abläuft; aber für die menschliche Zuwendung zum Kranken bleibt oft zu wenig Raum. In der Hauskrankenpflege besteht die Chance, mit der korrekten Pflege viel stärker die persönliche Zuwendung zu verbinden. Für den Umgang mit Schwerkranken und Langzeitkranken ist diese Verbindung von Pflege und Zuwendung besonders dringlich. Denn bei ihnen kommt zu den Leiden der Krankheit der oft schmerzliche Verlust von Kontakten und Beziehungen, die in gesunden Tagen selbstverständlich waren.

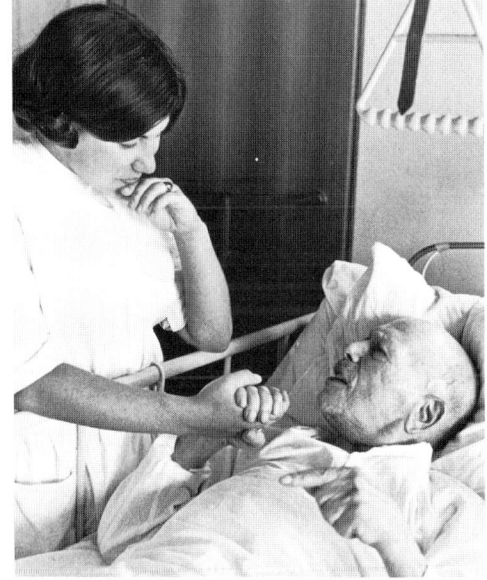

Die oberste Regel für diese Zuwendung zu Schwer- und Langzeitkranken heißt:

– Zeit haben,
– sich Zeit nehmen,
– da sein.

Das bedeutet in erster Linie, daß man für die Pflege mehr Zeit aufwenden muß; es bedeutet zusätzlich, daß die pflegerischen Handlungen ohne Hast vorgenommen werden. Der Kranke muß wissen, daß die Pflegeperson bei den pflegerischen Handlungen sich ganz auf ihn konzentriert, d.h. ruhig, sachgerecht und anteilnehmend für den Kranken da ist, sich für ihn Zeit nimmt.

Darüber hinaus bietet die Hauskrankenpflege die Chance, den Verlust sozialer Kontakte des Kranken auszugleichen:

– So können Einzelne und Gruppen (z. B. Nachbarschaftsgemeinschaften, Helferkreise) durch verstärkte Besuchsdienste und Mithilfe in der Pflege die Angehörigen des Kranken entlasten.
– Dem Kranken selbst wird so seine soziale Umwelt erhalten und dem Gesunden die Auseinandersetzung mit Krankheit, Leid und Sterben nicht erspart.

In diesem Zusammenhang steht die Verbindung von Zuwendung und Pflege, die in diesem Programm zur Sprache kommt. Sie finden im folgenden eine Reihe von pflegerischen Eigenschaften, die die Zuwendung in verschiedenen Pflegesituationen ausdrücken und bewirken. Suchen Sie zu diesen Eigenschaften und Situationen Pflegehandlungen, die Sie im Laufe der Programme bereits kennengelernt haben.

Pflegesituation	Formen der Zuwendung	Tätigkeiten der Pflegeperson
beim Erbrechen	behutsam	den Kopf stützen
bei Erregung/Angstzustand	beruhigend	zureden
bei Krankheitszeichen	aufmerksam	_____
bei hygienischen Maßnahmen	gewissenhaft	_____
bei Niedergeschlagenheit	mitfühlend	_____
beim Betten	vorausplanend	_____
beim Gespräch	anteilnehmend	_____
beim Lagern	sach- und situationsgerecht	_____

Vergleichen Sie Ihre Antworten mit den Angaben auf der nächsten Seite.

Ergebnis:

Pflegesituation	Formen der Zuwendung	Tätigkeiten des Pflegepersonals
beim Erbrechen	behutsam	den Kopf stützen
bei Erregung/Angstzustand	beruhigend	zureden
bei Krankheitszeichen	aufmerksam	beobachten
bei hygienischen Maßnahmen	gewissenhaft	reinigen
bei Niedergeschlagenheit	mitfühlend	trösten
beim Betten	vorausplanend	Pflegemittel bereitstellen
beim Gespräch	anteilnehmend	zuhören
beim Lagern	sach- und situationsgerecht	Hilfsmittel anwenden

Beachte:

In der Regel wird wohl niemand alle hier angegebenen Tätigkeiten stets erfüllen können. Dieses Beispiel macht jedoch deutlich, daß die Pflegeperson ihre Rolle als Pflegerin nur dann qualifiziert wahrnehmen wird, wenn sie ihre Aufgabe ernst nimmt. Nur dann wird es ihr gelingen, beim Schwer- und Langzeitkranken

– Vertrauen aufzubauen,
– Geborgenheit zu vermitteln,
– Verständnis zu zeigen und zu erhalten,
– gewissenhaft und sachkundig zu helfen.

Fehlverhalten

Gelingt es der Pflegeperson nicht, in der zuvor beschriebenen Weise zu handeln, kann sie sich gerade Schwer- und Langzeitkranken gegenüber falsch verhalten.

So kann mangelndes Verständnis für die Situation des Kranken zu einer gespannten Situation am Krankenbett führen.

Bereits die Art der Begrüßung eines Kranken kann zu einer Belastung des sonst guten Verhältnisses zwischen Pflegeperson und Krankem führen. Wenn z. B. eine ältere Kranke von einem jungen Mann salopp mit etwa folgenden Worten begrüßt wird:

„Na, heute schauen Sie aber schon etwas besser aus der Wäsche", dann soll er sich nicht wundern, daß die Kranke vielleicht einsilbig oder beleidigt reagiert. Selbst wenn er sich entschuldigen oder versuchen sollte, mit Redewendungen wie „Es war ja nicht so gemeint", „Regen Sie sich doch nicht so auf", „Man wird doch noch Spaß machen dürfen" sein wenig taktvolles Verhalten zu überspielen, wird das Verhältnis der beiden Personen belastet bleiben.

Ein solches taktloses, wenn auch nicht beabsichtigtes Fehlverhalten zum Kranken, kann zu Vorbehalten, möglicherweise zu Entfremdung und Ablehnung führen. Gerade ein Schwerkranker wird so oder ähnlich reagieren, da er – überempfindlich und hilflos – in dem taktlosen Verhalten des Pflegers mangelnde Achtung vor seiner Person und vor seinem Zustand zu erkennen glaubt.

Aber auch andere Formen von Fehlverhalten gegenüber Kranken können das Vertrauensverhältnis beeinträchtigen:
– Nichternstnehmen des Kranken,
– Unsicherheit,
– Gleichgültigkeit,
– Betriebsamkeit.

Nachstehend finden Sie noch weitere Beispiele für Verhaltensweisen, die ebenfalls das Verhältnis von Pflegeperson und Krankem belasten oder stören können:

– Die *Pflegeperson* belastet den Kranken mit ihren eigenen Schwierigkeiten und Problemen;

– sie reagiert ihre eigenen Gefühle am Kranken ab;

– sie läßt ihre Launen, die sie sonst nicht äußern kann, am Kranken aus;

– sie fordert unbedingtes Gehorchen. Wenn der Kranke gehorcht und sich fügt, dann wird er gelobt; wenn er anderer Meinung ist, wird er gescholten;

– sie führt ihre Pflegemaßnahmen einmal so, das nächstemal wieder anders aus; dadurch wird der Kranke verunsichert und irritiert.

– Der *Kranke* fordert, daß die Pflegeperson ausschließlich für ihn da ist;

– er übersieht, daß die Pflegeperson außer der Pflege noch andere Aufgaben hat, z. B. die der Familie;

– er sieht nur seine Schwierigkeiten und fordert, daß sich alles nach ihm richtet;

– er möchte nicht zur Last fallen und entwickelt eine Bescheidenheit, die ihn gefährdet, z. B. Aufstehen aus dem Bett ohne Hilfe, er könnte fallen.

Wie Sie sehen konnten, können solche Konflikte vom Kranken oder auch von der Pflegeperson ausgehen. Für die Lösung derartiger Situationen wird es für alle Beteiligten notwendig, sich ihr eigenes Fehlverhalten bewußtzumachen oder die möglicherweise entstandene Überforderung zu sehen und evtl. zu verringern.

Verhaltenstugenden

Je nach körperlichem oder seelischem Zustand des Schwer- oder Langzeitkranken werden von der Pflegeperson bestimmte Verhaltenstugenden als Formen einer besonderen Zuwendung gefordert.

Aufmerksamkeit	Verständnis
Gewissenhaftigkeit	Anteilnahme
Vorausplanung	Selbstbeherrschung

Ordnen Sie die nachstehenden Bereiche (durch Eintragen in die untenstehenden Kästchen) den entsprechenden Möglichkeiten der Zuwendung zu:

bei körperlicher Hygiene
bei Angst- und Erregungszuständen
bei der Beobachtung von Krankheitszeichen

bei körperlich bedingten Gebrechen
bei Aussprachen
bei Bereitstellung von Pflegematerial

Aufmerksamkeit

Verständnis

Gewissenhaftigkeit

Anteilnahme (im Sinne von Verstehen)

Vorausplanung

Selbstbeherrschung

Überprüfen Sie Ihre gemachten Angaben auf der nächsten Seite.

Ergebnis:

Verhaltenstugenden bei der körperlichen Pflege	Verhaltenstugenden bei der seelischen Betreuung
Aufmerksamkeit	Verständnis
bei der Beobachtung von Krankheitszeichen	bei körperlich bedingten Gebrechen
Gewissenhaftigkeit	Anteilnahme (im Sinne von Verstehen)
bei körperlicher Hygiene	bei Aussprachen
Vorausplanung	Selbstbeherrschung
bei Bereitstellung von Pflegematerial	bei Angst- und Erregungszuständen

sensibilisiert ist, d.h. fähig ist,

- das körperliche Befinden und das seelische Verhalten eines Schwerkranken wahrzunehmen,
- situationsgerecht, spontan oder planvoll darauf zu reagieren, z.B. Mißfallensäußerungen überhören zu können, Beleidigungen nicht persönlich zu nehmen;

sich identifiziert, d.h. bereit ist,

- die ihr zugewiesene oder auf sich genommene Rolle der Pflegeperson zu übernehmen,
- voll anzuerkennen und
- die damit übernommenen Pflichten wahrzunehmen;

qualifiziert ist, d.h. fähig ist,

- situationsgemäß die notwendigen Pflegemaßnahmen zu ergreifen und
- sie durchzuführen.

Beachte:

Die Beachtung solcher Tugenden ist Voraussetzung für jede erfolgreiche und angemessene Pflegemaßnahme.

Die Pflege des Schwer- und Langzeitkranken fordert den vollen menschlichen Einsatz der Pflegeperson. Körperliche Leistungsfähigkeit und seelische Spannkraft werden unter Umständen bis zum Äußersten beansprucht. Ein derartig intensiver, oft monate- und jahrelanger Einsatz bei der körperlichen und seelischen Betreuung eines Kranken kann nur durchgehalten werden, wenn die Pflegeperson

Beachte:

Im Verlauf der Hauskrankenpflege können durchaus Situationen eintreten, durch die für eine überbeanspruchte Pflegeperson die Gefahr besteht, persönlich Schaden zu nehmen. In solchen Fällen hat sie das Recht und die Pflicht, auf die Erhaltung ihrer eigenen Gesundheit oder ihrer persönlichen Freiheit und Würde zu achten.

Pflegemaßnahmen

Im Programm 6 haben Sie bereits Pflegemaßnahmen und deren Notwendigkeit zur Vorbeugung gegen Gelenkversteifungen, Lungenentzündung, Thrombose und Dekubitus kennengelernt. Bei diesen Maßnahmen handelt es sich vor allem darum, mögliche Gefährdungen, die durch längere Bettlägerigkeit verursacht werden, zu vermeiden.

Darüber hinaus übernimmt die Pflegeperson auch Verantwortung für die tägliche Körperpflege. Je nach dem Grad der Erkrankung führt der Kranke diese Maßnahmen an sich selbst durch, in vielen anderen Fällen werden diese zunehmend mehr von der Pflegeperson vorgenommen. Es versteht sich von selbst, daß die Pflegemaßnahmen und Handreichungen hygienisch einwandfrei und exakt durchgeführt werden. Die Pflegeperson hat dabei auch eine gesundheitserzieherische Aufgabe zu erfüllen, denn neben der raschen und gründlichen Durchführung der Körperpflege des Patienten hat sie Gelegenheit, in einem Gespräch taktvoll auf die Notwendigkeit der Gesunderhaltung und Abhärtung gerade des geschwächten Körpers hinzuweisen. Wenn sie dabei mit pädagogischem Geschick vorgeht, kann sie dem Patienten die Notwendigkeit von Pflegemaßnahmen wie tägliches Waschen, Wechseln der Wäsche, Handtücher und Waschlappen nahebringen und ihn für

den Gebrauch von Mundwässern, Körpersprays und Seifen gewinnen.
Bei der Körperpflege des Langzeitkranken werden besonders die folgenden sechs Maßnahmen von Bedeutung:
– Ganzwaschung,
– Mund- und Zahnpflege,
– Haarwäsche,
– Fußbad und Nagelpflege,
– Handbad,
– Reinigungsbad.

Vorbereitungen zu den einzelnen Handlungen

Ganzwäsche
1 Handtuch zum Schutz des Kranken bzw. des Bettes,
2 Waschlappen,★
2 Handtücher,★
1 Waschschüssel, Wasser, Seife, Hautpflegemittel,
1 Kamm,
1 Bürste, evtl. Rasierzeug,
1 frisches Nachthemd,
1 frische Unterlage.

Intimbereich
1 separate Waschschüssel,
1 Handtuch,★
1 Waschlappen,★
eventl. Einmalmaterial.

Mund- und Zahnpflege
1 Zahnglas mit Wasser
1 Zahnpaste,
1 Zahnbürste,
1 Nierenschale,
1 Handtuch, Klemme und Mundpflegemittel.

Haarwäsche
1 Kopfwaschgarnitur (oder 2 Gummitücher) (Waschschüssel),

2 Eimer (1 leer, 1 gefüllt),
1 Schöpfgefäß,
2 Handtücher,
1 Waschlappen,
1-2 Wäscheklammern,
1 Shampoo,
1 Kamm,
1 Bürste,
1 Fön.

Fußbad
Gummituch, Waschschüssel, Waschlappen, Seife, Handtuch, Nagelbürste.

Handbad
1 Handtuch zum Schutz des Krankenbettes,
1 Waschschüssel, Seife, Handtuch, Handcreme.

Reinigungsbad
Wanne mit Wasser, Badezusatz, Seife,
2 Handtücher,
2 Waschlappen, Bürste, Hautpflegemittel, Besteck für Maniküre und Pediküre.

★ Als Variante wird vorgeschlagen: täglich ein frisches Handtuch, ein frischer Waschlappen und Einmalmaterial für den Intimbereich.

Ganzwaschung

Reihenfolge des Waschvorganges
Waschen des Oberkörpers:

- Bettdecke bis zur Taille zurückfalten,
- evtl. Kopfkissen entnehmen,
- dem Kranken das Nachthemd ausziehen, evtl. offenes Nachthemd lösen und auf der Brust liegenlassen,
- Schutzhandtuch unter Kopf und Schultern legen,
- Augen von außen (äußere Augenwinkel) nach innen (Nasengegend) waschen, Gesicht (je nach Wunsch mit oder ohne Seife) waschen und trocknen,
- Ohren und Hals waschen und trocknen,
- Schutzhandtuch unter Kopf und Schultern entfernen,
- der Länge nach unter einen Arm legen (Pflegeperson eignet sich eine bestimmte Reihenfolge an: beginnt evtl. am rechten Arm),
- Unterarm, Oberarm, Schulter, Achselhöhle waschen und trocknen,
- Hand ins Wasser tauchen lassen, waschen und evtl. Handbad ermöglichen,
- besonders zwischen den Fingern gut abtrocknen,
- Schutzhandtuch entfernen,
- dieselben Verrichtungen am anderen Arm durchführen,
- Bettdecke bis zu den Knien zurückfalten,

- Nachthemd von der Brust entfernen,
- Bauch und Intimbereich des Kranken mit Schutzhandtuch bedecken,
- Brust und Bauch (Bauchnabel berücksichtigen) waschen und trocknen,
- evtl. Hautfalten pudern (dünn auftragen und gut verteilen),
- Brust und Bauch mit frischem Nachthemd bedecken (offenes Nachthemd sofort überstreifen),
- Kranken zur Seite drehen (entweder zur Wand oder zur Seite der Pflegeperson, damit er nicht aus dem Bett fällt),
- Bett mit Schutzhandtuch vor Nässe schützen (der Länge nach dicht an den Körper des Kranken legen),
- Rücken bis zur Taille waschen und abtrocknen.

Wechsel von Handtuch und Waschlappen

- Gesäß, Gesäßfalte und After waschen und gut abtrocknen (auf Hautveränderungen achten, beide Körperseiten des Kranken berücksichtigen),
- Rücken evtl. mit Franzbranntwein o. ä. einreiben,
- evtl. Gesäßfalte pudern (dünn auftragen und gut verteilen),
- Schutzhandtuch entfernen,
- Kranken in Rückenlage zurückdrehen,
- Nachthemd anziehen und den unteren Teil des Hemdes umschlagen.

Wechsel von Waschwasser und Waschlappen

Intimwaschung bei Frauen:
- Beine der Kranken anwinkeln und spreizen,
- Leistenbeugen waschen und trocknen (auf Hautveränderungen, besonders in den Leistenbeugen achten),
- Schamlippen spreizen und von vorn nach hinten (Richtung After) waschen und trocknen,
- evtl. Bauchfalten, Leistenbeugen, Intimbereich pudern,
- Nachthemd zurückfalten und Intimbereich damit bedecken,
- evtl. Oberkörper und Intimbereich der Kranken mit Badetuch oder leichter Wolldecke vor Kälte schützen.

Intimwaschung bei Männern:
- Vorhaut möglichst weit zurückschieben,
- Eichel vom angesammelten Sekret säubern,
- Vorhaut wieder ganz nach vorne schieben,
- Glied, Hoden und Leistenbeuge waschen und trocknen,
- weitere Abfolge wie oben beschrieben.

Waschen der Beine:
- Schutzhandtuch unter das eine (rechte) Bein legen,

- Unterschenkel, Oberschenkel waschen und trocknen,
- Fuß waschen, evtl. Fußbad ermöglichen,
- zwischen den Zehen gut trocknen,
- bei spröder Haut anschließend Ferse und Waden mit Fettcreme einreiben;
- Schutzhandtuch entfernen;
- dieselben Verrichtungen am anderen Bein durchführen.

Abschluß des Waschvorganges:
- Bett des Kranken in Ordnung bringen;
- Haarpflege durchführen (kämmen oder bürsten);
- eventl. Nagelpflege;
- Pflegemittel aufräumen und versorgen.

Beachte:

- Aus hygienischen Gründen ist für die Intimpflege der Gebrauch von Einwegwaschlappen und ein spezielles Waschbecken (Waschschüssel) zu empfehlen.
- Puder nie auf feuchte Haut auftragen (Krümelbildung).

Mund- und Zahnpflege

Kann sich der Kranke die Zähne noch selbst putzen, wird man ihm die notwendigen Hilfsmittel bereitstellen. Nötigenfalls gibt die Pflegeperson erforderliche Hilfestellungen.

Bei Schwerkranken oder bewußtlosen Kranken muß eine sorgfältige und gewissenhafte Mundpflege erfolgen. Geringe Veränderungen der Mundschleimhaut und der Zunge, z.B. durch Trockenheit oder eine Rötung, sind als Alarmzeichen zu bewerten. Sie können zur Ursache einer Erkrankung im Bereich der Mundhöhle werden. Besonders gefährdet sind
- Kranke mit hohem Fieber,
- alte Menschen oder Kranke mit reduziertem Allgemeinzustand,
- Schwerkranke oder Bewußtlose, die durch den Mund atmen.

Die gründliche und gezielte Mundpflege bewirkt eine saubere und feuchte Mundschleimhaut, eine belagfreie Zunge und einen borkenfreien Rachen.

Abfolge der Durchführung bei hilfsbedürftigen Kranken

- Den Kranken mit ,,*Stützgriff allein*'' aufrichten,
- Kopfteil des Krankenbettes höherstellen,
- Handtuch um den Hals des Kranken legen,
- Kopf im Nacken unterstützen,
- die Zähne gründlich putzen.

Die Pflegeperson erkundigt sich vorweg beim Kranken nach der Intensität des Bürstens. Sie beginnt rechts an der oberen Kaufläche und führt mit der Zahnbürste kleine, kreisende Bewegungen durch, vom hinteren Zahn bis zum Eckzahn nach vorn, dann oben links nach vorn. Gleiche Verrichtung führt sie an der unteren Kaufläche durch. Die Außen- und Innenflächen werden in gleicher Weise versorgt, am hinteren Zahn beginnend, von hinten oben rechts nach vorn, von hinten oben links nach vorn. Die gleiche Verrichtung wiederholt sie unten.

- Dem Kranken Wasser, evtl. mit Zusatz, zum Ausspülen reichen;
- Nierenschale reichen (vgl. Abbildung) und ihn ausspucken lassen.

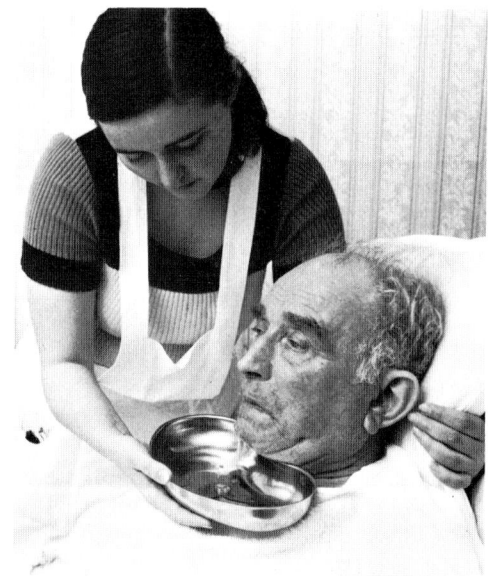

– Mund des Kranken mit Waschlappen und Handtuch abwischen.
– Pflegemittel aufräumen und versorgen.

Abfolge der Durchführung bei schwerkranken oder bewußtlosen Kranken

Zur Vorbereitung werden benötigt:
– 1 Handtuch zum Abdecken des Krankenbettes,
– Tupferträger – Einmal- oder Metallklemme (Péan), keine Watteträger verwenden,
– Mulltupfer, in einem abgedeckten Becher,
– 2 Becher oder Gläser für Lösungen,
– spezielle Lösung – evtl. vom Arzt verordnet – zum Auswischen der Mundhöhle,
– Lösung zum Nachwischen – Kamillentee, Mundwasser usw.,
– Wegwerfschälchen o. ä. für gebrauchte Tupfer,
– fettende Salbe für die Lippen, z. B. Bepanthensalbe, Vaseline oder Vaseline-Lippenstift.
– Lemon-Tupfer.

Vorbereitung:
– Tupfer so in die Klemme einspannen, daß sie ringsherum gepolstert ist,
– spezielle Lösung in ein Glas oder Becher geben,
– Tupferträger eintauchen und auf dem Bettisch bereit abstellen.

Abfolge der Durchführung:
– Handtuch, zum Bettrand hin, unter den Kopf des Kranken legen,
– Kopf des Kranken auf die Seite drehen, evtl. mit einer Hand den Kopf unterstützen,
– mit Tupferträger Mundhöhle, Zunge und besonders den Raum zwischen Zahnreihe und Wange gut reinigen (öfters den Tupfer wechseln),
– mit Kamillentee oder Mundwasser nachwischen,
– Lippen und auch die Mundschleimhaut, besonders bei Kranken, die durch den Mund atmen, einfetten,
– Kopf des Kranken bequem lagern,
– Pflegemittel aufräumen und versorgen.

Beachte:

Prothesen immer unter fließendem Wasser mit einer Bürste reinigen. Voher Wasser in das Waschbecken geben, um bei einem evtl. Herabfallen der Prothese diese nicht zu beschädigen. Stieltupfer nur einmal verwenden.

Haarwäsche

Bei diesen Pflegemaßnahmen wird davon ausgegangen, daß der Kranke selbst noch mithelfen kann, und daß eine Kopfwaschgarnitur (s. S. 220) verwendet wird.

Vorbereitungen

– Pflege- und Hilfsmittel bereitstellen:
  ● einen Eimer mit warmem Wasser gut erreichbar auf die Seite der Pflegeperson auf einen Stuhl stellen und Schöpfgefäß dazugeben,
  ● einen leeren Eimer auf die andere Seite für das gebrauchte Wasser stellen.
– Bettdecke soweit wie nötig zurückfalten,
– Kranken aufrichten,
– Kopfkissen entfernen und dieses auf bereitstehenden Stuhl legen,
– Handtuch um Hals und Schultern des Kranken legen,
– Kopfwaschgarnitur einlegen,
– Lagerung des Kopfes des Kranken auf dem verbreiterten Auflagerand dieser Garnitur,
– Abflußrohr in bereitstehenden Eimer leiten,
– Augen des Kranken mit Waschlappen abdecken.

Abfolge der Durchführung

Vorwäsche:
– Haare anfeuchten,
– Shampoo auftragen und auf dem Haar verteilen,
– Haare waschen,
– Haare abspülen – mit der einen Hand die Haare lockern, mit der anderen Hand das Wasser vorsichtig übergießen.

Hauptwäsche:
- Shampoo erneut auftragen und verteilen (dabei darauf achten, daß die Kopfhaut an allen Stellen gewaschen wird),
- sorgfältig spülen, bis alle Schaumreste beseitigt sind.

Haare trocknen:
- Frottiertuch um die nassen Haare legen,
- Waschlappen von den Augen nehmen,
- Kranken aufsetzen,
- Kopfwaschgarnitur entnehmen und abstellen,
- Kranken bequem lagern,
- Haare gut trocknen, fönen und kämmen,
- Kissen aufschütteln und einlegen.
- Krankenzimmer aufräumen und Pflegehilfsmittel versorgen.

Fußbad und Nagelpflege im Bett

Sie werden in regelmäßigen Abständen vorgenommen. Fußbad und Nagelpflege bedeuten für den Langzeitkranken immer eine Wohltat. Zur *Vorbereitung* werden neben den üblichen Gegenständen ein Pedikür-(Fußpflege-)Besteck und ein Gummituch benötigt.

Abfolge der Durchführung

- Kranken mit „*Stützgriff allein*" aufrichten,
- Kopfteil des Krankenbettes höherstellen und Kranken bequem lagern,

- Knie des Kranken durch Knierolle unterstützen,
- evtl. Matratzenteil am Fußende entnehmen,
- Gummituch einlegen, zum Schutz des Bettes vor Nässe,
- Waschschüssel mit Wasser und evtl. Badezusatz darauf stellen,
- Füße des Kranken ins Wasser tauchen.
- Nach dem Fußbad Handtuch um die Füße des Kranken legen,
- Waschschüssel aus dem Bett nehmen und abstellen,
- Füße gut trocknen, besonders zwischen den Zehen, und pudern,
- Gummituch und Knierolle entfernen,
- Kopfteil des Krankenbettes herunterstellen,
- Kranken bequem lagern und zudecken.
- Krankenzimmer aufräumen und Pflegemittel versorgen.

Bei Bedarf wird nach dem Fußbad die Nagelpflege durchgeführt. Die Nägel werden *gerade* geschnitten. Dabei achtet die Pflegeperson besonders darauf, daß die Haut nicht verletzt wird. Geschieht doch ein Mißgeschick, muß die Verletzung sofort desinfiziert und verbunden werden.

Die Behandlung von Hühneraugen und extremer Hornhautbildung gehört in den Bereich der speziellen Fußpflege. Sie sollte deshalb von einer Fußpflegerin durchgeführt werden.

Handbad

Ist es der Pflegeperson aus zeitlichen Gründen nicht möglich, innerhalb der Ganzwäsche dem Kranken ein Handbad zu ermöglichen, so sollte sie es jedoch in den Verlauf des täglichen Pflegeplans als eine bestimmte Verrichtung mit aufnehmen. Der langzeitkranke, bettlägerige Kranke braucht eine gründliche Handpflege, da seine Hände immer Bakterienträger sind. Zusätzlich kann bei Kranken mit gelähmten Gliedern, z. B. nach einem Schlaganfall, oder mit deformierten Gliedern, z. B. bei Rheumakranken, eine bessere Beweglichkeit der Finger erreicht werden.

Vorbereitung

Auf einem Bettisch oder Stuhl werden alle Pflegemittel griffbereit zurechtgestellt.

Abfolge der Durchführung

- Kranken bequem lagern,
  evtl. mit „*Stützgriff allein*" aufrichten und Kopfteil des Krankenbettes höherstellen,
- auf den Bettrand zum Schutz des Bettes ein Handtuch legen,
- Waschschüssel darauf stellen,
  evtl. die Waschschüssel auf einen Bettisch stellen,
- eine Hand oder, wenn möglich, beide

Hände des Kranken zugleich in das Wasser tauchen,
- dem Kranken die Seife reichen,
evtl. mit den eigenen, eingeseiften Händen die Hände des Kranken waschen.
- Nach dem Handbad Handtuch um die Hände des Kranken legen,
- Waschschüssel aus dem Bett nehmen und abstellen.
- Hände des Kranken selbst abtrocknen lassen oder gut abtrocknen, besonders zwischen den Fingern.
Bei Kranken mit gelähmten oder deformierten Fingern auf Druckstellen zwischen den Fingern achten. Die Pflegeperson vermeidet diese, indem sie zwischen die Finger eine entsprechende Polsterung – evtl. Mulltupfer – legt.
- Hände mit Handcreme einreiben oder vom Kranken selbst einreiben lassen.
- Handtuch aus dem Bett entfernen,
- Kranken bequem lagern,
- Pflegemittel aufräumen und versorgen.

Reinigungsbad

Vorbereitungen des Badezimmers

- Fenster schließen,
- Raumtemperatur bei 24 °C,
- frische Wäsche – evtl. angewärmt – bereitlegen,

- Sitzgelegenheit zurechtstellen, dabei ist die Höhe des Badewannenrandes zu berücksichtigen,
- rutschfeste Matte vor und in die Badewanne legen,
- Badewannensitz einhängen,
- weitere Hilfsmittel wie Badewannenverkürzer, Haltegriff der Kopfstütze (Saugkissen) sind vorzusehen,
- Badewasser einlaufen lassen, Temperatur: 34–37 °C,
- wenn keine Mischbatterie vorhanden, zur Vermeidung von Dampfentwicklung zuerst kaltes Wasser, dann warmes Wasser einlaufen lassen.

Vorbereitung des Kranken

- den Kranken informieren und ermutigen,
- von der Notwendigkeit des Bades überzeugen und Wohlbefinden voraussagen.

Transport des Kranken zur Badewanne

Je nach Gesundheitszustand wird der Kranke
- geführt,
- getragen oder
- gefahren (mit fahrbarem Sessel, Krankenfahrstuhl oder Krankenheber).
Während des Transports ist auf Wärmeschutz zu achten und Zugluft zu vermeiden.

Während des Bades sollte (nach Möglichkeit) von einem Helfer das Bett gerichtet und frisch bezogen werden.

Reihenfolge des Bades

- Den Kranken entkleiden,
beim Aufheben vom Stuhl den Kranken unterstützen,
- vom Stuhl aus zunächst auf den Wannenrand setzen und dann vorsichtig in die Wanne gleiten lassen,
- den Kranken von oben nach unten waschen,
- ihm aus der Wanne helfen, je nach Zustand Stützgriff oder Rautek-Griff anwenden (evtl. mit Helfer),
- den Kranken zunächst auf den Wannenrand, dann auf den Stuhl setzen,
- abfrottieren und ihm frische Wäsche anziehen,
- den Kranken in das Zimmer zurückführen bzw. -fahren,
- Nagelpflege der Hände und Füße,
- Ruhepause für den Kranken einlegen.
Nach Beendigung des Bades sind die Hilfsmittel zu versorgen und das Badezimmer aufzuräumen.

Merke:

- Herzkranke oder sehr geschwächte Menschen dürfen nur nach Rücksprache mit dem Arzt gebadet werden; wenn ein Vollbad für den Kranken zu anstrengend ist, ist ein Halbbad oder ein Brausebad vorzusehen.
- Den Kranken nicht mit vollem Magen baden (ca. 2 Std. nach dem Essen).
- Den Kranken vor dem Baden zum Wasserlassen auffordern.
- Während des Bades muß der Kranke beobachtet werden.
- Bei Gefahrensituationen ist der Stöpsel sofort aus der Badewanne zu ziehen.

Handreichungen

Je schwieriger der Pflegefall in der Hauskrankenpflege ist, desto stärker wird die Pflegeperson durch die Pflege belastet. Sie sollte deshalb bemüht sein, sich nach Möglichkeit zu entlasten. Für die sachgerechte Durchführung und Erleichterung der Pflege sind verschiedene Geräte und Hilfsmittel entwickelt worden: „Lifter", „gleitende Hebekissen" u.a. Sie reichen von der Schnabeltasse bis zum Steckbecken und zur Urinflasche. Mit Hilfe dieser Pflegegeräte kann die Pflegeperson dem Kranken besser helfen.

Gebrauch der Schnabeltasse

Abfolge der Handreichungen

- Den Kranken aufrichten oder das Kopfteil hochstellen oder den Kopf im Nacken mit der einen Hand stützen,
- mit der anderen Hand Schnabeltasse zum Mund (an die Lippen) führen,
- sofern möglich, den Kranken auffordern, die Tasse so zu halten, daß er selbst die Schluckmenge dosieren kann,
- Tasse kippen, dabei Schluckmenge dosieren,
- sich vergewissern, ob Schluckbewegungen zu beobachten sind,

- mehrmaliges Wiederholen des Trinkens,
- Tasse absetzen,
- Kranken vorsichtig in die ursprüngliche Lage bringen,
- den Mund abwischen.

Umgang mit Steckbecken und Urinflasche

Die Handreichungen mit Steckbecken (Schieber) und Urinflasche sollen mit besonderer Vorsicht und Umsicht ausgeführt werden, da mögliche Fehler für alle Beteiligten unangenehm wären. Für diese Handreichungen wird in der Regel nur eine Pflegeperson zur Verfügung stehen. In diesem Fall sollte der Kranke mithelfen können. In schwierigen Fällen wird ein zusätzlicher Helfer nötig, wobei dafür gesorgt werden muß, daß das Bett von beiden Seiten zugänglich ist.

Bei den folgenden Handlungsabläufen wird jedoch davon ausgegangen, daß das Bett in der Ecke des Krankenzimmers steht und nur die Pflegeperson zur Verfügung steht.

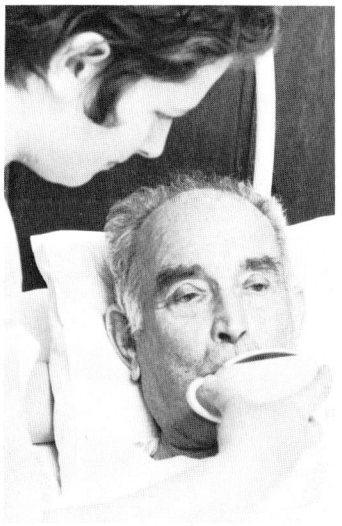

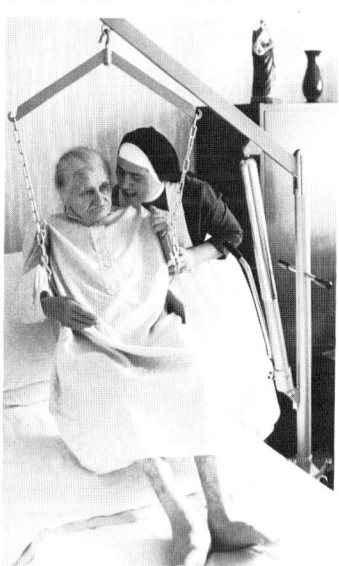

Steckbecken

Vorbereitung

- Steckbecken auf einen Stuhl stellen,
- auf einem Nachttisch werden bereitgestellt:
  Toilettenpapier oder Zellstoff,
  Waschschüssel,
  Waschlappen, Seife, Handtuch,
  Pflegemittel.

Abfolge der Durchführung

1. Kranker kann mithelfen

- Decke an einer Seite zurückfalten,
- Deckel des Steckbeckens mit der Innenseite nach oben auf den Stuhl legen,
- den Kranken auffordern, eine „Brücke zu bauen",
- mit der einen Hand das Hemd des Kranken hochraffen und Rücken unterstützen,
- mit der anderen Hand das Steckbecken unterschieben,
- richtige Lage des Kranken kontrollieren,
- Beine spreizen und ausstrecken,
- den Kranken zudecken,
- wenn möglich, den Kranken in sitzende Stellung bringen,
- Klingel bereitlegen,
- Zimmer verlassen.

- Nach dem Klingelruf des Kranken Decke soweit wie nötig zurückfalten,
- dem Kranken Toilettenpapier reichen,
- mit der einen Hand das Steckbecken festhalten,
- beim Entnehmen des Steckbeckens mit der einen Hand dem Kranken dabei helfen, sich zur Seite zu drehen,
- der Kranke reinigt sich selbst.
- Das Steckbecken entnehmen, zudecken und auf dem Stuhl abstellen,
- ein Handtuch in Höhe des Gesäßes in das Bett einlegen,
- After von vorn nach hinten mit warmem Wasser und Seife gründlich reinigen,
- gut abtrocknen und versorgen (Dekubitusprophylaxe: s. S. 107 ff),
- den Kranken richtig lagern,
- ihm eine Schüssel mit Wasser zum Händewaschen reichen und anschließend abtrocknen lassen,
- den Kranken sorgfältig zudecken,
- den Raum lüften und aufräumen,
- Steckbecken reinigen und desinfizieren.

2. Kranker kann nicht mithelfen

- Decke an einer Seite zurückfalten,
- Deckel des Steckbeckens mit der Innenseite nach oben auf den Stuhl legen,
- den Kranken mit beiden Händen zur Seite drehen und mit einer Hand an der Hüfte festhalten,

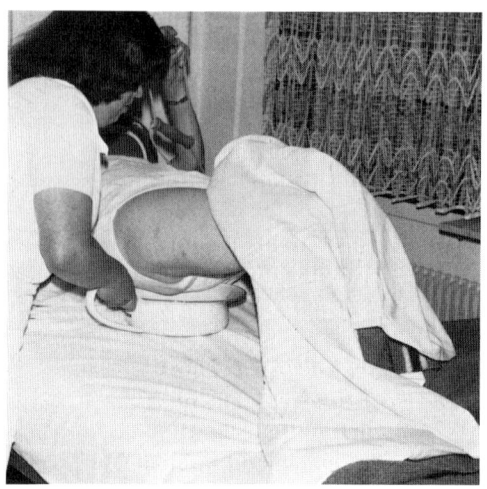

– mit der anderen Hand das Steckbecken in Höhe des Gesäßes fest gegen die Matratze drücken und soweit als möglich den Rand bereits unter das Gesäß schieben und weiter festhalten.
– Beim Zurückrollen das Steckbecken noch weiter durchschieben.
– Mit der einen Hand den Kranken so zurücklegen, daß das Gesäß in die Mitte des Steckbeckens zu liegen kommt,
– richtige Lage des Kranken kontrollieren,
– Beine spreizen und ausstrecken,
– bei Männern: Urinflasche anlegen,
– den Kranken zudecken,
– Klingel bereitlegen,

– Zimmer verlassen.
– Nach dem Klingelruf des Kranken Decke soweit wie nötig zurückfalten,
– äußere Genitalien mit Toilettenpapier abwischen.
– Mit der einen Hand das Steckbecken festhalten,
– mit der anderen Hand den Kranken zur Seite drehen.
– Grobreinigung der Aftergegend mit Toilettenpapier.
– Das Steckbecken entnehmen, zudecken und auf dem Stuhl abstellen,
– ein Handtuch in Höhe des Gesäßes in das Bett einlegen,
– After von vorn nach hinten mit warmem Wasser und Seife gründlich reinigen,
– gut abtrocknen und versorgen (Dekubitusprophylaxe: s. S. 107 ff),
– den Kranken richtig lagern,
– sorgfältig zudecken,
– den Raum lüften und aufräumen,
– Steckbecken reinigen und desinfizieren.

Urinflasche

Männer benutzen zum Wasserlassen eine Urinflasche, die einfach zu handhaben ist. In der Regel ist eine Hilfestellung nicht notwendig.

Die Urinflasche soll
– verschließbar sein,

– regelmäßig geleert, gereinigt (Flaschenbürste) und desinfiziert werden,
– griffbereit am Krankenbett aufbewahrt werden.

Unterlagen bei Inkontinenz

Bei „inkontinenten" Kranken, die den Stuhlgang und das Wasserlassen nicht mehr kontrollieren können, werden spezielle Pflegemaßnahmen notwendig. Dazu zählt vor allem das Einlegen von saugfähigen Unterlagen aus dicken Zellstoffschichten mit einer Vliesauflage und einer auf der Rückseite angebrachten wasserundurchlässigen Lage. Die dicke Zellstoffschicht wird von der wasserundurchlässigen Schicht abgehoben, und die seitlichen Zipfel werden zur Mitte hin eingeschlagen, so daß eine Spitze entsteht, die dem Kranken zwischen die Beine gezogen wird.

Eine schmale und sehr saugfähige Einlage erhält man, wenn die wasserundurchlässige Schicht hochgehoben, die Unterlagen halbiert und die Plastikschicht doppelt aufgelegt werden. Die Unterlagen sind in verschiedenen Größen im Fachgeschäft erhältlich.

Grundsätze für alle vorgeschlagenen Pflegemaßnahmen

Bei der Vorbereitung und Durchführung der einzelnen Pflegemaßnahmen erfuhren Sie, wie notwendig ihre exakte Durchführung ist. Zudem wird Ihnen die Vielfalt der möglichen Hilfen bei der Hauskrankenpflege aufgefallen sein. Erfahrungsgemäß ist es schwierig, über diese Einzelheiten und verschiedenen Abläufe in einer bestimmten Situation sofort zu verfügen. Um dennoch eine sachgerechte Pflege des Kranken zu Hause zu gewährleisten, wird es notwendig sein,

– vor Beginn der einzelnen Handlung noch einmal die Abfolge der einzelnen Schritte anhand des Programms durchzugehen,
– gewissenhaft alle Vorbereitungen zur Pflege zu treffen und
– bestimmte Grundsätze zu beachten, die sich aus der besonderen Pflegesituation des Kranken ergeben.

Solche Grundsätze sind:
1. Information des Kranken vor Beginn der Pflegemaßnahmen,
2. Exaktheit der Durchführung,
3. Regelmäßigkeit in der Zeitabfolge,
4. Verständnis für besondere Verhaltensweisen des Kranken (Empfindlichkeit, Ängstlichkeit, Schamgefühl),
5. taktvoller Umgang,
6. Beachten der äußeren Gegebenheiten (wie Raumtemperaturen, Zugluft, Sichtschutz)

Welcher der angeführten Grundsätze ist bei den folgenden Einzelbeispielen nach Ihrer Ansicht zu berücksichtigen? Ordnen Sie diese Grundsätze dem einzelnen Beispiel zu, indem Sie die Zahl des jeweiligen Prinzips in die rechten Kästchen eintragen.

Beispiel 1   Bei einem Kranken wird eine Ganzwäsche durchgeführt. Ein Familienangehöriger tritt unerwartet hinzu. Der Kranke ist den Blicken des Eintretenden schutzlos ausgeliefert. ☐

Beispiel 2   Ein Kranker wird über den Flur in das Badezimmer geführt bzw. transportiert: Das Flurfenster steht offen (oder der Flur ist nicht geheizt). ☐

Beispiel 3   Die Pflegeperson nimmt täglich am Abend die Zahnprothese aus dem Mund des Kranken, reinigt sie, gibt diese in einen Becher und fügt jedesmal eine Reinigungstablette hinzu. ☐

Beispiel 4   Die Pflegeperson tritt unvermittelt an das Krankenbett und beginnt mit den Vorbereitungen zur Haarwäsche. ☐

Beispiel 5   Ein Kranker wird auf den Rand der Badewanne gesetzt und klammert sich ängstlich an den Oberarm der Pflegeperson. ☐

Beispiel 6   Nach dem Reinigungsbad wird der Kranke abgetrocknet; einige Körperfalten und die Achselhöhle bleiben feucht. ☐

Beispiel 7   Bei der Ganzwäsche entfernt die Pflegeperson mehr als notwendig die Bettdecke und läßt den Kranken beim Waschen nackt liegen. ☐

Beispiel 8   Ein Kranker weigert sich Besuch zu empfangen. Er befürchtet, daß der Besucher an dem krankheitsbedingten unangenehmen Geruch Anstoß nimmt. ☐

Überprüfen Sie auf der nächsten Seite die Richtigkeit Ihrer Angaben.

Zugleich mit dem Kontrollergebnis zu Ihren Angaben auf der vorigen Seite erfahren Sie unter „Maßnahme", was Sie im Einzelfall tun können, um dem jeweiligen Pflegegrundsatz zu entsprechen.

Ergebnis:

Beispiele		Grundsatz	Maßnahme
Beispiel 1	6	Beachten der äußeren Gegebenheiten.	Für Sichtschutz sorgen.
Beispiel 2	6	Beachten der äußeren Gegebenheiten.	Gleichbleibende Temperatur in allen Räumen; Türen und Fenster schließen. Zugluft vermeiden.
Beispiel 3	3	Regelmäßigkeit in der Zeitfolge.	Reinigungstablette am Abend nicht vergessen.
Beispiel 4	1	Information des Kranken vor Beginn der Pflegemaßnahmen.	Informieren über Notwendigkeit, Dauer und Wirkung der Pflegemaßnahmen.
Beispiel 5	4	Verständnis für das besondere Verhalten des Kranken.	Gefühl der Sicherheit vermitteln durch Zuspruch.
Beispiel 6	2	Exaktheit der Durchführung.	Sorgfältig abtrocknen; Erkältung verhindern; Hautschäden vermeiden.
Beispiel 7	4/5	Schamgefühl, taktvoller Umgang.	Bettdecke nur so weit wie nötig zurückschlagen.
Beispiel 8	4/5	Verständnis für die besondere Situation des Kranken.	Kranken davon überzeugen, daß der Besucher Verständnis für seine Situation hat. Den Besucher vor Eintritt in das Krankenzimmer darauf vorbereiten und um Verständnis bitten.

Gerade die letzten Beispiele zeigen, wie sehr diese Grundsätze das Verhalten der Pflegeperson bestimmen müssen, wenn den berechtigten Ansprüchen des Kranken in allen Bereichen entsprochen werden soll.

Überprüfen Sie Ihr Wissen

1. Zuwendungsformen (s. S. 171–173)

Nachstehend finden Sie eine Reihe von Eigenschaften, durch die diese Zuwendung der Pflegeperson zum Kranken in verschiedenen Situationen bestimmt sein kann. Suchen Sie zu diesen Eigenschaften bestimmte Pflegemaßnahmen, die Sie im Laufe des Programms bereits kennengelernt haben, z. B.

Pflegesituation	Formen der Zuwendung	Verhalten der Pflegeperson
beim Erbrechen	behutsam	den Kopf stützen
bei Erregung/Angstzustand	beruhigend	_____
bei Krankheitszeichen	aufmerksam	_____
bei hygienischen Maßnahmen	gewissenhaft	_____
bei Niedergeschlagenheit	mitfühlend	_____
beim Betten	vorausdenkend	_____
beim Gespräch	anteilnehmend	_____
beim Lagern	sach- und situationsgerecht	_____

2. Pflegemaßnahmen (s. S. 176)

– Zählen Sie vier wichtige Pflegemaßnahmen auf:

1. _____

2. _____

3. _____

4. _____

– Nennen Sie die Vorbereitungsmaßnahmen zur Ganzwäsche:

_____

_____

_____

_____

– Ein Kranker soll über den ungeheizten Flur zum Badezimmer transportiert werden. Beschreiben Sie, welche Maßnahmen Sie in diesem Fall ergreifen, um eine Erkältung zu vermeiden.

_____

_____

– *Abfolge bei der Ganzwäsche* (s. S. 177 f)

Nachstehend finden Sie die einzelnen Körperstellen entweder angegeben oder ausgelassen. Bitte, füllen Sie die leeren Zeilen aus!

Kopf: Augen ⟶   ⟶   ⟶   Hals ⟶

Arme: Hand ⟶ Unterarm ⟶ ⟶ Schulter ⟶ Achselhöhle ⟶

Rumpf: Brust   Bauch ⟶ Rücken ⟶

Wechsel des Materials	Handtuch	_____	_____

Beine: Fuß   _____   _____   _____

Wechsel des Materials	_____	_____	_____

Intimbereich: ⟶   ⟶   ⟶

3. Handreichungen (s. S. 182 ff)

Beschreiben Sie die einzelnen Schritte, die Sie durchführen, wenn Sie einem Kranken, der sich nicht helfen kann, ein Steckbecken unterschieben.

_____

_____

_____

4. Grundsätze für die Pflege (s. S. 185f)

Welche Maßnahmen würden Sie bei folgenden Beispielen vorschlagen:

Beispiel 4   Die Pflegeperson tritt unvermittelt an das Krankenbett und beginnt   Ihr Vorschlag
mit den Vorbereitungen zur Haarwäsche.

_____

_____

_____

Beispiel 5   Ein Kranker wird auf den Rand der Badewanne gesetzt und klam-   Ihr Vorschlag
mert sich ängstlich an den Oberarm der Pflegeperson.

_____

_____

_____

Beispiel 7   Bei der Ganzwäsche entfernt die Pflegeperson mehr als notwendig   Ihr Vorschlag
die Bettdecke und läßt den Kranken beim Waschen nackt liegen.

_____

_____

_____

10
Dem Sterbenden beistehen

Sterben

Sterbehilfe – Sterbebeistand

Sterben im Glauben

Regelungen nach dem Tode

Ein Leseprogramm

Dem Sterbenden beistehen

Die Themen „Sterben" und „Tod" wurden in den letzten Jahren in zahlreichen Büchern, Aufsätzen, Illustrierten sowie in Rundfunk- und Fernsehbeiträgen behandelt. So ist Ihnen vielleicht der Dokumentarfilm „Noch 16 Tage …" bekannt, in dem eine eindrucksvolle Information über eine der fünf Londoner Sterbekliniken, das St. Christopher's Hospice, gegeben wird. Die Menschen, die dort eingeliefert werden, haben meist nur noch 16 Tage zu leben – daher der Filmtitel. Es sind Todkranke, für die es keine ärztliche Hilfe mehr gibt. Das Interesse von Ärzten, Schwestern, Geistlichen und freiwilligen Helfern ist auf eine menschliche Sterbehilfe konzentriert: Man will dem Menschen das Sterben erleichtern, ihn weitgehend von Schmerzen befreien und ihm die Angst vor dem Tode nehmen. Diese schwere Aufgabe verlangt volle Hingabe, Geduld und Liebe. Man erlebt im Film den friedlichen Tod eines Schwerkranken – nicht alleingelassen, sondern umgeben von Frau und Kindern. Diese Familienangehörigen geben dem Sterbenden das Gefühl, nicht alleingelassen zu sein; sie helfen ihm diese *Lebens*-Situation durchzustehen. Der Film macht deutlich, daß Sterbehilfe stets *Lebenshilfe* in der letzten Phase ist: So wie man das eigene Leben mit einem anderen lebt, so sollte man den Sterbenden in seinen Tod hinein begleiten. Der Sterbende muß die Möglichkeit haben, seine Gefühle zur Sprache zu bringen; er muß wissen, er ist nicht alleingelassen. Verweigern es seine Familienangehörigen und Pfleger, ihm zu helfen, seine Sorgen und Angst zu verstehen und gemeinsam mit ihm zu bewältigen, dann können sie ihn in eine völlige Einsamkeit stoßen. Und vielleicht merkt der Sterbende enttäuscht, daß man ihn schon für tot erklärt hat, bevor er tatsächlich gestorben ist.

Sterbenden zu helfen gelingt oft deshalb nicht, weil der zur Hilfe bereite Mensch nicht über die Voraussetzungen verfügt, den Sterbenden in dieser schwierigen Lebensphase zu begleiten. So sollte bereits in der Schule und später in der christlichen Gemeindearbeit immer wieder der Versuch gemacht werden, auf einen solchen Beistand vorzubereiten. Wesentliche Voraussetzungen hierfür sind:

– die Beobachtung, daß Sterbende, die nicht einen plötzlichen Tod sterben, sich mit der Tatsache ihres Sterbens in verschiedenen Phasen auseinandersetzen.

– die Fähigkeit, sich in die Gefühlswelt des Sterbenden hineinzubegeben und auf ihn zu hören sowie

– die Bereitschaft, auf die eigenen Verhaltensweisen zu achten.

In diesem Leseprogramm werden ausgewählte Texte vorgestellt, die Ihnen Hinweise und Hilfen zu einer Begleitung von Sterbenden geben.

Sterben

Einen wichtigen Beitrag zum Verständnis von sterbenden Menschen hat die Psychologin und Ärztin E. Kübler-Ross in ihrem Buch „Interviews mit Sterbenden" gegeben. Aufgrund ihrer langjährigen Erfahrungen mit Sterbenden in einer Klinik Chicagos beschreibt sie, wie sich Sterbende in verschiedenen Phasen mit der Tatsache ihres herannahenden Todes auseinandersetzen. Der Sterbende leistet für sich Trauerarbeit. Kübler-Ross unterscheidet fünf Stufen, wobei diese beim einzelnen Menschen verschieden lang und intensiv sein können. „Wenn wir die Kranken nicht verlassen und wenn wir auf ihre Hoffnung hören, werden die Kranken ganz schnell durch die fünf Stufen gehen, …, aber nicht alle Leute gehen von einer Stufe zur anderen. Manchmal läßt man eine aus, manchmal geht man wieder zurück". Mit den von Kübler-Ross gemachten Erfahrungen beschreibt W. Becker eindrucksvoll in folgendem Beitrag den für den Sterbenden und den Begleiter langen und anstrengenden Weg durch die verschiedenen Phasen des Sterbens.

1. Nichtwahrhabenwollen bei Kranken und Begleitern

Wenn ein Todkranker die Diagnose mitgeteilt bekommt oder die Wahrheit über sein Befinden schrittweise selber entdeckt, macht er eine Phase des Schocks durch, die vom Nichtwahrhabenwollen gekennzeichnet ist. Er reagiert mit der Illusion von Gesundheit und Wohlbefinden: „Nein, nein, mit mir kann es nichts zu tun haben! Ich doch nicht, das ist ja gar nicht möglich.“ Diese Reaktion hilft dem Kranken, den Schock, den die Erkenntnis des bevorstehenden Endes auslöst, zu dämpfen und sich allmählich auf diese Situation einzustellen. In einem späteren Stadium wird das Nichtwahrhabenwollen durch Isolierung der Gefühle ersetzt. Dann spricht der Sterbende über seine Gesundheit und seine Krankheit, seinen Tod und seine Unsterblichkeit, als ob er gefühlsmäßig damit nichts zu tun hätte.

Wie den Sterbenden, so trifft auch seine Begleiter der Schock. Sie entdecken, wie leer ihre Worte sind, wie unrealistisch ihre Erwartungen wirken und wie sie selber dazu neigen, die Augen vor dem Tod zu verschließen. Sie werden in dasselbe Nichtwahrhabenwollen verstrickt und verstärken damit sein Bedürfnis, sich nicht auf die Wirklichkeit einzustellen. Oft halten sie auch dann noch an der Leugnung der Realität fest, wenn der Sterbende sich bereits darauf einrichtet. Sterbende gehen gelegentlich auf diese Bedürfnisse ihrer Begleiter ein und geben in ihrer Gegenwart vor, die Wirklichkeit nicht anzuerkennen, obwohl sie bereits anfangen, sich mit ihr bewußt auseinanderzusetzen. Manche Menschen bewältigen ihre erste Begegnung mit einem Sterbenden nur, indem sie sich von ihm ganz zurückziehen. Diese Erfahrungen zeigen, wie wichtig es ist, daß die Begleiter sich über ihre eigene Stellung zu Tod und Sterben klar werden, wenn sie Sterbenden beistehen wollen.

2. Emotionen, Auflehnung

Dem Nichtwahrhabenwollen folgt eine Phase der Emotionen. Der Sterbende wird von einer Flut von Gefühlen überwältigt. Er bricht in Wut und Ärger aus: „Warum muß das gerade mir passieren?“ Der Zorn kann sich gegen den nächsten Angehörigen, den Arzt, die Schwester, den Pfarrer oder gegen Gott richten. Er entzündet sich oft an kleinen Anlässen und ist meist gar nicht in dem Angegriffenen begründet. Oft kann der Sterbende seinen Ärger jedoch nicht ausdrücken, da er durch äußere und innere Kontrollen daran gehindert wird. Die äußeren Kontrollen werden durch die Begleiter ausgeübt, die keine negativen Gefühle zulassen, da sie den freundlichen und beherrschten Kranken vorziehen. Viele Menschen haben starke innere Kontrollen gegen negative Gefühle, weil sie sie für unchristlich halten und ihren Ärger nicht auszudrücken wagen.

In dieser Phase haben es diejenigen Begleiter besonders schwer, die die Zornesausbrüche der Sterbenden persönlich nehmen. Wenn sie die Frage „Warum muß mir das widerfahren?“ nicht als Ausdruck von Angst und Qual verstehen, werden sie nach einer einleuchtenden Antwort suchen, die sie gar nicht geben können. An die Stelle einfühlsamen Zuhörens treten dann viele Worte, die den Sterbenden in seiner Not nicht erreichen und ihn daran hindern, seine Gefühle auszudrücken. Wenn der Begleiter sich umgekehrt so sehr in die Gefühle des Sterbenden versetzt, daß er kaum noch Abstand halten kann, wird er den Gefühlsstrom des Kranken nur noch verstärken, bis er darin untergeht. In dieser Phase brauchen die Sterbenden Begleiter, die bereit sind, ihnen zuzuhören und manchmal auch unbegründeten Zorn hinzunehmen, weil sie wissen, daß es den Sterbenden hilft, wenn sie ihren Ärger nicht hinunterschlucken müssen. Wenn die Begleiter ihre und der Kranken Gefühle verstehen, können sie ihnen helfen, nicht in Depressionen zu enden.

3. Verhandeln um das Überleben

Nach Nichtwahrhabenwollen und Gefühlsausbrüchen folgt eine Phase des Verhandelns. So wie ein Kind sich der Ablehnung einer Bitte zuerst mit wütendem Protest widersetzt und sie später mit geschickten Manövern zu umgehen versucht, so feilschen Sterbende – z. B. mit Gott – um einen Aufschub. Als Preis bieten sie an, ihr Leben Gott zu weihen und sich in den verbleibenden Jahren ihres Lebens dem Dienst der Kirche zu widmen. Auf jeden Fall ist solches Feilschen sehr menschlich und normal.

Wie für den Sterbenden die Phase des Verhandelns im geistigen und geistlichen Ausverkauf enden kann, so entdecken auch manche Begleiter ihren eigenen Bankrott. Sie finden ihre Antworten nicht nur für die Sterbenden, sondern auch für sich selber unangemessen. Wenn sie sich an dem Feilschen der Sterbenden beteiligen, geraten sie in die Gefahr, die Illusionen der Kranken zu verstärken, ohne sich noch als verständnisvolle Zuhörer zu begreifen. Das Ringen mit der Hoffnung, noch einen Ausweg zu finden, kann ja für den Sterbenden nur hilfreich sein, wenn es ihn bereit macht, den Weg in die nächste Phase zu gehen.

4. Depression, Hoffnung

Die Phase des Verhandelns dauert selten lange, da der Fortgang der Krankheit und die Methoden der Behandlung den Sterbenden erkennen lassen, in welcher Lage er sich befindet. Er kann auf diese Erkenntnis mit realistischer Hoffnung oder Verzweiflung reagieren. Hoffnung hat dann nicht mit Besserung oder Genesung zu tun, sondern mit dem Prozeß des Sterbens und dem Leben nach dem Tode. Es geht dann um Fragen wie den Verzicht auf künstliche Lebensverlängerung um jeden Preis, die Aussicht auf Schmerzfreiheit oder die Möglichkeit, einen anderen Menschen in der Sterbestunde bei sich zu haben. Wenn der Sterbende in der Phase des Verhandelns seinen geistigen und geistlichen Bankrott erlebt hat, bleibt ihm kaum eine andere Reaktion als die Verzweiflung, die sich als stoische Bitterkeit oder mit Symptomen der Depression zeigen kann. Die Depression erscheint in zwei Formen. Die erste Art ist die Reaktion auf den erlittenen Verlust, nämlich die Veränderung durch die Krankheit, die Unfähigkeit, begangene Fehler wiedergutzumachen, und die Hilflosigkeit, seinen Verpflichtungen – etwa gegenüber der Familie – nicht mehr nachkommen zu können. Die andere Art Depression entsteht durch den drohenden Verlust des Lebens und der geliebten Menschen. Sie dient der Vorbereitung auf die endgültige Annahme des Todes. Sie verläuft meistens sehr still, im Gegensatz zur ersten, wenn der Sterbende vieles mitzuteilen, zu besprechen und anzuordnen hat. Wenn es gelingt, einen Sterbenden in die-

ser Phase der Erkenntnis zu begleiten, ergeben sich verschiedene Möglichkeiten der Hilfe im Kampf gegen die Depression. Voraussetzung ist, daß der Begleiter seiner eigenen Depressionen Herr wird. Der Sterbende sucht jetzt deutlich von sich aus die menschliche Nähe des Begleiters, um sich zu vergewissern, weder jetzt noch in der Zukunft alleingelassen zu werden. Der Sterbende befindet sich nun an der Schwelle von Fragen nach der Vergangenheit und solchen nach der Zukunft. Der Begleiter kann ihm helfen, Familienprobleme zu behandeln und wirtschaftliche und finanzielle Angelegenheiten zu regeln. Er kann auf die Fragen nach dem Sinn des Lebens eingehen und sich bereithalten, mit dem Sterbenden zu beten.

5. Annahme und Abschied

In der letzten Phase, der Zustimmung zu seinem Schicksal, ist der Sterbende meist müde und schwach. Wenn er seine Gefühle aussprechen konnte und seine Trauerarbeit (s. S. 201) geleistet hat, wächst das Bedürfnis nach Ruhe und Schlaf. Er hat ein gewisses Maß an Frieden und Gleichmut erreicht, und sein Interessenkreis verengt sich. Er kann zustimmend sagen: „Ja, jetzt ist meine letzte Stunde gekommen." Die intellektuelle Einsicht in das Ende verbindet sich mit der gefühlsmäßigen Bereitschaft, den Tod anzunehmen, falls nicht die

Verzweiflung zur Resignation und dem Gefühl der Hilflosigkeit geführt hat. Der Sterbende begrüßt in diesem Fall den Tod als das Ende seiner Verlassenheit und Verzweiflung.

Sterbehilfe – Sterbebeistand

Dieser Phasenablauf hat zur Voraussetzung, daß der Kranke und seine Angehörigen über den bevorstehenden Tod durch den Arzt informiert werden. Die Voraussetzung, daß der Kranke die Wahrheit weiß, ist aber oft nicht gegeben. Unwissenheit, Ratlosigkeit und Mutlosigkeit erfassen die meisten Menschen, wenn der Tod eines Angehörigen in ihr Leben einbricht. Wie kann man dem Sterbenden helfen? Genügen ärztliche Versorgung und qualifizierte Pflege einer Krankenschwester? Welche Rolle spielt bei diesem Sterben der Glaube? Wie kann ein Mensch einem anderen Menschen helfen, menschenwürdig zu sterben? Wie kann man dem Sterbenden und seinen Angehörigen die Wahrheit über seinen bevorstehenden Tod sagen? Zu diesen Fragen geben im folgenden die Verfasser von zwei empfehlenswerten Büchern (P. Sporken: „Menschlich sterben" und M. K. Bowers: „Wie können wir Sterbenden beistehen?") Auskunft. Es gehört zu den schwersten Aufgaben, einem Menschen zu helfen, der vor dem To-

de steht. Wir müssen versuchen, dem Todkranken die letzten Stunden zu erleichtern durch sorgfältige Pflege und das Bemühen, ihm menschlich beizustehen. Es gibt keine Rezepte, wie man einem Sterbenden gut beistehen kann. Wichtig ist vor allem, *daß* man es tut, die eigene Unbeholfenheit und Angst überwindet und bei ihm bleibt.

Wenn es gelingt, in Ehrfurcht und Verständnis eine positive Einstellung zum Sterben eines Menschen zu bekommen, so kann unsere Gegenwart eine Hilfe für den Sterbenden bedeuten und manchmal auch für uns selbst.

Formen des Helfens

● Eine erste Form der Sterbehilfe besteht in einer guten Pflege:
  – Der Tagesrhythmus sollte nach Möglichkeit eingehalten werden. Der Kranke darf nicht das Gefühl haben, bereits „abgeschrieben" zu sein.
  – Bei der regelmäßigen Körperpflege muß jede Bewegung besonders behutsam durchgeführt werden. Wenn Stuhl und Urin nicht mehr gehalten werden, kann eine Windel eingelegt werden.
  – Die Mundhöhle muß vor Austrocknung geschützt werden. Bei Borken- und Schleimbildung werden die Schleimhäute regelmäßig mit Kamil-

losan ausgewischt. Dazu braucht man eine Klemme mit Mulltupfer, der nur einmal verwendet werden darf. Die Zahnprothese entfernt man am besten.
  – Die Augen sollen vor Austrocknung geschützt werden, da durch den Lidschlag die Augäpfel nicht mehr genügend befeuchtet sind. Mit dem Zeigefinger zieht man das Augenlid herunter und träufelt mit einer Pipette Augentropfen auf die Augenschleimhaut.
  – Mahlzeiten werden in kleinen Portionen, evtl. in Breiform oder flüssiger Form gereicht und bis zuletzt angeboten. Wenn der Kranke nicht mehr trinken kann, wird die Flüssigkeit mit einem Teelöffel oder einer Pipette in den Mund getropft. Wenn der Kranke nicht mehr schlucken kann, dann können ihm Zunge und Lippen mit Wasser benetzt werden.
● Eine zweite Form der Sterbehilfe besteht in der Bekämpfung körperlicher Leiden und Schmerzen. Durch Anwendung von Medikamenten kann der Arzt Schmerzen beheben oder zumindest stark vermindern. Psychopharmaka (beruhigende und anregende Mittel) helfen schwere seelische Belastungen zu überbrücken, die in der letzten Phase des Sterbens häufig auftreten.

● Seelische Not kann manchmal schlimmer sein als körperlicher Schmerz. Zur Sterbehilfe gehört es deshalb, seelische Not so gut wie möglich zu lindern, indem man durch Freundlichkeit und Herzlichkeit im Umgang mit dem Sterbenden eine gute Atmosphäre schafft. So ist es z. B. wichtig zu wissen, daß der Sterbende auch bei Teilnahmslosigkeit noch hören und fühlen kann; deshalb soll man ruhig mit ihm sprechen, aber nicht in seiner Gegenwart flüstern, ihn immer wieder anrühren und ihn durch Gesten der Zärtlichkeit fühlen lassen, daß man bei ihm ist. Für den Sterbenden kann es hilfreich sein, ihm vertraute Gebete immer wieder vorzusprechen. Der eingetretene Tod ist zu erkennen an den Todeszeichen wie Atemstillstand, Pulslosigkeit und Leichenblässe. Sichere Todeszeichen sind Leichenstarre (Eintritt ca. 1 Stunde nach dem Tode) und Leichenflecken. Wegen der bald einsetzenden Leichenstarre ist es gut, den Verstorbenen pflegerisch zu versorgen: Man schließt die Augen, indem man für kurze Zeit einen feuchten Wattebausch auf die Augenlider legt. Damit der Mund geschlossen bleibt, bindet man den Unterkiefer mit einer Mullbinde hoch oder stützt ihn mit einem zusammengerollten Tuch. Der Verstorbene wird gewaschen, angezogen, mit einem Leinentuch bedeckt und geschmückt.

Sterbebeistand

... Sterbebeistand als optimale Form der Sterbehilfe besteht darin:

1. daß man über den tödlichen Verlauf der Krankheit und die Gefühle der Unsicherheit, Angst, Aufsässigkeit, Einsamkeit und des Kummers, der damit verbunden ist, mit dem Kranken spricht;

2. daß man eine Beziehung zu dem Kranken herstellt, in der ehrliche, offene Gespräche geführt werden, durch die wir in solcher Weise bei dem Sterbenden sind, daß dieser auf persönlicher Ebene – vor allem emotional gesehen – mit seinem Sterben fertigwerden und seinen eigenen Tod sterben kann.

Es kann vorkommen, daß die Sterbehilfe verlangt, von weiteren Versuchen, das körperliche Leben noch einige Zeit zu verlängern, abzusehen. In manchen Fällen dauert der Sterbeprozeß sehr lange, so lange, daß die Gefahr besteht, daß die betreffende Person ihm aufgrund dieser Langwierigkeit nicht mehr gewachsen ist. In dieser Situation kann es ethisch (sittlich) verantwortlich sein, noch einen Schritt weiterzugehen und eine eventuell auftretende tödliche Komplikation nicht zu bekämpfen, was eine Beschleunigung des Todes zur Folge hat. Im Interesse des Sterbenden kann es erlaubt und sogar geboten sein, ihn an einer solchen neuen Komplikation sterben zu lassen. Die Anwendung passiver Euthanasie (denn um diese geht es hier) kann deshalb in bestimmten Fällen als eine gute Form der Sterbehilfe bezeichnet werden.

Viele sind der Ansicht, daß das Gefühl der Entfremdung und die tiefe Einsamkeit des Kranken verstärkt werden, wenn man das Problem übergeht, ob er sterben wird. Diese Ansicht wurde von Tolstoi in „Der Tod des Iwan Iljitsch" ausführlich dargestellt. Die Kranken fühlen sich oft der Familie entfremdet, wenn diese ihnen nicht die Wahrheit sagt – eine Wahrheit, die sie vermuten. Ärzte wie Weisman und Hackett von der Harvard-Universität glauben, daß menschliche Nähe und Wärme die einzigen Heilmittel sind, da das Sterben eine einsame Angelegenheit ist. Dementsprechend befürworten sie die Wahrheit als richtige Einstellung im Umgang mit dem Kranken. Wir wollen damit nicht sagen, der Arzt müsse dem Kranken in schonungsloser Form mitteilen, daß er eine tödliche, unheilbare Krankheit hat und innerhalb eines Monats „erledigt" sein wird. Die Wahrheit hat viele Gesichter; ein jedes davon kann so verwendet werden, wie es erforderlich ist. Auch darf die Wahrheit unter diesen Umständen nicht jeden Hoffnungsstrahl gänzlich auslöschen. Die Hoffnung auf eine Besserung geht nie verloren, selbst wenn eine Heilung unmöglich ist ... Wahrheit und Hoffnung schließen einander nicht aus ...

Weisman und Hackett glauben, daß der Kranke – ohne mehr zu wissen – in Wirklichkeit oft erkennt, daß seine Familie nicht aufrichtig ist, weshalb er einen großen Teil seiner Energie darauf verwenden muß, die Gefühle seiner Familie zu schützen, anstatt sich auf ihre Unterstützung verlassen zu können. Wenn man das Wissen um den Tod völlig von dem Sterbenden fernhält, isoliert ihn das ihrer Ansicht nach von den sinnvollen Beziehungen zu ihm selbst, zu seiner Familie und zu anderen Menschen, die ihm etwas bedeuten.

Wenn der Kranke die Wahrheit nicht kennt und dieses Wissen nicht mit den Menschen teilt, die ihn besuchen, kann kein Gefühl der Gemeinsamkeit aufkommen. Die meisten von uns haben schon Situationen erlebt, in denen ein sterbender Kranker die Wahrheit über seinen Zustand nicht kannte und unsere Beziehung zu ihm nur oberflächlicher Natur sein konnte. Tolstoi hob dies in „Der Tod des Iwan Iljitsch" hervor: „Die Hauptqual für Iwan Iljitsch war die Lüge – ... daß man nicht eingestehen wollte, was alle wußten und was auch er wußte, daß man ihn über seine entsetzliche Lage mit Lügen hinwegtäuschen wollte und ihn selbst zwang, diese Lüge mitzumachen ... Und so am Rande des Abgrundes mußte er allein leben, ohne einen Menschen zu haben, der ihn verstanden und bedauert hätte."

Problem: Wahrheit am Krankenbett

H. Chr. Piper weist mit Nachdruck darauf hin, daß die Frage nach der Wahrheit am Krankenbett keine Frage nach Grundsätzen und Dogmen, sondern ein Problem der „Kommunikation", also der Verbundenheit von Sterbenden und Begleiter ist. So geht es nach Piper nicht um die Frage, ob wir „es" sagen dürfen oder nicht, sondern darum, wie wir das Geschick (das des Sterbenden und unser eigenes, das mit ihm verknüpft ist) gemeinsam tragen können. Eine solche „Kommunikation" und „Solidarität" (Zusammenstehen) von Arzt, Krankenschwester, Seelsorger und Angehörigen sind auch nach M. K. Bowers für den Sterbenden hilfreich, was nachfolgendes Beispiel aus ihrem Buch bestätigt. Als ein Pfarrer einen schwerkranken Kranken besuchte, kam es zu folgendem Gespräch: „Herr Pfarrer, ich weiß, daß ich sehr krank bin, aber ich muß wissen, wie krank. Ich kann von keinem hier irgendeine offene Antwort bekommen. Wenn ich sterben werde, muß ich das wissen. Dieses Schattenboxen ist etwas Furchtbares. Sie würden mich nicht anlügen, Herr Pfarrer, nicht wahr? Wie steht es um mich?"
Der Pfarrer antwortete: „Ja, Sie sind sehr krank. Aber die Frage, die Sie gestellt haben, ist eine medizinische Frage, für deren Beantwortung ich nicht zuständig bin. Ich weiß jedoch, wie wichtig die Antwort für

Sie sein muß. Ich denke, ich werde mit Dr. W. darüber sprechen, um zu sehen, was er sagt."
Der Pfarrer fand den Arzt im Krankenhaus und berichtete ihm von seinem Gespräch mit dem Kranken. Der Arzt dachte eine Zeitlang nach und sagte dann: „Es ist wohl besser, wenn wir mit Herrn T. sprechen. Kommen Sie mit, ich werde mit ihm reden." Am Bett des Kranken bezog Dr. W. sich ganz offen auf das Gespräch mit dem Pfarrer und die Fragen, die der Kranke gestellt hatte. Dann sagte er: „Ich habe mit Ihnen nicht ausführlich über ihre Aussichten gesprochen, weil es bei Ihrer Krankheit verschiedene Dinge gibt, die mir rätselhaft sind. Sie haben eine hartnäckige Nierenentzündung, die auf keines unserer üblichen Arzneimittel angesprochen hat; Ihr Blut sieht jedoch trotzdem recht gut aus, und Ihr Herz wird mit der zusätzlichen Belastung sehr gut fertig. In einem Fall wie dem Ihren können unvorhergesehene Dinge geschehen, die sich in der einen oder anderen Richtung auswirken können. Wir stecken gemeinsam in dieser Sache drin, und wir behandeln diese Infektion auf jede Art, die wir kennen. Ich habe Ihnen jetzt alles gesagt, was ich weiß, und ich werde Sie in Kenntnis setzen, sobald es irgendwelche bedeutenden Veränderungen Ihres Körperzustandes gibt. In der Zwischenzeit können Sie und Ihr Pfarrer uns hierbei alle

nur mögliche Hilfe leisten, wir brauchen sie nämlich. Fragen Sie mich, was immer Sie wollen, und ich werde Ihnen so ehrlich wie nur möglich antworten, einverstanden? Das wärs wohl. Ich werde öfter vorbeischauen." Nachdem der Arzt gegangen war, sagte der Kranke zu seinem Pfarrer: „Was für eine Erleichterung ist es doch, wenn man weiß, wie die Dinge stehen. Es ist furchtbar, wenn man das nicht weiß und einfach daliegt und sich die ganze Zeit Gedanken macht. Man hat doch ein Recht zu wissen, was mit einem los ist, oder nicht?" Nachdem sie sich noch eine Zeitlang unterhalten hatten, sprach der Pfarrer ein Gebet für den Arzt und den Kranken. Der Kranke schlief und sein Befinden besserte sich. Die Redlichkeit im Gespräch hat ihn von seiner Angst befreit und ihm wohlgetan. Dies ist nur ein Beispiel, wie man einem Todkranken die Wahrheit sagen kann.

Wir können daraus lernen, daß man hellhörig sein muß, wenn der Schwerkranke selbst von seinen Befürchtungen spricht. Dann soll man nicht ablenken und damit vielleicht die Gelegenheit vorübergehen lassen, ruhig und offen mit ihm zu sprechen. Auf diese Weise bestimmt der Kranke den Zeitpunkt für die Wahrheit über sein bevorstehendes Sterben und sieht, daß die anderen diesem Gespräch nicht hilflos und ratlos ausweichen. Diese Bereitschaft

wird ihm helfen, die Wahrheit seines Sterbens zu ertragen.

Sterben im Glauben

Eine besondere Hilfe für den Sterbenden ist es, sich mit ihm auf die Suche zu begeben, wo er in seinem Leben von Gott so angesprochen wurde, daß er sich jetzt auf diese Anrede beziehen kann (vgl. M. K. Bowers, W. Becker, A. Szekely).

Dienst des Glaubens

Für den Menschen, in dessen Leben Glaube, Liebe und menschliche Erfahrung ständig zugenommen haben, birgt der Tod keine Schrecken. Gott ist immer bei ihm gewesen, und er weiß, daß Gott immer bei ihm sein wird. Er vertraut dem Geheimnis der ewigen Vorsehung Gottes. Er hat einen guten Kampf gekämpft und ist bereit.
Der weniger glückliche Mensch braucht den Dienst der Kirche dann mehr denn je zuvor. Wenn er nicht die Sicherheit eines eigenen Glaubens besitzt, braucht er einen, der seine Hand hält, damit er sich in der letzten Angst vor der Trennung festhalten kann, indem er aus dem Glauben derjenigen Kraft schöpft, die glücklicher sind als er. Er muß seine Ängste mit einem anderen teilen, dessen Glaube und Liebe ihn trösten und ihm Halt geben können.
Der Mensch, der im Glauben stirbt und

der seinen Glauben und seine Frömmigkeit mit seiner Familie und der Gemeinschaft, in der er lebt, teilt, leistet einen höchst bedeutsamen emotionalen Dienst. Im Glauben zu sterben ist ein Zeugnis für die Liebe Gottes, das allen Nahestehenden Mut und Hoffnung gibt. Papst Johannes war in den letzten Jahren ein Beispiel dafür. Einer von uns kannte einen sehr einfachen, ungebildeten Neger vom Lande, der in seinem Sterben an einem Krebsleiden die Gelegenheit sah, seine Nachbarn zu Gott zu führen. Es war ein tiefes und unvergeßliches Erlebnis, unerwartet zu ihm zu kommen und an seinem Gebet für die Menschen um sein Bett teilzuhaben. Durch sein Sterben im Glauben gab er allen, die ihn kannten, neuen Glauben.

Geborgenheit in der Verlassenheit

Im Sterben zeigt sich noch einmal besonders deutlich, wie sehr wir Menschen auf die liebende Zuwendung durch andere angewiesen sind. Sterbende sehnen sich nach Gemeinschaft und Austausch. Das Sterben ist schwer, weil es das Ende der Bindungen an andere Menschen bringt. Der Sterbende muß sich aus der Lebensgemeinschaft mit denen lösen, an denen er gehangen hat. Er verliert seine Nächsten und sich selber. Wir können ihm nicht anders helfen, als daß wir im Leben einander die Liebe schenken, die den Sterbenden bis an den

Rand der Verlassenheit trägt. Auch in den letzten Tagen und Stunden lebt ein Mensch von den Erweisen der Liebe, die er zu spüren bekommt. Unsere Hilfe besteht darin, ihm die Gemeinschaft nicht zu versagen, auch wenn es am Ende nicht mehr in Worten Ausdruck findet, sondern nur noch in der Anwesenheit. Es gibt eine Sprache der Liebe, die auch dort nicht abbricht, wo das Schweigen Menschen verbindet.

Wenn wir uns dem Sterben eines anderen Menschen mit unserer eigenen Person aussetzen, entdecken wir unsere große Ohnmacht. Es ist nur allzu menschlich, daß wir uns der Begegnung mit dem Sterben versagen und die Sterbenden von unserem Lebenskreis fernzuhalten suchen. Es ist nicht verwunderlich, daß täglich auf der ganzen Erde ungezählte Menschen vereinsamt sterben, daß Tausende in den einsamen Zimmern der Großstadtwohnungen und Massenkrankenhäuser verborgen auf ihren Tod warten, daß fortwährend Menschen auf der Straße, im Betrieb und auf den Schlachtfeldern vom Tode überfallen werden, ohne eine Antwort auf die Frage nach dem Sinn all dieses Sterbens gefunden zu haben.

Vielleicht beginnt unsere Liebe zu ihnen damit, daß wir auf diese Frage keine Antwort wissen. Es war immer die Gefahr, von dem Tod mehr zu sagen als man darf

und das Rätsel des Todes lösen zu wollen. Die andere Gefahr ist, weniger zu sagen, als man sagen muß. Die Bibel redet dort am eindringlichsten vom Tod, wo sie auf den Todesschrei hinweist, der ohne Antwort geblieben zu sein scheint. Das Sterben Jesu ist deshalb die glaubwürdigste Antwort auf die Frage nach unserem Tod und Sterben, weil es das Rätsel des Todes nicht zu lösen vorgibt und weil es sich schnelle Antworten versagt. Jesus hat sich in seinem Sterben zu denen begeben, die nicht durch Worte der Liebe und Zeichen der Gemeinschaft begleitet werden, zu denen, die in ihrem Sterben keinen Sinn sehen können. In seinem Sterben ist jedes Sterben durchlitten. In seinem Sterben hat er sich aber auch in der Verlassenheit der Liebe Gottes anvertraut und an seinen Vater gewandt: „Mein Gott, warum hast du mich verlassen?" Dieser Gott hat ihn nicht verlassen. Über unser eigenes Sterben erfahren wir nicht mehr, als wir vom Leben und Sterben Jesu wissen. Jesus ist den Kreuztod gestorben, weil Gott ihn dorthin geführt hat. Mit Gott wußte er sich auch dann noch eins, als er zu schweigen schien. Durch ihn ist die harte Wirklichkeit des Sterbens nicht verschleiert, aber erträglich geworden, weil wir in unserem Sterben an der Verlassenheit Jesu teilhaben. Dann sind wir nicht uns selbst überlassen, sondern gewinnen in der Hoffnung und Zuversicht

auf die Auferstehung Geborgenheit in Gott.

Zusammenfassende Thesen zu einem christlichen Sterben

● Wie der Mensch auf Lebenshilfe ein Recht hat, so hat er auch ein Recht auf Sterbehilfe. Beide Hilfen sind eigentlich identisch, jedenfalls in der Motivation und in der Zielsetzung. Lebenshilfe und Sterbehilfe wollen den Mitmenschen zu seiner ganz eigenen Vollendung führen. Die Sterbehilfe im besonderen hat die Absicht, den Sterbenden dahin zu führen, daß er auch diese letzte, mühsame Strecke seines Lebensweges als sinnvoll und lebenswert ansieht und annimmt.

● Jeder hat ein Recht auf Sterben. Eine unnötige und sinnlose Verlängerung des Lebens, die mit oft qualvollen Prozeduren verbunden ist, muß abgelehnt werden. Das Sterben hat seine ernste Würde. Niemand darf den Menschen ausgerechnet in dieser Situation zum Gegenstand des Experimentes und der medizinischen Manipulation machen, wie es oft geschieht. Die sog. negative oder „passive" Euthanasie (passiv im Sinne von: der Natur ihren Lauf lassen) ist dann erlaubt und sittlich geboten, wenn Hilfsmaßnahmen zur Rettung des Lebens nach menschlichem Ermessen sinnlos geworden sind. Die „aktive" Euthanasie wird von den christlichen Kirchen abgelehnt.

- Jeder Mensch hat ein Recht auf sein eigenes Sterben. Es wäre nicht angemessenes Verhalten, wollten wir durch unkluge, lieblose oder gar fanatische Zudringlichkeit einem Sterbenden unser Modell vom „christlichen Sterben" aufnötigen, z.B. die Sakramente, die Bekehrung, das Gebet. Es gibt viele Wege zur menschlichen Vollendung. Wir holen helfend den Sterbenden dort ab, wo er steht und gehen mit ihm seinen – nicht unseren – Lebensweg zu Ende. Das allein entspricht dem Glauben an das Handeln Gottes in jedem Menschenleben.

- Dem Recht auf Hilfe im Leben und im Sterben entspricht die Pflicht, eine solche Hilfe zu leisten. Die Zuständigkeit für uns erstreckt sich nicht nur auf die Mitchristen, sondern im obigen Sinne auf jeden Sterbenden, der uns nicht zurückweist.

- Die amerikanische Ärztin und Psychologin Kübler-Ross hat in ihrem Buch „Interviews mit Sterbenden" den seelischen Vorgang des Sterbeprozesses anzuzeigen versucht. Nach ihren Erfahrungen führt der Weg von der Verleugnung der Wahrheit, sterben zu müssen, über die Aufsässigkeit, das Verhandeln, die Depression zur Hinnahme des To-

des. Wir sollen die verschiedenen Phasen mit dem Sterbenden durchstehen und durchleben. Dabei ist nicht zu vergessen, daß das Sterben ganz individuell ist. Es bedarf eines feinen Einfühlungsvermögens am Sterbebett.

- Sterben kann eine Situation schwerster Anfechtungen und Krisen sein, vom Zweifel an Gottes Güte bis zum Abfall vom Glauben. Ungeborgenheit auf allen Ebenen des Lebens, Sinnfragen, Probleme entstehen oft. Es wäre ein unangemessenes Verhalten, wollten wir redselig und besserwissend fertige Lösungen zur Hand haben. Es ist besser, sich selbst zu Angefochtenen zu bekennen und gemeinsam mit dem Sterbenden nach Antworten zu suchen.

Stirbt ein uns besonders nahestehender Mensch, so sind wir oft in schwereren Anfechtungen als der Sterbende selbst. Nicht selten erfahren wir, daß die Hilfe uns aus dem Sterbenden entgegenkommt.

- Man spricht von der Ohnmacht der Information. Viele Ärzte wollen den Sterbenden bis zum Ende in der Illusion erhalten, es stehe um ihn nicht schlimm. Angehörige, Pfleger, Freunde, oft auch der Priester umgeben den Sterbenden mit einer erstaunlichen Solidarität der Lüge und betrügen ihn eventuell um seine letzte Entscheidung und verstoßen

ihn in die Einsamkeit. Ob wir die Wahrheit sagen, wann und wie wir sie sagen, wer sie mitteilt, ist individuell verschieden. Im allgemeinen beruhigt das Wissen um die Wahrheit den Sterbenden. Freilich soll die Information nicht schockierend wie ein Block vor ihn hingeworfen werden. Wir streuen sie besser behutsam an seinen Weg, damit er mit der Wahrheit nicht dauernd und unausweichlich konfrontiert ist, sondern sich in schweren Stunden abwenden kann. Auch hier kommt uns die Hilfe oft aus dem Kranken selbst, der uns den eigenen Tod ankündigt, bevor wir ihn informieren.

- Das eigentliche Sterbesakrament ist die Eucharistie oder das Abendmahl. Die Krankensalbung ist kein Sterbesakrament. Sie kann trotzdem Sterbenden gespendet werden, weil das Sterben begleitet werden kann von jenen Krisen, für deren Lösung die Krankensalbung gestiftet wurde. Die Intention, christlich zu sterben, genügt zum wirksamen Empfang. Dazu kommt das Verlangen der Kirche, Heil zu spenden. Die Realität christlicher Gemeinschaft zeigt sich hier.

- Auf die Würde des Sterbezimmers ist zu achten. Was dagegen verstößt, soll ferngehalten werden. Wir müssen das tun, was dem Sterbenden hilft, ihn erleichtert, ihm gemäß ist. Manche wollen allein sein, andere wünschen die Gegenwart von Familie, Verwandtschaft und von Freunden. Manche wollen, daß bei ihnen gebetet wird, andere werden durch jedes laute Wort belastet.

● Die Sorge um die Angehörigen, wenn solche da sind, gehört ebenfalls zur Sterbehilfe. Man spricht heute von „Trauerarbeit", von dem gemeinsamen Durchleben des Abschieds, des Schmerzes mit dem Sterbenden und dessen Angehörigen. Trauerarbeit wird geleistet

durch den Sterbenden selbst:
– psychische Verarbeitung der Unabänderlichkeit seines Sterbens (Wahrheit),
– Ja-sagen zu seinem gelebten Leben und Hoffen auf Gott;

durch die Angehörigen:
– gemeinsame Begleitung des Sterbenden durch die einzelnen Phasen seines Sterbens,
– gemeinsames Durchleben und Ertragen des Verlustes durch Trösten und Beistehen,
– gegenseitige Hilfe bei der Gestaltung der Totenfeier,
– Abwicklung organisatorischer Maßnahmen im Sinne des Verstorbenen (Ämter, Nachlaß u.a.).

Regelungen nach dem Tode

Für die Hinterbliebenen tritt bei einem Sterbefall oft neben Trauer auch noch Ratlosigkeit hinzu, die sich vor allem bei der Erledigung von Formalitäten erschwerend auswirkt. Folgende Maßnahmen sind möglichst rasch einzuleiten:
– Benachrichtigung des Standesamtes. Der Todesfall muß sofort beim Standesamt gemeldet werden. Für die Anzeige beim Standesamt sind folgende Urkunden nötig: Totenschein (wird vom Arzt ausgestellt), Geburtsurkunde, Familienstammbuch, Personalausweis des Verstorbenen.
– Kontaktaufnahme mit einem Bestattungsunternehmen.
  Städtische oder private Bestattungsunternehmen führen gegen Berechnung die Bestattung durch und erledigen auf Wunsch alle Formalitäten (Traueranzeige, Trauerfeier u.a.).
– Benachrichtigung der Krankenkasse. Pflicht- und Ersatzkassen zahlen beim Tod ihrer Mitglieder an denjenigen, der die Bestattung bezahlt, ein Sterbegeld. Voraussetzung ist, daß dieser mit dem Verstorbenen zur Zeit des Todes in häuslicher Gemeinschaft gelebt hat.

– Benachrichtigung des Arbeitgebers. Beim Arbeitgeber sind Personalpapiere, Lohnsteuerkarte und das Versicherungsnachweisheft der Rentenversicherung anzufordern. War der Verstorbene Rentner, so muß innerhalb von 20 Tagen ein Antrag auf Auszahlung der bisherigen Rente für die nächsten drei Monate bei der zuständigen Rentenzahlstelle oder beim Postamt gestellt werden.
– Weitere Einrichtungen sind, falls erforderlich, zu benachrichtigen: Bank/Sparkasse, Lebensversicherung, Finanzamt, Nachlaßgericht, Versorgungsamt, sonstige Versicherungen (Zusatzversicherungen, Kraftfahrzeugversicherung u.a.).

Merke:

Bei allen Benachrichtigungen sind möglichst als beglaubigte Abschriften (Fotokopien) folgende Unterlagen beizufügen:
– Geburtsurkunde,
– Heiratsurkunde,
– Sterbeurkunde,
– Versicherungsscheine.

11
Der Mensch im Alter

Meinungen und Vorurteile
über den alten Menschen

Altern als Entwicklung

Moderne Altenhilfe

Arbeitsziele

Nach Durcharbeit dieses Abschnitts können Sie

- auf die besondere Situation des alten Menschen in der Gesellschaft aufmerksam machen;

- am Beispiel von Redewendungen Vorurteile über den alten Menschen ableiten;

- den Rückzug aus dem Leben mit solchen Vorurteilen in Zusammenhang bringen;

- die körperlichen Veränderungen und die damit zusammenhängenden Verhaltensänderungen nennen;

- die Notwendigkeit der Aktivierung alter Menschen begründen;

- den Anspruch alter Menschen verstehen, ein aktives und würdiges Leben zu führen;

- informieren, welche Rechte und Möglichkeiten alte Menschen auf Hilfe und Beistand haben;

- darüber Auskunft geben, welche Behörde oder welcher Wohlfahrtsverband einem alten Menschen in seiner Situation helfen kann;

- verschiedene Formen der Altenhilfe nennen.

Meinungen und Vorurteile über den alten Menschen

Was „man" vom alten Menschen denkt

Sicher erinnern Sie sich noch an die Begrüßungsfloskel einer Pflegeperson, die eine Patientin mit den Worten am Morgen ansprach: „Na, heute schauen Sie aber schon besser aus der Wäsche!" Sie wissen auch noch, wie die Kranke auf diese Redensart gereizt reagierte. Solche Redensarten werden von verständnislosen Personen oft dann gebraucht, wenn sie zu Menschen sprechen, die von ihnen abhängig sind oder deren Stellung im Leben nicht mehr geachtet erscheint.

Bezeichnende Beispiele für eine solche geringe Einschätzung sind Spottlieder, Redensarten und Verhaltensweisen gegenüber der Gruppe der alten Menschen.

Immer wieder sind geringschätzige Redewendungen zu hören wie:

… man kann nichts mehr sagen, er ist eben alt.

… Sie benehmen sich schon wie ein alter Tattergreis.

… diese alten Leutchen sind nicht mehr ernst zu nehmen.

… mit ihnen kann man nicht mehr rechnen.

… lassen wir ihm noch die paar Jährchen.

Derartige Redewendungen über alte Menschen sind von dem einen oder anderen unter uns schon bedenkenlos verwendet worden. Sie sind Ausdruck einer allgemeinen Einschätzung, nach der alte Menschen abgewertet werden. Danach verfügt der alte Mensch über wenig Energie und Schaffenskraft, stellt sich langsam auf Neues ein, ist weniger beliebt und geachtet. Er gilt als weniger anpassungsfähig und ist mehr auf die Hilfe Dritter angewiesen, er ist vergangenheitsorientiert und wirklichkeitsfremd. In Spottliedern werden den alten Menschen bestimmte Verhaltensweisen und Eigenschaften (z. B. Bartwuchs bei Frauen, Hilflosigkeit bei einigen Körpervorgängen) zugesprochen, die das Mängelbild vom alten Menschen in unserer Gesellschaft ebenfalls widerspiegeln. Da die Gesellschaft den älteren Menschen nicht mehr als ein vollwertiges Mitglied anerkennt, sieht sich dieser zunehmend stärker zum Rückzug aus dem Leben veranlaßt.

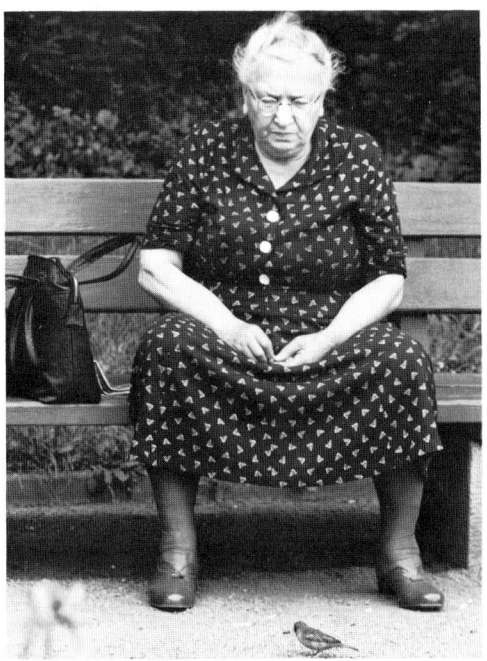

Rückzug aus dem Leben

Dieser Rückzug aus dem Leben wird noch verstärkt, wenn alte Menschen aus dem Arbeitsleben ausscheiden und damit, nach Ansicht großer Teile der Gesellschaft, unbrauchbar geworden sind. Die alten Menschen arbeiten nun nicht mehr, die anderen, jüngeren müssen sie versorgen. „Die Alten dürfen zwar noch am Leben bleiben, aber sie werden eigentlich *nicht mehr gebraucht*. Es gibt keine wichtige Rolle mehr, die sie noch spielen können."

Die alten Menschen nehmen die Zuweisung dieser Rolle durch die Umwelt oft auch selbst an und versuchen sie zudem noch zu rechtfertigen:

Sie fühlen sich von der Gesellschaft vernachlässigt: „Um uns alte Leute kümmert man sich eben nicht mehr."

Sie ziehen sich aus dem Leben zurück: „Wir gehören ja schon zum alten Eisen."

Sie halten sich für unfähig, am Leben teilzunehmen: „In meinem Alter kann man das nicht mehr lernen."

Sie nehmen Abschied vom Leben und warten auf den Tod: „Uns bleibt nur noch das Sterben."

Nur so viel wird dann von außen her getan, daß das Beschwerliche und das Peinliche an diesem Rückzug aus dem Leben einigermaßen gemildert wird und das Gewissen des einzelnen und der Gesellschaft beruhigt bleibt. Man errichtet z. B. gut eingerichtete Altenwohnheime, die für alle Beteiligten (für den alten Menschen, Familienangehörige, Öffentlichkeit) Annehmlichkeiten und Vorteile mit sich zu bringen scheinen, macht aber dadurch auch den *Rückzug aus dem Leben* endgültig.

Informationen über folgende Tatsachen und Vorgänge können dieses Bewußtsein der Öffentlichkeit korrigieren und damit der Isolation des alten Menschen entgegenwirken.

Altern als Entwicklung

Älterwerden ist nicht allein ein biologischer Vorgang. In einem Beitrag „Altern heute" legt *M. Eisenbach* den umfassenden Entwicklungsprozeß des Alterns anschaulich dar:

Vorurteilsfrei betrachtet heißt Älterwerden für ein 10jähriges Kind wie für einen 60jährigen Erwachsenen zunächst Entwicklung, Veränderung, nicht aber unbedingt Abbau oder Verschleiß. Entwicklung läßt sich als Auseinandersetzung mit neuen Lebensaufgaben verstehen, die sich aus der körperlich-geistigen Situation eines Menschen, den Erwartungen und Haltungen der Umwelt und den eigenen Erwartungen und Wertvorstellungen ergeben. Das heißt, biologische Veränderungen können niemals allein eine Entwicklung erklären, sondern stehen jeweils in wechselseitiger Beziehung mit sozialen Veränderungen, Änderungen in der Umwelt. Gemeinsam bestimmen diese Vorgänge die Auseinandersetzung eines Menschen mit seiner Situation.

Körperliche Veränderungen

Den körperlichen Alterungsprozeß, dem jeder Mensch von Jugend an unterworfen ist, kann man sich als zunehmende Austrocknung der Gewebe vorstellen. Die Gewebe werden dadurch kleiner und verlieren an Beweglichkeit. Schlacken sammeln sich langsam an, die nicht mehr vollständig ausgeschwemmt werden können; in den durch die Schrumpfung entstandenen Lücken ist Bindegewebe eingelagert. Diese Vorgänge führen dazu, daß alle Körpergewebe an Elastizität verlieren (Knochen von Kindern brechen z. B. nicht so schnell wie die von älteren Menschen), die Organe werden schwerfälliger, ihre Leistungsfähigkeit sinkt. Neben den Veränderungen der äußeren Gestalt kommt es zu einer Verlangsamung aller Lebensvorgänge bei gleich großer Kraftanstrengung. Die Anforderungen an das Herz werden immer größer. Daher ermüdet es schneller und ist außergewöhnlichen Belastungen kaum mehr gewachsen. Besonders einschneidend werden die Beeinträchtigungen der Sinnesorgane erlebt.

Die wichtigsten Organe, mit Hilfe derer wir die Umwelt wahrnehmen, sind das Auge und das Ohr. Die Augen können sich nicht nur schlechter auf näherliegende Punkte konzentrieren, sondern das Gesichtsfeld wird auch enger, d.h. man sieht weniger von dem, was um einen herum vor sich geht.

Zum Hören, besonders auch der höheren Töne, müssen die Gehörknöchelchen mitschwingen; wenn diese an Elastizität verlieren, können höhere Töne nicht mehr wahrgenommen werden; verschiedene Geräusche, wie z.B. mehrere Stimmen gleichzeitig, lassen sich schlechter unterscheiden und verstehen. Durch diese Einschränkungen werden nicht nur die Erfahrungsmöglichkeiten eines Menschen eingeengt, sondern er kann auch leicht mißtrauisch werden und das Gefühl bekommen, daß etwas „hinter seinem Rücken" unternommen wird. Dies kann einerseits zum Gefühl der Isolierung und zu depressiven Stimmungen führen, andererseits aber auch dazu, daß andere glauben, der alte Mensch passe „absichtlich" nicht auf. Allerdings können diese Einschränkungen zum großen Teil durch technische Hilfsmittel wie Brillen und Hörgeräte aufgefangen werden. Voraussetzung dafür ist, daß sie rechtzeitig und unter fachlicher Beratung angepaßt werden.

Die Bewegungsabläufe werden langsamer, sie verlieren an Schwung, ihr Rhythmus verändert sich; der beim Kind so auffällige unermüdliche Bewegungsantrieb geht zurück. Diese Vorgänge sind zwar alle durch die Erbanlage vorgezeichnet, bestimmen aber nicht schicksalhaft des Menschen ganzes Dasein; und ihr individueller Verlauf ist an kein bestimmtes Alter gebunden. Besonders die Funktion des Bewegungsapparates ist stark von der Aktivität und Übung eines Menschen abhängig. Wie sich der Mensch an seine körperlichen Veränderungen anpassen muß, so werden auch diese durch die Aktivitäten, Erfahrungen und äußeren Umstände eines Menschen beeinflußt.

Leistungsveränderungen

Im Unterschied zu den rein körperlichen Funktionen, die mit dem Alter zunehmend beeinträchtigt sein können, spielen bei der Intelligenz und Leistungsfähigkeit eines Menschen Lernen und Erfahrung eine große Rolle, die beide mit dem Alter zunehmen können. Der abnehmenden Beweglichkeit und Reaktionsgeschwindigkeit steht ein größerer Erfahrungsschatz zur Lösung auch neuer Aufgaben gegenüber. So ist der ältere Mensch durchaus in der Lage, Neues zu lernen; er muß nur genügend Zeit zur Verfügung haben, seine erprobten Lerntechniken anzuwenden, ohne Störungen arbeiten und weniger auswendig, sondern mehr mit Verständnis lernen zu können. Die intellektuellen Leistungen eines Menschen brauchen mit dem Alter daher nicht geringer zu werden, sie werden nur anders. Sie scheinen auch weniger von den Kalenderjahren eines Menschen abhängig, sondern vielmehr von der Begabung, der Übung, der Gesundheit, dem Beruf und der gesamten Lebenssituation eines Menschen.

Der Höhepunkt der körperlichen Leistungsfähigkeit und Belastbarkeit liegt bei 20 bis 40 Jahren, ihre Abnahme wird aber oft nicht spürbar, weil viele Bewegungsabläufe so eingespielt sind, daß sie fast automatisch ablaufen (z.B. beim Autofahren).

Bei manchen Tätigkeiten können jedoch im Laufe der Zeit die geringere Belastbarkeit und Reaktionsgeschwindigkeit nicht mehr vollständig ausgeglichen werden – besonders wenn die Tätigkeiten erst relativ spät gelernt wurden; der Betreffende merkt das oft selbst nicht, das kann zu persönlichen Schwierigkeiten und Gefährdungen führen (deshalb sollten ältere Kraftfahrer ihre Fahrtauglichkeit häufiger überprüfen lassen).

Voraussetzung dafür, daß sich die Leistungsfähigkeit mit dem Altern nicht verringert, ist allerdings, daß sich der Betreffende entsprechend seinen sich verändernden Fähigkeiten betätigen kann und diese auch von anderen respektiert werden (z. B. seine oft größere Übersicht, Genauigkeit und Zuverlässigkeit). Bei manchen Berufen ist das ganz selbstverständlich (z. B. Politiker, Unternehmer, Führungspositionen), bei anderen müßten die Arbeitsplätze erst den Menschen angepaßt werden (statt umgekehrt von den Menschen zu verlangen, sich an die Arbeitsplätze anzupassen). Schwierig kann es auch dann werden, wenn der Betreffende das Gefühl bekommt, nicht mehr das leisten zu können, was er will, wenn er nicht mehr das leisten darf, was er kann, wenn von ihm Leistungen verlangt werden, die nicht mehr seinen veränderten Fähigkeiten entsprechen.

Persönlichkeitsveränderungen

Für den Charakter oder die gesamte Persönlichkeit eines Menschen gilt in noch stärkerem Maße als für die obengenannten Bereiche, daß Veränderungen zwar auch mit dem Alter eintreten, aber andere Einflüsse wie Schulbildung, der soziale Status, die Zufriedenheit mit der Lebenssituation und Anregungen von außen einen entscheidenden Einfluß haben. Insofern kann man auch nur schwer von der „Persönlichkeit des älteren Menschen" sprechen.

Oft ist der Unterschied zwischen einzelnen älteren Menschen größer als zwischen jun-

gen und alten Menschen. Mit diesen Einschränkungen lassen sich einige Punkte nennen, die für das Altern kennzeichnend sein können:

Häufig ist Altern dadurch gekennzeichnet, daß weniger Energiereserven zur Verfügung stehen. Dies kann zu einem größeren Gleichmaß im Gefühlsleben führen (weniger intensive Gefühlsaufwallungen, eher Resignation), zu der Suche nach dem Beständigen in der Umwelt (Ungewohntes wird oft gar nicht mehr wahrgenommen) und zu einer sparsamen Beschränkung auf wenige soziale Kontakte.

In der Erfahrung der meisten älteren Menschen scheint die Zeit viel schneller als früher vorbeizugehen (weil die Lebensvorgänge langsamer ablaufen, weil Bekanntes oft schneller vorbeizugehen scheint, oder auch, weil die Zeitabschnitte im Vergleich zum bisherigen Leben einen kleineren Teil ausmachen).

Das Älterwerden kann so positive und negative Züge tragen, zur Vereinfachung und Beschränkung auf das Wesentliche, aber auch zur Vergröberung und Abstumpfung führen; neben Gelassenheit, Lebensweisheit, innerer Ruhe können auch Gleichgültigkeit und Interesselosigkeit stehen; Klugheit kann zur Besserwisserei und Starrköpfigkeit führen; aus dem

Bedürfnis, Bewährtes zu bewahren, können auch Geiz und eine fast krankhafte Sucht werden, sich nichts entgehen zu lassen. Bevor man solche Entwicklungen dem Altern zuschreibt, sollte man sich fragen, wieweit sie nicht Reaktionen auf die äußeren Umstände sind. Häufige Enttäuschungen machen es z. B. schwerer, sich für etwas zu begeistern und lassen leicht Mißtrauen entstehen; wenn das Geld das einzige ist, was einem noch einigermaßen Ansehen verschafft, muß man besonders gut darauf achten; wenn man draußen wegen seiner Gebrechlichkeit oder seiner Schwierigkeiten, sich in neuen Situationen zurechtzufinden, nur noch mitleidig angesehen oder gerade geduldet wird, schließt man sich um so eher in seine eigenen vier Wände ein; wenn man schließlich sein ganzes Leben nur das tun durfte, was einem von anderen vorgeschrieben wurde, ohne eigene Entscheidungsmöglichkeit, ist es jetzt schwer, eigene Gedanken und Initiativen zu entwickeln.

Die Veränderungen im körperlichen und geistigen Bereich werden zudem beeinflußt durch Veränderungen in der äußeren Situation wie

– dem Ende der Berufstätigkeit mit dem 60. bzw. 65. Lebensjahr; in den meisten Fällen gehen damit auch liebgewordene soziale Kontakte mit Berufskollegen und Bekannten verloren;

das Selbständigwerden der Kinder, die oft räumlich getrennt wohnen und sich von den Eltern unabhängige Lebensbereiche geschaffen haben.

Sie haben in diesem Programmteil erfahren, daß

- sich im körperlichen und geistigen Bereich Veränderungen vollziehen,
- sich solche Veränderungen in allen Lebensabschnitten abspielen,
- Altwerden und Altsein nicht nur das Ergebnis einer biologischen Entwicklung sind, sondern im Zusammenhang mit allem stehen, was ein Mensch in seinem Leben positiv und negativ erfahren hat.

Moderne Altenhilfe

Aktivierung des alten Menschen

Die zuvor aufgezeigten Veränderungen im Leben eines älteren Menschen müssen nicht zwangsläufig zu Resignation und Vereinsamung führen; vielmehr enthalten sie die Aufforderung und Chance, auch in diesem Lebensabschnitt bewußt und aktiv am Leben teilzunehmen.

Wissenschaftler belegen diese Meinung.

- Befragungen alter Menschen zeigen, daß diese sich selbst neue Ziele setzen und verfolgen wollen, z. B. entsteht

- der Wunsch nach eigener Lebensgestaltung;
- der Wunsch, in Altenheimen den Tagesablauf mitzubestimmen.
- Untersuchungen über das Gedächtnis älterer Menschen belegen, daß sie nicht mehr so schnell wie die jüngeren lernen, aber ihre Leistungen genauso exakt sein können, wenn es darum geht, Zusammenhänge zu erkennen. Ältere Menschen sind den jüngeren Menschen darin zuweilen sogar überlegen.

Alte Menschen werden also nach Auffassung der Wissenschaft für fähig gehalten, weiterhin aktiv zu sein:

- Alte Menschen können sich selbst neue Ziele setzen und sind auch fähig, diese Ziele zu verfolgen.
- Alte Menschen können Neues lernen.
- Alte Menschen können Kontakte pflegen und suchen.

Die verantwortlichen Vertreter von Institutionen, Gruppen und Einzelpersonen sollten deshalb Möglichkeiten schaffen, die es den alten Menschen erlauben, weiterhin am Leben aktiv teilzunehmen.

Konkret bedeutet dies:

Erhaltung und Verbesserung der Wohnsituation	→ ermöglichen Selbständigkeit und Aktivität.
Gesichertes und angemessenes Einkommen	→ erhält die Unabhängigkeit.
Flexible Handhabung der Altersruhegrenze	→ ermöglicht einen freien Spielraum für berufliche Aktivitäten im Alter.
Die Schaffung von Kontaktmöglichkeiten	→ führt zu neuen Beziehungen und Erlebnissen.
Selbstbestimmung und eigenverantwortliche Gestaltung des Lebens	→ fördern Selbständigkeit und das Selbstwertgefühl.
Die Beteiligung älterer Menschen an der Weiterbildung	→ stärkt Lernbereitschaft und Lernaktivität.

Alte Menschen in dieser Weise am Leben teilnehmen zu lassen, bedeutet, daß die gewohnten Betreuungsformen in der Altenhilfe grundsätzlich überprüft werden müssen. Bei jeder Betreuungsmaßnahme ist zu fordern, daß der alte Mensch als aktiver Partner im Mittelpunkt steht. Die Gefahr, daß der „Betreute" durch länger andauernde Betreuungsmaßnahmen passiv und abhängig gemacht wird, muß vermieden werden.

Von solchen Überlegungen im Rahmen der Altenpolitik ging auch die Bundesregierung (Bundesminister für Jugend, Familie und Gesundheit) aus, wenn sie auf die vielfältigen Möglichkeiten hinweist, die auch das höhere Lebensalter lebenswert und erfüllt machen können.

Lesen Sie die folgenden Aufforderungen. Machen Sie hierzu Vorschläge, die diesen Anregungen entsprechen.

1. Die Mini-Kur im Stadtpark.

Wann waren Sie das letzte Mal spazieren? _____

2. Hand aufs Herz – rauf auf die Waage.

Wer weniger wiegt, hat mehr vom Leben. _____

3. Die besondere Medizin: frisches Wasser.

Wechselbäder bringen Sie wieder in Schwung. _____

4. Gepflegtes Aussehen stärkt Lebensmut und Lebensfreude.

Auch Ihre Haut freut sich über regelmäßige Pflege. _____

5. Mit 65 Schwimmen lernen – warum eigentlich nicht?

Bleiben Sie in Bewegung: „Faulenzer-Herzen" schlagen nicht so lange. _____

6. Zerbrechen Sie sich ruhig den Kopf.

Je mehr Sie Ihren Kopf trainieren, desto besser bleibt er in Schwung. _____

7. Gönnen Sie sich doch ein Hobby …

Mit dem Steckenpferd nehmen Sie auch im Alter alle Hürden. _____

8. Zuviel allein? Andere warten auf Sie.

Auch für Sie gibt es viele Möglichkeiten, nette Leute kennenzulernen. _____

9. Fernsehen ja – aber nicht immer den ganzen Abend!

Gestalten Sie sich Ihre Abende abwechslungsreicher. _____

10. Schreibst du mir – schreib' ich dir.

Gehen Sie mit gutem Beispiel voran –
schreiben Sie.

_____

11. Was halten Sie von einer
„Wohnungsinspektion"?

Ein neues Wohngefühl: mehr Platz, mehr
Wohnung, mehr Bequemlichkeit.

_____

12. Gehen Sie in Ihrem Wohnort auf
Entdeckungsreise.

Für Leute, die sich Zeit nehmen, gibt es
immer wieder interessante Dinge.

_____

13. In Ihrer Zeitung steht viel mehr …

Wer sich gründlich informiert, kann andere informieren.

_____

14. Urlaub ist für alle da –

auch für Sie!

_____

15. Nicht verzagen – um Rat fragen!

Auch bei speziellen Problemen hilft man
Ihnen weiter.

_____

Vergleichen Sie Ihre Vorschläge mit denen auf der nächsten Seite.

Ergebnis:

Mögliche Antworten

1. Spaziergang, Schaufensterbummel
2. Bewegungstraining
3. Baden, Duschen, Kneippen
4. Haut- und Körperpflege, Interesse für Kleidung und gepflegtes Aussehen
5. Schwimmen, Gymnastik, Sport
6. Gesellschaftsspiele, Rätsel
7. Hobbies: Gartenarbeit, Handarbeiten, Malen
8. Café, Altenklubs, Telefonketten, Altentreffen
9. Fernsehen, Theater, Konzert, Museen
10. Briefwechsel, Fotoaustausch
11. Umräumen der Wohnung, Modernisieren
12. Veränderungen feststellen (neue Gebäude, neue Straßennamen)
13. Zeitung, Illustrierten, Bibliotheken
14. Gesellschaftsreisen, Altenerholung, Altenurlaub
15. Beratung in allen Fragen des täglichen Lebens bei den Sozialämtern oder den Verbänden der freien Wohlfahrtspflege (s. S. 211 ff)

Gehen Sie Ihre Vorschläge durch und vergleichen Sie diese mit den oben vorgestellten Ergebnissen; prüfen Sie, ob diese Vorschläge geeignet sind, den alten Menschen aktiv am Leben teilnehmen zu lassen. Denken Sie dabei auch an Besuche von Altengottesdiensten, Teilnahme an Einkehr- und Besinnungstagen sowie an Wallfahrten.

Gesetzliche Leistungen

Dem alten Menschen die Hilfe zukommen zu lassen, deren er bedarf, ist eines der ältesten sozialen Anliegen. Auch dem modernen Sozialstaat blieb die Sorge für die ältere Generation ein ständiger Auftrag, für den immer wieder neue Formen entwickelt werden müssen. Mit der Rentenversicherung der Arbeiter und Angestellten wurde eine weitgehende soziale Sicherung geschaffen, die den nichtselbständigen arbeitenden Menschen vor unmittelbarer Not im Alter schützt. Obwohl in den letzten Jahren in steigendem Maße auch Selbständige in die Sozialversicherung einbezogen wurden, umfaßt sie jedoch nicht die gesamte Bevölkerung; besondere Notlagen und Lebensverhältnisse können hier nur wenig berücksichtigt werden. Diese Lücke hat das Bundessozialhilfegesetz (BSHG) geschlossen: Erstmals in der deutschen Sozialgesetzgebung wurde hier die Hilfe für alte Menschen geregelt. Unter anderem sind vor allem zu nennen:

Hilfe zum Lebensunterhalt

1. Hilfe zum Lebensunterhalt erhält:
   - wer den notwendigen Lebensunterhalt weder aus eigenen Kräften und Mitteln beschaffen kann
   - noch ihn von anderer Seite erhält.

   „Eigene Kräfte und Mittel" sind: Arbeitskraft, Einkommen, Vermögen. „Von anderer Seite" bedeutet: gesetzliche oder vertragliche Unterhaltsleistungen, Versicherungs- und Versorgungsleistungen (z. B. Rente).

2. Zum notwendigen Lebensunterhalt gehören:
   - Ernährung, Kleidung, Unterkunft, Körperpflege, Hausrat, Heizung, persönliche Bedürfnisse des täglichen Lebens.

3. Hilfe zum Lebensunterhalt wird nach bestimmten Richtlinien (Regelsätzen) gewährt.

Hilfe in besonderen Lebenslagen

Unter bestimmten Voraussetzungen können weitere Hilfen gewährt werden:

Vorbeugende Gesundheitshilfe
Erholungsmaßnahmen für alte Menschen wie Kuren oder Altenerholungen sind möglich, wenn der Arzt eine solche Maßnahme für erforderlich hält.

Krankenhilfe
Zur Krankenhilfe gehört neben der ärztlichen Behandlung, Versorgung mit Arzneimitteln, Krankenhausbehandlung, auch zahnärztliche Behandlung und Zahnersatz. Freie Arztwahl.

Eingliederung für Behinderte
Alte Menschen haben bei Behinderung Anspruch auf Hilfe (ärztliche Behandlung, Versorgung mit orthopädischen Hilfsmitteln) zur „Milderung der Behinderung".

Hilfe zur Pflege und zur Weiterführung des Haushalts
Bei häuslicher Dauerpflege (auch durch Familienangehörige oder Nachbarschaft) kann ein Pflegegeld gewährt werden.

Über diese Hilfearten hinaus hat das Gesetz in einem besonderen Abschnitt „Altenhilfe" (§ 75) eine Reihe von Sonderbestimmungen zusammengefaßt, die dazu beitragen sollen, Schwierigkeiten, die durch das Alter entstehen, zu überwinden und Vereinsamung im Alter zu verhüten. Diese Bestimmungen sind nicht zuletzt deshalb von Bedeutung, weil sie die Altenhilfe über die rein wirtschaftliche Hilfe hinaus erheblich ausweiten und auch Hilfe gewähren, um alten Menschen Beziehungen zur Umwelt und die Teilnahme am kulturellen Leben zu ermöglichen.

Als Maßnahmen der Hilfe kommen nach § 75 in vertretbarem Umfang vor allem in Betracht:

1. Hilfe zu einer Tätigkeit des alten Menschen, wenn sie von ihm erstrebt wird und in seinem Interesse liegt.

2. Hilfe bei der Beschaffung von Wohnungen, die den Bedürfnissen alter Menschen entsprechen sowie zur Erhaltung bestehenden Wohnraums.

3. Hilfe zum Besuch von Veranstaltungen oder Einrichtungen, die der Geselligkeit, der Unterhaltung oder den kulturellen Bedürfnissen alter Menschen dienen.

4. Hilfe, die alten Menschen die Verbindung mit nahestehenden Personen ermöglicht.

Merke:

Altenhilfe kann ohne Rücksicht auf vorhandenes Einkommen oder Vermögen gewährt werden, soweit im Einzelfalle persönliche Hilfe erforderlich ist.

Oft wird aber geklagt, daß diese Möglichkeiten gar nicht von den Betroffenen ausgenutzt werden, daß viele, die Hilfe brauchen, den Weg zu den Sozialämtern scheuen, eine „Schwellenangst" haben, sich vor einem anonymen Apparat fürchten, wo sie nicht mehr als Menschen angesehen, sondern als Aktennummer so und so verwaltet werden. Die Sozialämter und Wohlfahrtsverbände haben auf der Grundlage des Sozialgesetzbuches (SGB) die Aufgabe, diese Scheu abzubauen und den Hilfesuchenden über sein in der Verfassung garantiertes Recht auf ein menschenwürdiges Leben zu informieren, aufzuklären und zu beraten.

Deutscher
Caritasverband

Deutsches
Diakonisches Werk

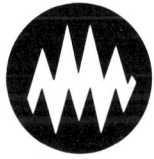

Deutscher
Parität. Wohlf.

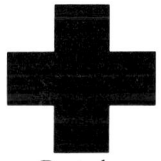

Deutsches
Rotes Kreuz

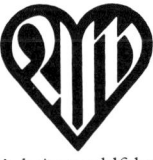

Arbeiterwohlfahrt

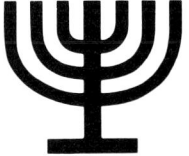

Zentralwohlfahrtsstelle
der Juden in Deutschland

Der Hilfesuchende ist z. B. zu informieren, daß er das Recht hat zu *wählen*,

– von wem er sich beraten läßt,
– wer ihn pflegen und betreuen soll,
– zu welchem Arzt er geht,
– welches Krankenhaus er aufsucht,
– für welches Erholungs- oder Genesungsheim er sich entscheidet,
– in welchem Alten- oder Pflegeheim er wohnen will.

Beachte:

Der ältere Mensch kann wählen, ob er die Hilfe des öffentlichen Trägers (Sozialamt) oder die eines freien Wohlfahrtsverbandes in Anspruch nehmen will.

In der Bundesrepublik Deutschland bieten die folgenden Spitzenverbände der freien Wohlfahrtspflege Altenhilfe an:

1. Deutscher Caritasverband
2. Deutsches Diakonisches Werk – Innere Mission und Hilfswerk der evangelischen Kirche in Deutschland
3. Deutsches Rotes Kreuz
4. Arbeiterwohlfahrt
5. Deutscher Paritätischer Wohlfahrtsverband
6. Zentralwohlfahrtsstelle der Juden in Deutschland

Gegenwärtig wird versucht, die zahlreichen Initiativen, Entwicklungen und Möglichkeiten der staatlichen Stellen und der freien Wohlfahrtsverbände in sog. Altenplänen zu koordinieren. Durch aufeinander abgestimmte Maßnahmen und Veranstaltungsprogramme sollen die alten Menschen fähig und bereit werden, ihr Leben eigenverantwortlich zu führen.

Formen der Altenhilfe

Eine Vielzahl von Maßnahmen und Veranstaltungen für den alten Menschen wird bereits angeboten. Es darf jedoch nicht genügen, lediglich eine Ausweitung der bisherigen Einrichtungen anzustreben; vielmehr ist zu prüfen, ob die gegenwärtig praktizierten Formen der Altenhilfe den heutigen Erkenntnissen wissenschaftlicher Forschung und vor allem den Bedürfnissen und Wünschen der Älteren selbst entsprechen.

Gegenüber bisherigen Konzepten und Maßnahmen werden bei solcher Überprüfung einige Korrekturen angebracht sein oder aber Lücken entdeckt, die ausgefüllt werden müssen. Der Vorrang der sog. „offenen Altenhilfe" wird immer deutlicher erkannt. Nur rund 3,6 % der über 65jährigen leben z. Z. in Einrichtungen der „stationären Altenhilfe" (Altenwohnhäuser, Heime und Pflegeheime). Auch wenn

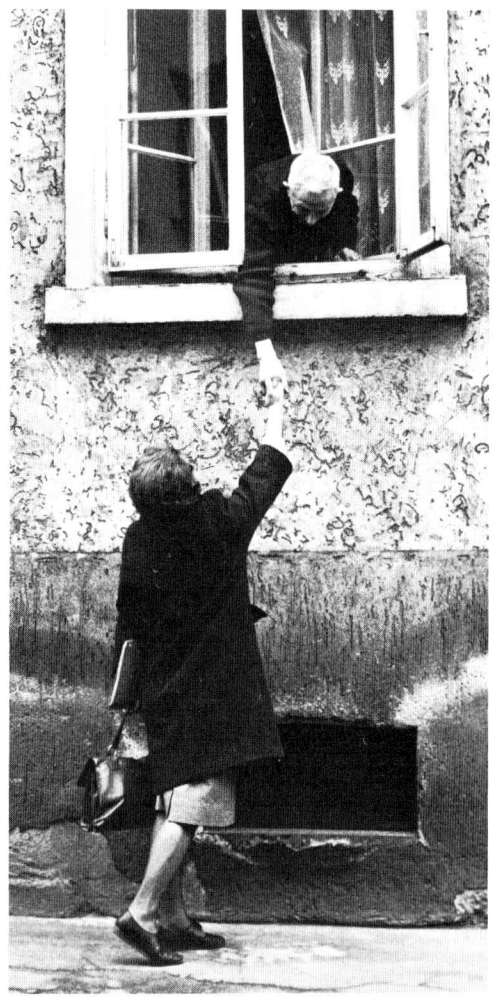

durch die Errichtung neuer Heime die Zahl der verfügbaren Plätze steigt, wird sich der Prozentsatz der in Heimen versorgten alten Menschen nur geringfügig erhöhen. Dieser Umstand sollte nicht negativ bewertet werden. In der gewohnten Umgebung zu bleiben, sein Leben möglichst selbständig und unabhängig zu führen, entspricht weitgehend dem Wunsch der Älteren und dient ihrem Wohlbefinden. Diese Form des Lebens im Alter ist jedoch nur möglich, wenn für die Älteren, die heute vielfach nicht mehr mit familiärer Hilfe rechnen können, eine Vielzahl von ambulanten Diensten zur Verfügung steht, von der Beratung und den Besuchen bis zur Hauspflege und Versorgung mit Mahlzeiten sowie Angeboten der Geselligkeit. Die freien Wohlfahrtsverbände haben im letzten Jahrzehnt diese Dienste entwickelt; ihre Institutionalisierung und Koordinierung in Zusammenarbeit mit den Trägern der Sozialhilfe muß weiter geklärt werden.

Für die karitativen Dienste wird es entscheidend sein, daß sie in enger Verbindung mit den Pfarrgemeinden aufgebaut werden und daß die Kontakte mit den ehrenamtlichen Helfern nicht verlorengehen. Die Mitverantwortung und Mitsorge der Gemeinden für ihre älteren Glieder bleibt jetzt und künftig unentbehrlich (A. Goeken).

Offene Altenhilfe

Folgende soziale Dienste der Altenhilfe werden heute in vielen Gemeinden als „offene Hilfen" angeboten:

Beratung und Information durch Verbände, Kommunen und staatliche Stellen

Eine der häufigsten Schwierigkeiten, die alternden Menschen eine selbständige Lebensbewältigung erschweren, sind fehlende Information über ihre Rechte und die mangelnde Übersicht über die Hilfen, die von Verbänden, Kommunen und staatlichen Stellen angeboten werden. Besonders bedeutsam ist die Beratung in persönlichen und sozialen Angelegenheiten. Sie umfaßt insbesondere Fragen der Sozialversicherung und der Sozialhilfe, z. B. Fragen nach Möglichkeiten von Hilfen zur Erholung, zur Pflege und zur Weiterführung des Haushalts, Fragen über Wohnungs- und Mietangelegenheiten.

Zur Information alter Bürger werden vielerorts Broschüren und Merkblätter als „örtliche Wegweiser" herausgegeben, in denen Hilfen jeglicher Art, wie z. B. gesundheitliche Hilfen (Fußpflege- und Badedienste, Sport- und Gymnastikgruppen), dargestellt und bekanntgegeben werden.

Zentrale für ambulante Pflegedienste (Sozialstation)

Viele ältere Menschen ziehen bei Pflegebedürftigkeit die Betreuung in der eigenen Wohnung einem Krankenhaus- oder Altenheimaufenthalt vor. Doch stellen sich diesem Wunsch oft praktische Schwierigkeiten entgegen, denn die Großfamilie früherer Zeiten gibt es fast nicht mehr. So sieht sich der alte Mensch vielfach, auf sich allein gestellt, unlösbaren Problemen der Pflege und Versorgung gegenüber. In diesen Fällen standen seit jeher in den einzelnen Gemeinden „Gemeindeschwestern" zur Verfügung. Die Gemeindekrankenpflege wurde vor allem von den Kirchen, Ordensgemeinschaften, caritativen und diakonischen Verbänden getragen. Die Krankenpflegekräfte waren zumeist Ordensschwestern und Diakonissen, die ihren Dienst im Sinne und in der Gesinnung caritativen und diakonischen Dienens leisteten. Der Nachwuchsmangel der Ordensschwestern und Diakonissen hatte die Aufmerksamkeit in den 60er und 70er Jahren wieder auf das Problem der Gemeindekrankenpflege gelenkt. Für den kirchlichen Bereich bedeutete dies, daß in einem bestimmten Gebiet nicht mehr jede Pfarrgemeinde „ihre" Station und „ihre" Schwester hat, sondern daß heute für diesen Raum der Dienst der Gemeindekrankenpflege über eine Zentrale organisiert oder von einer zentralen Station, die entsprechend personell besetzt und technisch ausgestattet ist, erbracht wird (s. Denkschrift des Deutschen Caritasverbandes).

Eine personelle und organisatorische Zusammenfassung im Bereich der Gemeindekrankenpflege führte zur Entwicklung der Sozialstationen (Diakoniestation, Zentralstation, Dienstleitungszentrum u. a.), die heute zunehmend mehr flächendeckend das gesamte Bundesgebiet überziehen. Diese Stationen bieten ein umfassendes Angebot von ambulanten oder „offenen" Hilfen an: Kranken-, Alten-, Haus- und Familienpflege. Mit der Einrichtung von solchen Sozialstationen, in denen alle ambulanten kranken- und sozialpflegerischen Dienste organisatorisch und auch personell zusammengefaßt werden, konnte ein rationellerer Einsatz von Pflegekräften ermöglicht und eine gleichmäßigere Versorgung der Kranken mit allen gewünschten und benötigten Diensten sichergestellt werden. (Weitere Informationen in: Denkschrift des Deutschen Caritasverbandes zur Neuordnung der ambulanten gesundheits- und sozialpflegerischen Dienste, hrsg. vom Deutschen Caritasverband, Freiburg 1974.)

Mahlzeitendienste und andere Dienste

Vielen älteren Menschen, die ihre Wohnung und Selbständigkeit aufrechterhalten wollen und können, ist es mitunter nicht möglich, sich die Hauptmahlzeiten selbst zuzubereiten. Die Verbände der freien Wohlfahrtspflege haben deshalb in Altentagesstätten, Altenheimen und Altenbetreuungszentren, aber auch in Gasthäusern Mittagstische eingerichtet. Alten Menschen, die wegen Erkrankung oder sonstiger Gebrechen gehindert sind, die Wohnung zu verlassen, wird das Mittagessen in die Wohnung gebracht („Essen auf Rädern").

Altenklubs, Altentagesstätten, Altenbetreuungszentren

Viele Menschen leiden unter Vereinsamung und Isolierung. Deshalb haben Kirchen, Verbände der freien Wohlfahrtspflege, Gemeinden und verschiedene freie Träger Begegnungsstätten in Form von Altenklubs und Altentagesstätten geschaffen. Solche Einrichtungen wecken Aktivitäten durch Mitgestaltung der Programme und regen zur Selbsthilfe an. In Neubaugebieten werden die Altentagesstätten je nach den Bedürfnissen der Gemeinde und dem Bedarf zu Zentren der Altenhilfe (Altenbetreuungszentren) ausgebaut. In diesen Zentren werden alten Menschen zahlreiche Dienste angeboten:
- Rat und einfache Hilfe in allen Lebenslagen,
- ambulante Krankenpflege,
- Hilfe bei sonstiger vorübergehender Behinderung (Fußpflege, Bäder) und
- Pflege in Krankheitsfällen.

Die Altenbetreuungszentren arbeiten zudem eng mit anderen bestehenden sozialen Diensten wie „Essen auf Rädern" oder „Wäsche-Abholdienst" zusammen.

Verschiedene Wohlfahrtsverbände bieten in Zusammenarbeit mit den Kommunen Altenerholungen in landschaftlich schön gelegenen Heimen an.

Altenbildungsstätten

In den Begegnungsstätten werden oft in Zusammenarbeit mit verschiedenen Organisationen regelmäßig informative Veranstaltungen durchgeführt, die von den alten Menschen selbst mitorganisiert und gestaltet sind. Alte Menschen können durch gezielte Bildungsveranstaltungen angeregt und befähigt werden, mit neueren Entwicklungen geistig Schritt zu halten und Kontakte auch mit jüngeren Menschen zu pflegen. Geistige Aktivität bringt Anteilnahme am Leben und verhindert Rückzug aus dem Leben.

An Themen bieten sich an:
- Gesundheitspflege im Alter.
- Generationenkonflikte, veränderte Erziehungsstile in der Familie.
- Technik im Altenhaushalt: Hilfsgeräte, moderne Materialien.
- Unterbringung im Altenheim.
- Wohnungsprobleme.
- Ausflüge und Wanderungen: Kunst, Natur, Technik, Brauchtum.
- Gesellschaftliche Veränderungen: Forschung und Technik, Wandlungen und Reformen in Staat und Kirche.
- Kulturprogramme: Theater, Ausstellungen, Filme, Büchereien, Tonbänder.

Aktive Hilfe bei der Beschaffung und Erhaltung von Altenwohnungen

Altersgerechte Wohnungen sind Wohnungen, die in Anlage und Ausstattung auf die besonderen Bedürfnisse alter Menschen abgestellt sind. Sie erleichtern es ihnen, möglichst lange ein selbständiges und unabhängiges Leben zu führen.

Altenwohnungen sollen entweder in enger Nachbarschaft zu Familienwohnungen oder aber zu Einrichtungen der Altenhilfe liegen. Ihre Lage soll verkehrsgünstig sein, möglichst in der Nähe von Grünanlagen und eine Teilnahme am sozialen, wirtschaftlichen und kulturellen Leben der Gemeinde ermöglichen. Die Altenwohnun-

gen selbst sollen besonders den Bedürfnissen alter Bewohner gerecht werden (z. B. Verzicht auf Türschwellen, geeignete Badewannen, untere Stockwerke oder Aufzug).

Zu den Formen der offenen Altenhilfe sollte in vertretbarem Umfang auch das Angebot aktiver Hilfe bei der Beschaffung und Unterhaltung solcher Altenwohnungen sowie der Einbau technischer Erleichterungen in vorhandene Wohnungen gehören.

Zusammenfassende Übersicht zur offenen Altenhilfe

Eine moderne offene Altenhilfe sollte folgende Angebote vorsehen:
- Beratungsdienste (allgemeine Beratung, Fachberatung, Behandlung):
  durch Information,
  in der Beratungsstelle,
  durch Hausbesuche.
- Selbsthilfegruppen.
- Hilfen zur Weiterführung des Haushaltes:
  Raumpflege- und Putzdienste,
  Hol- und Bringdienste,
  Wäschedienst,
  Hauspflegedienst,
  Mahlzeitendienste/Mittagstische.
- Technische Hilfen:
  Begleit- und Fahrdienste,

Einbau technischer Erleichterung in der Wohnung,
Reparaturdienste,
Hilfen beim Abfassen von Anträgen und bei der Erledigung des Schriftverkehrs,
Verleih und Vermittlung von Pflegebetten, Rollstühlen und anderen technischen Hilfsmitteln für Behinderte.
- Hilfen zur Pflege:
  Fußpflege/Handpflege, Haarpflege (Friseur),
  Badehilfen,
  Hauskrankenpflege.
- Hilfen zur Erhaltung oder Stärkung der Gesundheit:
  Gesundheitsberatung
  (einschl. Vorsorge- und Nachsorgeuntersuchungen),
  Altenerholung,
  Ernährungsberatung,
  Bewegungstherapie, Gymnastik,
  Massagen,
  medizinische Bäder, Fangopackungen.
- Kulturelle Angebote:
  Bildungsveranstaltungen in Altenklubs,
  Hilfen zur Betätigung und Begegnung,
  Ausflugs- und Besichtigungsfahrten.
- Religiöse Angebote:
  Glaubensinformation,
  Gottesdienste,
  Besinnungstage.

Stationäre Altenhilfe

Mit den offenen Hilfen allein – und mögen sie noch so modern, umfangreich und wirksam ausgestaltet sein – werden sich alle Probleme nicht lösen lassen. So werden alte Menschen immer auf die Unterbringung und Pflege in Heimen angewiesen sein. Aufgabe der Altenhilfe ist es daher, für ein ausreichendes Angebot moderner Altenheimplätze zu sorgen.

Die Gründe, in ein Heim zu ziehen, sind sehr unterschiedlich: Nachlassen der Spannkraft, gesundheitliche Verschlechterung, körperliche Beschwerden und Krankheit machen es oft notwendig, in einem Heim wirtschaftlich versorgt und von den täglichen Arbeiten entlastet zu werden. Ein Heimaufenthalt gibt dazu noch die Sicherheit, im Notfall oder bei vorübergehender Hilfsbedürftigkeit rechtzeitig Pflege zu haben. Mitunter führen auch unzureichende Wohn- und Familienverhältnisse dazu, daß ein Heimaufenthalt gewünscht wird.

Altenwohnheime

In diesen Heimen können Alleinstehende und Ehepaare einen eigenen Haushalt führen, im Bedarfsfall Pflege, Verpflegung und andere Dienstleistungen erhalten. Die Unterbringung erfolgt in abgeschlossenen Appartements mit eigener Kochmöglichkeit und sanitären Anlagen. Gemeinschaftseinrichtungen unterschiedlicher Art stehen in der Regel zur Verfügung.

Alten- und Pflegeheime

Alten- und Pflegeheime übernehmen die volle Versorgung und Betreuung von alten Menschen, die zur Führung eines eigenen Haushalts nicht mehr in der Lage sind. Die Unterbringung in Ein- oder Zweibettzimmern wird seit längerem angestrebt.

Die Errichtung von Altenheimen in isolierter Lage hat sich, selbst in sonst bevorzugten Landschaften, nicht immer bewährt. Um die sozialen Kontakte der alten Menschen nicht abreißen zu lassen, sollen diese Heime in Wohngebieten mit guten Verkehrsbedingungen erbaut werden.

12
Pflegemittel und Pflegehilfsmittel für die Hauskrankenpflege

Übersicht der Pflegemittel und Pflegehilfsmittel

Die nachstehenden Pflegemittel und Pflegehilfsmittel für Hauskrankenpflege sind im Sanitätsfachgeschäft (Sanitätshaus) erhältlich. Die Bezuschussung dieser Mittel durch Krankenkassen und Sozialämter ist grundsätzlich abhängig von der ärztlichen Verordnung.

Die Preise werden von Qualität und Größe bestimmt und umfassen nur Annäherungswerte (Stand 1985).

Gegenstand	bis zu DM 20,–	DM 20,– bis DM 50,–	DM 50,– bis DM 300,–	DM 300,– und mehr
Antidekubitusfell		x	x	
Antidekubitusspray	x			
Badethermometer	x			
Badewannen-Gleitschutzeinlage		x		
Badewannenkopfpolster		x		
Badewannenlift				x
Badewannensitz			x	
Badewannenverkürzer		x	x	
Beinlagerungsstütze		x		
Besteck, speziell für Behinderte		x		
Besteckhalter	x			
Bettbügel (Bettgalgen)				x
Bettfahrer				x
Bettisch, verstellbar			x	
Bettkiste, Anfertigung nach Maß		x		
Bettklötze, Anfertigung nach Maß	x			
Bettlesegerät			x	
Bettschere				x
Bettschüsselmatratze				x
Bettuch „Immerstraff"		x		
Bettwäsche aus Vliesstoff		x		
Bettzügel		x		
Bidet	x			
Binden	x			

Gegenstand	bis zu DM 20,–	DM 20,– bis DM 50,–	DM 50,– bis DM 300,–	DM 300,– und mehr
Blattwender	x			
Dauerbecken			x	
Desinfektionsmittel				
– zur Fußbodendesinfektion	x			
– zur Händedesinfektion	x			
– zur Körperpflege	x			
Duschsitz			x	
Einwegmaterial				
– Einziehdecke	x			
– Gästetücher	x			
– Handschuhe (100 Stück)	x			
– Lätzchen	x			
– Nierenschalen (10 Stück)	x			
– Servietten	x			
– Spuckbecher	x			
– Taschentücher	x			
– Trinkröhrchen (40 Stück)	x			
– Unterlagen	x			
– Waschhandschuhe (100 Stück)	x			
– Windeleinlagen	x			
Eisblase	x			
Eiskrawatte	x			
Fernbedienung				x
Fersenluftmanschette		x		
Fieberthermometer	x			
Fingerling	x			
Fön		x		
Franzbranntwein o.ä.	x			
Frottiertuch	x			
Fußbadewanne		x		

Gegenstand	bis zu DM 20,–	DM 20,– bis DM 50,–	DM 50,– bis DM 300,–	DM 300,– und mehr
Fußpflegebesteck		x		
Fußstütze			x	
Gehgestell			x	
Gehstütze (bis in die Achseln)			x	
Greifzangen		x		
Gummikappen				
– Bettfüße	x			
– Gehstützen	x			
Gummistrümpfe			x	
Gummituch		x		
Gummituch, kochbar		x		
Gymnastikfußtretbank			x	
Handübungsgeräte		x		
Klingel		x		
Knierolle		x		
Kopfwaschgarnitur			x	
Krankenfahrstuhl, faltbar				x
Krankenheber				
– Hoyer Lifter				x
– Mecalift				x
Krücken (Gehstützen)			x	
Lattenrost, aufrollbar			x	
Lattenrost, im Rahmen			x	
Leselupe		x		
Moltontuch	x			
Mund–Nasen–Maske	x			
Mundspatel	x			
Nachtbeleuchtung		x		
Nachtgeschirr, speziell für Frauen	x			

Gegenstand	bis zu DM 20,–	DM 20,– bis DM 50,–	DM 50,– bis DM 300,–	DM 300,– und mehr
Nachtstuhl			x	
Nackenrolle		x		
Orientierungsleuchte		x		
Prismenbrille		x		
Puder	x			
Reifenbahre		x		
Rückenstellkissen			x	
Sandsäckchen	x			
Saugplatte, doppelt	x			
Schaumstoffauflagen		x		
Schaumstoffring			x	
Schiene			x	
Schnabeltasse	x			
Sicherheitsbadegriff			x	
Spreusäckchen	x			
Stock, 1- und 4beinig		x		
Strumpfanzieher		x		
Stuhlroller			x	
Tablettenschale	x			
Trinkbecher	x			
Trinkschlauch	x			
Urinflasche für Mann und Frau	x			
Urinflaschenhalter		x		
Venenkissen			x	
Venenschiene			x	
Wärmflasche	x			
Warmhalteteller	x			
Waschschüssel	x			

Gegenstand	bis zu DM 20,–	DM 20,– bis DM 50,–	DM 50,– bis DM 300,–	DM 300,– und mehr
Wasserkissen			x	
Watte	x			
Watteträger	x			
Windelhosen		x		
Zellstoff	x			

Weiterführende Literatur

Aus dem Angebot des Verlagshauses Thieme, Stuttgart, werden zur Weiterarbeit folgende Bücher empfohlen:

Beske, F.: Lehrbuch für Krankenschwestern und Krankenpfleger, 5. Aufl. Thieme, Stuttgart 1986

Engelhardt, K.: Der Patient in seiner Krankheit, Thieme, Stuttgart 1971

Füsgen, I.: Pflege und Betreuung des chronisch kranken, alten Menschen zu Hause. Thieme, Stuttgart 1980

Haaf, L., E. Engelmann, M. Heyn: Krankenpflegehilfe. Lehrbuch für Krankenpflegehelferinnen und -helfer, 6. Aufl. Thieme, Stuttgart 1984

Holtmeier, H.-J.: Ernährung des alternden Menschen. Vorbeugung vor Alterskrankheiten und Schonkostempfehlungen bei Fieber, Magen-, Darm-, Galle-, Leber-, Herzleiden und Gicht, 4. Aufl. Thieme, Stuttgart 1982

Juchli, B.: Allgemeine und spezielle Krankenpflege. Ein Lehr- und Lernbuch, 4. Aufl. Did. Mitwirkung A. Vogel. Thieme, Stuttgart 1983

Kaganas, G.: Ärztlicher Rat für Rheumakranke, 2. Aufl. Thieme, Stuttgart 1983

Klepzig, H.: Ärztlicher Rat für Herz- und Kreislaufkranke, 5. Aufl. Thieme, Stuttgart 1982

Liehr, H.: Ärztlicher Rat für Leber-, Gallen- und Pankreaskranke, 10. Aufl. Thieme, Stuttgart 1982

Moeller, J.: Ärztlicher Rat für Nierenkranke, 3. Aufl. Thieme, Stuttgart 1981

Vischer, A.L.: ABC für alte Menschen in gesunden und kranken Tagen, 2. Aufl. Thieme, Stuttgart 1968

Quellennachweis

Die vor den einzelnen Quellennachweisen bestehenden Ziffern geben die Seite an, auf die sich der Nachweis bezieht.

35 Katalog „Hilfsmittel und Alltagshilfen für Körperbehinderte und ältere Menschen". Versandhaus Neckermann Frankfurt. 1972, Nr. 7, S. 14f

137 Arznei- und Rauschgiftmittelmißbrauch. Berlin 1969, S. 17f

146 Vollwertnahrung in der 2. Lebenshälfte. In: Wiss. Archiv für Ernährung und Diätetik. Bernau/Chiemsee, S. 4

155 *Cooper, H.:* Bewegungstraining. Fischer-Taschenbuch 1104, Frankfurt 1970, S. 25

155 *Hettinger, Th.:* Fit sein – fit bleiben, 7. Aufl. Thieme, Stuttgart 1980, S. 66

192 *Kübler-Ross, E.:* Interviews mit Sterbenden. Kreuz-Verlag, Stuttgart 1971

Becker, W.: Phasen des Sterbens. Hilfe für Sterbende. Diakonie 1972, Nr. 5

195 *Sporken, P.:* Menschlich sterben. Patmos-Verlag, Düsseldorf 1972, S. 46ff

195 *Bowers, M.K.* u.a.: Wie können wir Sterbenden beistehen? Kaiser-Grünewald, München-Mainz 1971, S. 106f

198 *Szekely, A.:* Angemessenes Verhalten Sterbenden gegenüber. Manuskript 1972

198 *Becker, W.:* Phasen des Sterbens. Hilfe für Sterbende. Diakonie 1972, Nr. 5, S. 16

198 *Bowers, M.K.:* Wie können wir Sterbenden beistehen? Kaiser-Grünewald, München-Mainz 1971, S. 157

204 *Eisenbach, M.:* Altern heute: Tatsachen, Probleme, Aufgaben. Mitteilungen für Seelsorge und Laienarbeit im Bistum Mainz. Hrsg. v. Bischöfl. Ordinariat. März 1973, Nr. 3, S. 50ff

208 Sonniger Herbst. Rat und Hilfe für ältere Menschen. Hrsg. v. Bundesminister für Jugend, Familie und Gesundheit. Bonn 1971

213 *Goeken, A.:* Akzente heutiger Altenhilfe. In: Caritas, Heft 2/1972, S. 57f

213 Bayerischer Altenplan. Hrsg. vom Bayer. Staatsministerium für Arbeit und Sozialordnung. München 1972

214 Denkschrift des Deutschen Caritasverbandes zur Neuordnung der Gemeindekrankenpflege. Hrsg. v. Deutschen Caritasverband. Freiburg 1972

Sachverzeichnis

Notizen

Notizen